Alexandra Martin/Winfried Rief
Wie wirksam ist Biofeedback?

Aus dem Programm Verlag Hans Huber
Psychologie Forschung

Wissenschaftlicher Beirat:
Prof. Dr. Dieter Frey, München
Prof. Dr. Kurt Pawlik, Hamburg
Prof. Dr. Meinrad Perrez, Freiburg (CH)
Prof. Dr. Franz Petermann, Bremen
Prof. Dr. Hans Spada, Freiburg i. Br.

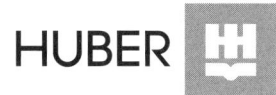

Alexandra Martin
Winfried Rief
(Herausgeber)

Wie wirksam ist Biofeedback?

Eine therapeutische Methode

Mit einem Geleitwort von H. D. Basler

Verlag Hans Huber

Adressen der Herausgeber:

Frau Professorin Dr.
Alexandra Martin
Friedrich-Alexander-Universität
Erlangen-Nürnberg
Universitätsklinikum Erlangen
Schwabachanlage 6
DE-91054 Erlangen

Herr Professor Dr.
Winfried Rief
Philipps-Universität Marburg
Klinische Psychologie
Gutenbergstrasse 18
DE-35032 Marburg/Lahn

Lektorat: Monika Eginger, Susann Seinig
Herstellung: Anna Colosio
Umschlag: Atelier Mühlberg, Basel
Druckvorstufe: Claudia Wild, Stuttgart
Druck und buchbinderische Verarbeitung: Hubert & Co., Göttingen
Printed in Germany

Bibliographische Information der Deutschen Bibliothek
Die Deutsche Bibliothek verzeichnet diese Publikation in der Deutschen Nationalbibliographie; detaillierte bibliographische Daten sind im Internet über http://dnb.d-nb.de abrufbar.

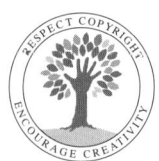

Dieses Werk, einschließlich aller seiner Teile, ist urheberrechtlich geschützt. Jede Verwertung außerhalb der engen Grenzen des Urheberrechtes ist ohne Zustimmung des Verlages unzulässig und strafbar. Das gilt insbesondere für Vervielfältigungen, Übersetzungen, Mikroverfilmungen sowie die Einspeicherung und Verarbeitung in elektronischen Systemen.

Anregungen und Zuschriften bitte an:
Verlag Hans Huber
Hogrefe AG
Länggass-Strasse 76
CH-3000 Bern 9
Tel: 0041 (0)31 300 45 00
Fax: 0041 (0)31 300 45 93

1. Nachdruck 2010
© 2009 by Verlag Hans Huber, Hogrefe AG, Bern
ISBN 978-3-456-84645-3

Inhaltsverzeichnis

Vorwort der Herausgeber. 9

Geleitwort Prof. Dr. Dr. Basler 13

Teil 1
Grundlagen von Biofeedback 15

1. Charakterisierung der Biofeedbackbehandlung:
   Alexandra Martin & Winfried Rief 17

2. Arten der Biofeedbackbehandlung: *Alexandra Martin* 23

3. Spezifische Biofeedbackdiagnostik: *Jörg Heuser*. 29

4. Theoretische Konzepte und Wirkmechanismen:
   Peter Kropp & Uwe Niederberger 43

Teil 2
Anwendungsbereiche bei Erwachsenen
und ihre Wirksamkeit 51

5. Affektive Störungen
   Stephanie Bley, Franzsika Einsle & Michael Mück-Weymann. 53

6. Angststörungen: *Alicia E. Meuret, Stefan G. Hofmann & Anke Seidel*. 67

7. Posttraumatische Belastungsstörungen: *Alicia E. Meuret,
   Stefan G. Hofmann & Anke Seidel*. 73

8. Somatoforme Störungen und andere Körperbeschwerden ohne hinreichende medizinische Erklärung: *Alexandra Martin* 77

9. Essstörungen: *Hans-Jürgen Korn & Lothar Niepoth*. 89

10. Schlafstörungen: *Hans-Jürgen Korn & Lothar Niepoth*. 91

11. Sexuelle Funktionsstörungen: *Hans-Jürgen Korn & Lothar Niepoth* 101

12. Psychische und soziale Faktoren bei somatischen Krankheiten 107
    12.1 Migräne: *Birgit Kröner-Herwig* 107
    12.2 Kopfschmerzen vom Spannungstyp: *Birgit Kröner-Herwig*. 116
    12.3 Chronische Rückenschmerzen: *Christiane Hermann & Herta Flor* .. 125
    12.4 Rheumatische Erkrankungen – Rheumatoide Arthritis:
         Christiane Hermann & Herta Flor 137
    12.5 Fibromyalgie: *Christiane Hermann & Herta Flor*. 141
    12.6 Temporomandibuläre Störungen und Gesichtsschmerz:
         Alexandra Martin. 147
    12.7 Tinnitus: *Cornelia Weise* 155
    12.8 Hypertonie: *Lutz Mussgay & Anke Reineke* 163
    12.9 Asthma bronchiale und chronisch obstruktiv Lungenerkrankung:
         Franziska Einsle, Stephanie Bley & Michael Mück-Weymann. 173
    12.10 Harninkontinenz: *Alexandra Martin* 190
    12.11 Stuhlinkontinenz: *Alexandra Martin* 205

13. Persönlichkeitsstörungen: *Winfried Rief* 213

14. Substanzabhängigkeit und -missbrauch: *Winfried Rief* 217

15. Schizophrenie und wahnhafte Störungen:
    Reiner Kroymann & Fatima Thomas 225

16. Psychische und soziale Faktoren bei Intelligenzminderung:
    Reiner Kroymann. 231

17. Hirnorganische Störungen. 235
    17.1 Epilepsie: *Ute Strehl* 235
    17.2 Lähmungen nach Schlaganfall und andere neurologische
         Erkrankungen: *Friedemann Müller, Anne Häberle & Ingo Keller* ... 244

Teil 3
Rahmenbedingungen und Fazit 253

18. Versorgungssituation von Biofeedback-Behandlung: *Winfried Rief* 255

19. Qualitätssicherung und Weiterbildungsregelungen: *Jörg Heuser* 261

20: Fazit: Evidenzbasierung von Biofeedback:
    Alexandra Martin & Winfried Rief 269

Autorenverzeichnis – Buch «Wie wirksam ist Biofeedback?» 279
Sachverzeichnis... 283

Vorwort der Herausgeber

Es gibt kaum eine vergleichbare Behandlungsmethode, bei der körperliche und seelische Prozesse so intensiv verknüpft werden wie beim Biofeedback. Durch die systematische Rückmeldung messbarer körperlicher Signale lernen Menschen, diese körperlichen Signale systematisch zu verändern. Über den psychologischen Prozess des Lernens durch Rückmeldung wird somit Selbstkontrolle über den Körper erreicht. Gleichzeitig erhöht sich das Verständnis für begleitende körperliche Prozesse, während wichtige psychologische Veränderungen stattfinden. Entspannung, Stress, Ärger werden beim Biofeedback nicht nur als rein psychische Prozesse mit Patienten bearbeitet, sondern können auch in ihrer körperlichen Komponente aufgegriffen werden. Aufmerksamkeitsprozesse, Erwartungen, Gefühle und Persönlichkeitszüge gehen mit peripherphysiologischen und zentralnervösen Aktivierungsmustern einher und eröffnen deshalb die Möglichkeit, auch durch erhöhte Selbstkontrolle spezifischer Hirnaktivierungsprozesse eine Veränderung zu erreichen (z. B. unter Einsatz des Neurofeedbacks oder funktioneller Bildgebung).

Im Bereich Biofeedback tätige Experten stellen in diesem Buch die unterschiedlichen Biofeedback-Methoden, Anwendungsgebiete bei Störungen im Erwachsenenalter und die Evidenzbasierung für ihre Wirksamkeit dar. Aus dieser Übersicht wird ein großes Methodenrepertoire deutlich. Damit ist auch offensichtlich, dass Biofeedback nicht nur ein kleiner Unterbereich einer anderen Psychotherapiemethode (z. B. der Verhaltenstherapie) ist, sondern dass die kompetente Biofeedbacktherapeutin bzw. der kompetente Biofeedbacktherapeut ein profundes Wissen nicht nur über psychologische Veränderungsprozesse, sondern auch über Psychophysiologie sowie über viele Krankheitsbilder haben muss, die üblicherweise in der Psychotherapieausbildung nur eine geringe Rolle spielen. Selbstverständlich sind auch für Biofeedback-Therapeuten Kenntnisse in anderen Psychotherapieverfahren ausgesprochen hilfreich, um die spezifischen Veränderungsprozesse des Biofeedbacks zu verstärken bzw. auszubauen. Die geforderte spezifische Expertise für den Bereich Biofeedback muss als sehr hoch angesehen werden, so dass Weiterbildungscurricula – wie sie im Buch vorgestellt werden – notwendig sind.

Um eine Behandlungsmethode fest im Gesundheitssystem zu verankern, ist die Frage wesentlich, ob diese Behandlungsmethode wirkt. Die Solidargemeinschaft der Krankenkassenversicherten kommt in der Regel für Leistungen auf, die auch einen wissenschaftlichen Wirkungsnachweis haben. Auf Grund von Unkenntnis und fehlender Literaturdurchsicht gab es beim Biofeedback in der Vergangenheit gerade im Bereich der ärztlichen Weiterbildungen durchaus Zweifel, ob die Behandlungsmethode wissenschaftlich ausreichend fundiert ist. In dem vorliegenden Buch wird jedoch deutlich, dass es ausgesprochen viele Therapiestudien zum Bereich Biofeedback gibt, die auch eindeutige Aussagen bezüglich der Wirksamkeit zulassen. Denkt man an Indikationsbereiche wie Spannungskopfschmerz und Migräne, andere Schmerzsyndrome oder essenzieller Bluthochdruck, so konnte in verschiedenen unabhängigen Studien die Wirksamkeit des Biofeedbacks belegt werden. Zusätzlich wird auch deutlich, dass unter den psychotherapeutischen Verfahren Biofeedback bei einigen dieser Indikationsgebiete vermutlich die wirkungsvollste Behandlungsoption, manchmal auch überhaupt die einzige Behandlungsoption mit ausreichendem Wirkungsnachweis darstellt. So zeigt Biofeedback in der Behandlung des Spannungskopfschmerzes, der Inkontinenz oder der Epilepsie Erfolge, die oftmals nicht durch andere psychotherapeutische Maßnahmen erreicht werden können. Daraus wird aber auch deutlich, dass mindestens bei diesen Erkrankungsbildern eine spezifische Versorgung mit der Biofeedback-Behandlungsmethode sichergestellt werden muss.

Entgegen den wissenschaftlichen Modellvorstellungen zeigt sich in der Therapieforschung im gesamten Gesundheitswesen oftmals zuerst, dass etwas wirkt, bevor man genau versteht, warum es wirkt. So werden die meisten neu eingeführten Medikamente durch Zufallsbefunde und nicht durch theoretische Ableitungen entdeckt. Auch beim Biofeedback müssen wir das Fazit ziehen, dass der Beleg der Wirksamkeit zwar in vielen Indikationsbereichen vorliegt, jedoch bezüglich der Wirkmechanismen noch viele Fragen offen sind. Unter Umständen kann es sein, dass je nach Biofeedback-Technik und je nach Indikationsgebiet (ggf. sogar je nach individuellem Fall) unterschiedliche Wirkmechanismen ineinander greifen. Sicher ist, dass häufig nicht nur ein physiologischer Lernprozess vorliegt (z. B. Reduktion von Muskelspannung bei chronischen Schmerzpatienten), der den Therapieerfolg erklären könnte. In manchen Fällen besteht sogar der Eindruck, dass die physiologische Ableitung und Rückmeldung nur Mittel zum Zweck ist, um psychologische Veränderungsprozesse zu initiieren, die mit dem Therapieerfolg einhergehen. So mag in der Inkontinenzbehandlung von Erwachsenen zwar der physiologische Veränderungsprozess im Vordergrund stehen, trotzdem sind auch Verhaltensänderungen und Selbstkontrollerwartungen von zentraler Bedeutung für den Therapieerfolg. In anderen Fällen mögen psychologische Prozesse sogar vollständig im Vordergrund stehen (Erhöhung der Selbstwirksamkeitserwartung, Zuversicht bezüglich Selbstkontroll-Möglichkeiten), so dass ein Therapieerfolg erreicht wird, selbst wenn keine physiologische Veränderung nachweisbar ist. Dies weist darauf hin, dass weitere Forschung zu Wirkmechanismen notwendig ist. Allerdings darf dies jedoch nicht mit einer Abwertung der Wirksamkeit der Behandlungsmethode einhergehen, da Behandlungsmethoden sehr wirkungsvoll sein können, selbst wenn die Annahmen über Wirkprozesse unklar oder sogar falsch sind.

Mit dem vorliegenden Buch haben wir versucht deutlich zu machen, dass sich Psychotherapeuten durch die Behandlungsmethode des Biofeedbacks ein neues Spektrum an Behandlungsmöglichkeiten eröffnet, das zu einem neuen Verständnis von körperlich-seelischen Zusammenhängen führen kann. Gleiches gilt umgekehrt auch für organmedizinisch orientierte Ärzte, welche durch Biofeedback die Relevanz psychologischer Prozesse erkennen und unterstreichen können, ohne dass deshalb ein organmedizinisches Grundverständnis aufgegeben werden muss. Für eine adäquate und professionelle Bewertung einer Behandlungsmethode ist es zusätzlich wichtig, zum einen das Potenzial zu erkennen, zum anderen jedoch auch Einschränkungen klar benennen zu können. Deshalb sind auch Indikationsbereiche beschrieben, für die es bislang noch nicht ausreichende Wirkungsevidenz der Biofeedback-Behandlungen gibt. Trotz oder gerade wegen dieser Abwägungen hoffen wir, dass auch in dem vorliegenden Werk ein Teil der Faszination spürbar wird, die in dieser Behandlungsmethode liegt.

Erlangen und Marburg im Juni 2008   Die Herausgeber

Geleitwort

Biofeedback ist eine Technik zur Selbstregulation solcher physiologischer Prozesse, die üblicherweise einer bewussten Steuerung nicht zugänglich sind. Es wird angenommen, dass die zu behandelnde Störung durch eine Dysregulation des autonomen Nervensystems verursacht oder aufrecht erhalten wird. Ziel der Biofeedback-Behandlung ist es, den Betroffenen zu vermitteln, wie sie durch eine erlernte Kontrolle über physiologische Prozesse die Funktion des autonomen Nervensystems normalisieren können. Während der Behandlung werden die Personen durch Oberflächenelektroden mit Geräten verbunden, die mit Hilfe einer Computersteuerung physiologische Prozesse registrieren. Hierbei kann es sich um den Hautwiderstand, die Atmung, die Herzfrequenz oder deren Variabilität, die Hauttemperatur, die Muskelspannung oder die Aktivität des Gehirns handeln. Biofeedback verwandelt die gemessenen physiologischen Reaktionen in visuelle oder auditive Signale, die durch die Person wahrgenommen werden können. Auf diese Weise erhalten die Personen ein «Feedback» über die physiologische Reaktion. Mit zunehmender Übung kann gelernt werden, Selbstkontrolle über die physiologischen Prozesse zu gewinnen, indem die visuellen oder auditiven Signale bewusst durch eigene Anstrengungen verändert werden. Gleichzeitig mit der Beeinflussung der physiologischen Prozesse gewinnen die Personen erneut ein Gefühl von Kontrolle über den eigenen Körper. Viele chronisch Erkrankte fühlen sich nämlich zunehmend hilflos ihrer Erkrankung gegenüber. Für sie kann die nun wahrgenommene Kontrolle genau so wichtig sein wie die beobachtete Veränderung der physiologischen Prozesse.

Die Biofeedback-Therapie hat mit der fortschreitenden Technik und der konsequenten Anwendung psychologischer Forschungsergebnisse eine starke Ausweitung erfahren. Es gibt kaum ein Störungsbild, das mit einer Dysregulation physiologischer Prozesse in Zusammenhang gebracht wird und das nicht mit Hilfe des Biofeedbacks positiv beeinflusst werden konnte. Eine Suche in den psychologischen oder medizinischen Datenbanken weist Tausende von Originalarbeiten aus, welche die Forschungsdichte in diesem Gebiet veranschaulichen. Ein Studium und eine Bewertung der Literatur ist für den Einzelnen mit einem erheblichen Aufwand verbunden, der insbesondere für den vorwiegend in der Praxis tätigen Therapeuten nicht mehr leistbar ist. Es ist daher als sehr verdienstvoll anzusehen, dass es den Herausgebern dieses Werkes gelungen ist, jeweils auf einem Störungsbild ausgewiesene Experten für die

Mitarbeit an diesem Buch zu gewinnen. Ein Blick in das Inhaltsverzeichnis macht deutlich, wie breit die Spanne der Anwendung des Biofeedbacks inzwischen geworden ist. Es wird deutlich, dass die Komplexität der untersuchten Störungsbilder und auch die Komplexität der angewendeten technischen Verfahren ständig zugenommen haben.

Als verdienstvoll ist ebenfalls die Diskussion über die Wirkmechanismen des Biofeedback anzusehen. Beruht die Wirkung tatsächlich auf einer Veränderung der physiologischen Prozesse? Handelt es sich um eine eher unspezifische Entspannungsreaktion? Oder ist der bedeutendste Wirkmechanismus eher in kognitiven Veränderungen zu sehen, nämlich in dem Gefühl, erneut Kontrolle über den eigenen Körper gewonnen zu haben?

Das Buch stellt nicht nur eine kompetente Aufarbeitung der vorhandenen Literatur zur Thematik dar, es liefert dem in der Praxis tätigen Therapeuten auch evidenzbasierte Empfehlungen für die Arbeit mit den Patienten. Der Leser darf eine nützliche und spannende Lektüre erwarten.

Marburg, Juni 2008   Prof. Dr. Dr. H. D. Basler

Teil 1
Grundlagen von Biofeedback

1 Charakterisierung der Biofeedbackbehandlung

Alexandra Martin & Winfried Rief

1.1 Definition und Ziele von Biofeedback

Bei der therapeutischen Methode des Biofeedback werden körperliche Prozesse (z. B. Muskelaktivität, Herzrate, Atmung, Hauttemperatur, Hautleitfähigkeit oder neuronale Aktivität) gemessen und dem Patienten kontinuierlich über ein wahrnehmbares Signal zurückgemeldet. Bereits kleine Veränderungen in die erwünschte Richtung werden erfasst und verstärkt. Beispielsweise wird das Ansteigen der Hauttemperatur eines Patienten während seiner Entspannung mit einer proportional immer dumpfer und leiser werdenden Tonfolge «hörbar» gemacht.

Biofeedback stellt eine Methode dar, die es einer Person ermöglicht, Selbstkontrolle über körperliche Vorgänge zu erlernen (Ray, Raczynski, Rogers & Kimball, 1979). Zunächst wird die Kontrolle über das zurückgemeldete externe Signal, dann die direkte Kontrolle über die körperlichen Prozesse erworben, um damit seine Beschwerden direkt (z. B. Blutdrucksenkung bei Hypertonie) oder indirekt (z. B. durch Förderung genereller Entspannungsfähigkeit) zu verbessern (Olson, 1995). Bei der Wahl des Rückmeldesignals sind also jene körperlichen Vorgänge von Interesse, von denen angenommen wird, dass sie an der Entstehung oder Aufrechterhaltung der Symptomatik des Patienten beteiligt sind. Zusätzlich werden trotz des physiologischen Schwerpunktes auch Änderungen bei psychologischen Variablen durch Biofeedback angestrebt.

Das Grundprinzip von Biofeedback besteht in der Erfassung von physischen Vorgängen mit geeigneten Messfühlern und deren kontinuierlichen und nahezu verzögerungsfreien Rückmeldung an die Patienten in Form von optischen oder akustischen Signalen.

Zielsetzungen der Biofeedback-Therapie sind:
- Verbesserung der Kontrolle über körpereigene Vorgänge
- Verbesserung der Wahrnehmung für körpereigene Vorgänge
- Verbesserung der Kontrollüberzeugung durch das erfolgreiche Anwenden aktiver Bewältigungsstrategien
- Identifikation der Faktoren, die das körperliche Geschehen beeinflussen.

Anwendung findet Biofeedback bei zahlreichen psychischen, psychosomatischen und körperlichen Störungsbildern (siehe Teil 2). Dazu zählen chronische Schmerzstörungen wie Kopfschmerzen vom Spannungstyp, Migräne, Rückenschmerzen, atypischer Gesichtsschmerz und die Behandlung im Rahmen der neuromuskulären Rehabilitation (z. B. bei Lähmungen nach Schlaganfall). Auch bei Störungen des Gastrointestinal- und Urogenitaltraktes wird dieses Verfahren eingesetzt. Behandlungsbestandteil ist es zudem bei psychischen und psychosomatischen Beschwerden, wie z. B. bei Angststörungen, Schlafstörungen, Hypertonie, Tinnitus, sexuellen Funktionsstörungen. Neuere Anwendungsgebiete im Bereich von Epilepsie und Aufmerksamkeitsstörungen (ADHS) wurden durch die Entwicklung des Neurofeedbacks (Rückmeldung von Hirnsignalen) erschlossen. Im nicht-klinischen Bereich wird Biofeedback unter anderem zur Förderung von Spitzenleistungen (Sport) oder zur Vorbeugung von muskuloskeletalen Beschwerden bei Bildschirmtätigkeit oder Musikern eingesetzt.

1.2
Aufbau und Methoden der Biofeedback-Therapie

Die Biofeedbacktherapie lässt sich grob in die drei Phasen der Diagnostik und Vorbereitung, des eigentlichen Trainings und der Generalisierung einteilen (siehe Tab. 1). Besonderheiten der Biofeedback-Diagnostik sind in Kapitel 3 dargestellt. Die Behandlungsrationale für die verschiedenen Indikationsbereiche werden zusammen mit den jeweiligen Wirksamkeitsnachweisen in Teil 2 beschrieben. Für ausführliche Darstellungen des praktischen Vorgehens verweisen wir auf weiterführende Literatur (Rief & Birbaumer, 2006; Schwartz & Andrasik, 2003).

Die folgenden Ausführungen beziehen sich auf das zentrale Charakteristikum der Biofeedback-Therapie, den «Erwerb von Selbstkontrolle», sowie die Rolle des Therapeuten, die Kombination mit weiteren Interventionen und die Dauer der Behandlung.

Tabelle 1: Aufbau der Biofeedbacktherapie

Phase	Inhalte
Diagnostik und Vorbereitung	■ Diagnostik – Symptomatik und Komorbidität ■ Diagnostik – Psychophysiologie (Baseline, Reaktivität) ■ Zielvereinbarung ■ Vermittlung des Therapierationals ■ Erklärung der Behandlungsmethoden und Signale
Trainingsphase	■ Demonstration psychophysiologischer Zusammenhänge ■ Vermittlung von Strategien zur Kontrolle des Zielparameters ■ Einsatz von visuellem oder auditivem Feedback ■ Einsatz von Schwellen (shaping) ■ Anpassung des Übungskriteriums mit steigendem Schwierigkeitsgrad ■ Variation der Übungsbedingungen
Generalisierung und Alltagstransfer	■ Übungen in relevanten Alltagssituationen ■ Tragbare Trainingsgeräte ■ Zunehmende Ausblendung der direkten Rückmeldung ■ Symptom- und Übungsprotokolle

1.3
Erwerb von Selbstkontrolle

Das Kernelement der Biofeedback-Therapie besteht in dem Erwerb oder der Verbesserung der Kontrolle über die relevanten körperlichen Prozesse. Die Rückmeldung des Biosignals ermöglicht dem Patienten zu erkennen, welche eigenen Strategien hilfreich sind, das Signal in wünschenswerter Weise zu beeinflussen. Die Auswahl des Feedback-Signals richtet sich nach dem Beschwerdebild, nach physischen Reaktionsbesonderheiten und der therapeutischen Zielsetzung (siehe Kapitel 2).

Die Biofeedbacksitzung beginnt mit einer Adaptationsphase und mit der Messung der Baseline. Die bereits vorhandenen Selbst-Regulations-Fähigkeiten des Patienten werden anschließend beurteilt, indem der Patient gebeten wird, die erwünschte (physische) Reaktion zu erzielen, ohne dass er hierüber unmittelbar Rückmeldung erhält. In den eigentlichen Feedback-Sequenzen (mehrere Perioden à 3 bis 5 Minuten) erhält der Patient die unmittelbare Rückmeldung des zu beeinflussenden Parameters. Beispielsweise erhält der Patient mit Kopfschmerzen vom Spannungstyp die Aufforderung, seine Stirnmuskulatur möglichst gut zu entspannen. Die Muskelanspannung ist dargestellt als rote Säule, die sich proportional zur Aktivierung hebt bzw. bei Entspannung senkt. Hilfreich ist der Einsatz von Schwellen, die ein Übungsziel markieren. Das Zielkriterium weicht vor allem zu Beginn nur leicht vom Ausgangswert ab, um eine positive Rückmeldung zu ermöglichen. Das erfolgreiche Unter- oder Überschreiten des Zielkriteriums kann mit einem zusätzlichen akustischen Signal verstärkt werden. Wenn der Patient ein Zielkriterium sicher erreichen kann, wird der Schwierigkeitsgrad gesteigert, bis das übergeordnete Übungsziel erreicht wird.

Zunächst steht im Vordergrund, dass der Patient die Kontrolle über das Biosignal erwirbt. Entsprechend werden die Bedingungen gestaltet, um das Lernen zu optimieren (kontinuierliche Rückmeldung, optimale Haltung, Ruhe). Zentral ist jedoch, dass der Patient nicht nur im therapeutischen Setting, sondern auch im Alltag zur Ausübung der Selbstkontrollstrategie in der Lage ist. Der Alltagstransfer wird durch verschiedene Maßnahmen begünstigt:

- Rückmeldung: Das Feedback-Signal wird im Trainingsverlauf zunehmend ausgeblendet.
- Übungsbedingungen: Eine maximale Realitätsnähe wird angestrebt, indem alltagsrelevante Bedingungen in den Sitzungsablauf integriert werden.
- Hausaufgaben: Sobald der Patient die gewünschte Reaktion in der therapeutischen Sitzung erzielen kann, wird er aufgefordert, die hierzu erfolgreichste Strategie auch in alltäglichen Situationen anzuwenden. Bei einigen Beschwerdebildern kommen vorübergehend tragbare Übungsgeräte zum Einsatz (z. B. bei Inkontinenz, Bruxismus).

1.4
Die Rolle des Therapeuten

Auch wenn Biofeedback auf computerunterstützter Rückmeldung basiert, kommen dem Therapeuten wichtige Aufgaben zu. Zu diesen zählen folgende:

- Erklärungen der Messtechnik, der gemessenen Reaktionen, zur Psychophysiologie und Vermittlung des Therapierationals
- Parallele Beobachtung der Messwertverläufe, um auf Schwierigkeiten einzugehen oder Artefakte zu erkennen
- Identifikation hilfreicher und störender Verhaltensweisen oder kognitive Prozesse und Anleitung zur Veränderung
- Gemeinsame Auswertung der Erfahrungen des Patienten im Anschluss an die Trainingsphasen und Ableitung von Hausaufgaben

1.5
Zusätzliche therapeutische Interventionen

Biofeedback wird oftmals als Methode definiert, bei der Kontrolle über körperliche Vorgänge mit Hilfe apparativer Unterstützung erworben wird. Über diese «enge» Definition hinausgehend wird Biofeedback in der Praxis oft mit anderen therapeutischen Maßnahmen kombiniert. So sind psychoedukative Elemente zur Erklärung der Störung als fester Bestandteil zu erachten. Oftmals erlangen Patienten die gewünschte Selbstkontrolle ausschließlich auf der Basis eigener (nicht vorgegebener) Strategien in Verbindung mit der Rückmeldung des Feedbacksignals. Zur Unterstützend können aber – je nach Zielsetzung – Entspannungsverfahren, imaginative Verfahren oder Instruktionen zu Haltungsänderungen eingesetzt werden. Außerdem lassen sich kognitive Methoden oder Expositionsverfahren gut mit Biofeedback kombinieren.

1.6
Dauer der Biofeedback-Therapie

Es besteht kein einheitlicher Standard über die Länge der Biofeedback-Behandlung. Evaluationsstudien, die klinisch relevante Verbesserungen bei Kopfschmerzen zeigen, variieren in ihrer Trainingsintensität zwischen 4 und 18 Sitzungen, bei Inkontinenz zwischen 4 und 20 Sitzungen. Die Dauer der Therapie kann in Einzelfällen verlängert werden, um hinreichende symptomatische Verbesserungen zu erzielen. So wurde beispielsweise bei Obstipation gezeigt, dass die Effektivität einer Biofeedback-Behandlung von mindestens 5 Sitzungen mehr als doppelt so groß war wie die Wirkung bei einer maximalen Therapiedauer von 4 Sitzungen (Gilliland et al., 1997). Werden wiederum zusätzlich zu Biofeedback andere Selbsthilfestrategien eingeführt, kann dies auch zur Verringerung der notwendigen Sitzungszahl beitragen. Dies wurde eindrücklich im Bereich der Kopfschmerztherapie belegt (Haddock et al., 1997).

Literatur

Olson, R. P. (1995). Definitions of biofeedback and applied psychophysiology. In M. S. Schwartz (Ed.). *Biofeedback: A practitioner's guide* (2nd ed.) (pp. 27–31). New York: The Guilford Press.
Gilliland, R., Heymen, S., Altomare, D. F., Park, U. C., Vickers, D., & Wexner, S. D. (1997). Outcome and predictors of success of biofeedback for constipation. *British Journal of Surgery, 84*(8), 1123–1126.
Haddock, C. K., Rowan, A. B., Andrasik, F., Wilson, P. G., Talcott, G. W., & Stein, R. J. (1997). Home-based behavioral treatments for chronic benign headache: a meta-analysis of controlled trials. *Cephalalgia, 17*, 113–118.
Ray, W.J., Raczynski, J.M., Rogers, T. & Kimball, W. H. (1979). *Evaluation of clinical biofeedback*. New York: Plenum Press.
Rief, W., & Birbaumer, N. (Eds.). (2006). *Biofeedback-Therapie. Grundlagen, Indikation und praktisches Vorgehen*. Stuttgart: Schattauer.

Schwartz, M. S., & Andrasik, F. (Eds.). (2003). *Biofeedback: A practitioner's guide* (3rd ed.). New York: The Guilford Press

2 Arten der Biofeedbackbehandlung

Alexandra Martin

Das Kernelement der Biofeedback-Therapie besteht in dem Erwerb oder der Verbesserung der Kontrolle über ausgewählte körperliche Prozesse. Die Auswahl des Feedback-Signals richtet sich nach dem Beschwerdebild, nach physischen Reaktionsbesonderheiten und der therapeutischen Zielsetzung.

Verschiedene Parameter des peripheren und zentralen Nervensystems kommen als Feedbacksignale in Frage. Die am häufigsten eingesetzten Biosignale werden in Folge kurz skizziert. Das grundlegende Prinzip bei allen Signalen ist die Erfassung und zeitnahe Umwandlung des körperlichen Signals in eine elektrische Größe mit Hilfe geeigneter Messfühler. Für Besonderheiten der Signalaufbereitung (Verstärkung, Filter) wird auf die weiterführende Literatur verwiesen (z. B. Cacioppo, Tassinary, & Berntson, 2000; Rösler, 2001).

2.1 Elektrodermale Aktivität

Die elektrodermale Aktivität (Hautleitfähigkeit) reagiert besonders sensibel auf psychische Einflüsse. Ihre Erfassung beruht auf der sympathisch angeregten Schweißdrüsenaktivität. Die Ableitung erfolgt an zwei mit Schweißdrüsen ausgestatteten Arealen der nicht-dominanten Hand – beispielsweise an der Handinnenfläche oder den mittleren Gliedern des Zeige- und Mittelfingers. Zur Messung wird eine elektrische Spannung an das biologische System angelegt. Die gemessene Hautleitfähigkeit (Maßeinheit: µS oder µmho) steigt mit zunehmender Aktivierung. Typische Maße sind das Leitwertsniveau und die Anzahl der Spontanfluktuationen sowie die Amplitude, Reaktions-Latenz, Anstiegszeit und Erholungszeit. Es besteht eine erhebliche interindividuelle Variabilität der Werte, so dass Normwerte nicht zur Verfügung stehen. Entsprechend werden die Werte intraindividuell als Indikatoren des Anspannungsniveaus und der Reaktivität interpretiert.

Indikation – Beispiele: Demonstration der psychophysiologischen (Stress-)Reaktivität, allgemeine Entspannungsreaktion, Angststörungen

2.2
Hauttemperatur

Das wahrscheinlich am häufigsten eingesetzte Feedback-Signal ist die an der Oberfläche gemessene Hauttemperatur. Die Hauttemperatur unterliegt dem Einfluss der peripheren Gefäßkonstriktion (Sympathikusaktivität): je besser die Durchblutung im jeweiligen Hautareal, desto höher die Hauttemperatur. Die Messung erfolgt meist mit Hilfe von Thermistoren, die am ersten Glied eines Fingers lokalisiert werden. In der Regel besteht das Ziel darin, die Durchblutung der Gefäße zu verbessern, so dass die Hauttemperatur steigt. Daher wird Temperatur-Feedback auch Handerwärmungstraining genannt.

Indikation – Beispiele: Migräne, Morbus Raynaud, Hypertonie, Entspannung

2.3
Periphere Durchblutung: Blutvolumenpulsamplitude und kontinuierliche Blutdruckmessung

Veränderungen des peripheren Blutvolumens können auch direkt gemessen werden. Die Füllung der Blutgefäße in der Peripherie hängt primär von der sympathischen Erregung der vasokonstriktorischen Fasern ab. Das Maß ist die Pulsvolumenamplitude, die bei dilatierten Gefäßen größer ist als bei kontrahierten. Gemessen wird dies mit Hilfe der Photoplethysmographie. Sie basiert auf der unterschiedlichen Lichtdurchlässigkeit von durchblutetem und undurchblutetem Gewebe. Der Messfühler enthält sowohl eine eigene Lichtquelle als auch einen Detektor für reflektiertes Licht, welches in das elektrische Signal gewandelt wird.

Bei der kontinuierlichen Blutdruckmessung wird eine Manschette um Mittelglied des Ring- oder Mittelfingers gelegt. Das Blutvolumen wird ständig mit Hilfe eines Photoplethysmographen gemessen, und die Blutvolumenschwankungen des Gefäßes werden durch einen computergesteuerten Servomechanismus zur Einstellung des Manschettendrucks eliminiert. Gemessen werden so auf Basis des angelegten Manschettendrucks der intraarterielle Blutdruck und die Herzfrequenz, die nahezu verzögerungsfrei an die Person zurückgemeldet werden.

Indikation – Beispiele: Migräne, essenzielle Hypertonie, Weißkittelhypertonie

2.4
Herzfrequenzvariabilität

Weitere Indikatoren der kardiovaskulären Aktivität sind die Herzfrequenz (HF) und ihre Variabilität, die sogenannte Herzfrequenzvariabilität (engl. heart rate variability, HRV). Sie geben Hinweise auf den Aktivierungszustandes eines Individuums bzw. die Regulation zwischen sympathischer und parasympathischer Kontrolle. Die HF wird am zuverlässigsten mit Hilfe des Elektrokardiogramms gemessen. Die HF wird in Schlägen pro Minute (engl. beats per minute, BPM) angegeben, die Herzperiode (in ms) stellt das Schlagintervall dar (R-R Intervall, interbeat interval IBI). Die HF steigt mit der Einatmung und sinkt mit der Ausatmung. Diese atemsynchrone Schwankung wird auch als «Respiratorische Sinusarrhythmie RSA» bezeichnet. Bei intaktem Vagusnerv zeigt sich im Rahmen der normalen Atmung (mit 10 bis 16 Atemzyklen pro Minute) ein typischer wellenförmiger Anstieg und Abfall der Herzfrequenz – mit Differenzen um 15 bis 30 Schläge pro Minute (bei jüngeren Menschen). Bei einem Training zu langsamen diaphragmatischen Atmen (6 Zyklen pro Minute), überwiegt die Herzfrequenzvariabilität im Niedrigfrequenzbereich (low frequency band).

Die Variabilität der Herzrate (HRV) gilt als Indikator gesunder Herzfunktionen. Nur wenn die Herzleistung in der Lage ist, sich flexibel an geänderte Anforderungen anzupassen, ist der Organismus langfristig überlebensfähig. Die HRV lässt sich aus den R-R-Abständen im EKG berechnen. Genauere Analysen erlauben Spektralanalysen, bei denen die Power einzelner Frequenzbänder bestimmt wird. Folgende Frequenzbänder werden bei der HRV unterschieden: ultra low frequencies < 0.003 Hz; very low frequencies 0.003–0.05 Hz; low frequencies 0.05–0.15 Hz; high frequencies 0.15–0.40 Hz (nach Berntson et al. 1997). Die Aktivität im sehr niedrigen Frequenzbereich gilt als Indikator der Sympathikusaktivität, während hohe Frequenzen parasympathische Aktivität signalisieren. Im Rahmen des HRV-Feedbacks kann trainiert werden, die HRV in einem bestimmten Frequenzbereich zu steigern. Das HRV-Feedback wird erst seit jüngerer Zeit im klinischen Kontext eingesetzt, so dass nur für wenige Störungsbilder Evaluationsstudien vorliegen (Del Pozo, Gevirtz, Scher, & Guarneri, 2004; Giardino, Chan, & Borson, 2004; Lehrer et al., 2004).

Indikation – Beispiele: Asthma, COPD, koronare Herzerkrankungen, Leistungssport

2.5
Atemtätigkeit

Die Atmung passt sich dem Aktivierungsgrad des Individuums an, unterliegt aber auch teilweise seiner willentlichen Steuerung. Deshalb wird die Atmung als Feedback-Signal gewählt, um über Atemsteuerung auf den Aktivierungsgrad Einfluss zu nehmen. Ein zentrales Maß ist die Atemfrequenz (gemessen in Atemzyklen pro Minute).

Unter Ruhe- bzw. Entspannungsbedingungen liegt sie niedriger (8–12 Züge pro Minute) als bei körperlicher oder anderer Aktivierung. An den Patienten wird die Atemtätigkeit oftmals als Atmungskurve zurückgemeldet, die der Ein- und Ausatmungslänge entspricht. Als Messfühler kommen dehnungssensible Atemgürtel in Betracht, die Umfangsveränderungen von z. B. Brust oder Bauch erfassen. Etwas aufwändiger ist die Kapnographie, welche auf der Erfassung des mit der Atmung schwankenden CO_2-Partialdrucks basiert.

Indikation – Beispiele: Angststörungen, psychosomatische Störungen, Artefaktkontrolle

2.6
Elektrische Muskelaktivität

Die elektrische Muskelaktivität wird als Feedback-Signal bei verschiedenen Schmerzstörungen eingesetzt. Die quergestreifte Muskulatur wird vom somatischen Nervensystem innerviert. Sie unterliegt damit neben unwillkürlichen Reaktionen (im Rahmen von z. B. psychischer Belastung) der Möglichkeit der willkürlichen Steuerung. Unter Elektromyographie versteht man die Registrierung der elektrischen Muskelaktivität, und das Elektromyogramm (EMG) ist die Registrierkurve (Maßeinheit: microvolt/µV). Die bipolare Ableitung erfolgt mit Hilfe von zwei aktiven Elektroden, die parallel zur Muskelfaser platziert werden. Eine weitere Referenzelektrode (Erdung) soll an einer möglichst elektrisch inaktiven Stelle appliziert werden. Grundsätzlich werden beim Oberflächen-EMG Muskelaktionspotenziale von vielen Muskelzellen erfasst, die sich abgeschwächt bis zur Körperoberfläche ausbreiten. Vor einer Rückmeldung werden diese Summenpotentiale gleichgerichtet und integriert, so dass höhere Werte auch höhere Muskelaktivität widerspiegeln. Es liegen Standardisierungsvorschläge für häufige Ableitungen, z. B. am Stirnmuskel oder am oberen Rückenmuskel vor (vgl. Cram & Kasman, 1998). Berichtete Normwerte sollten dennoch mit Vorsicht auf den individuellen Fall übertragen werden, da das EMG anfällig ist für Unterschiede der Elektrodenplatzierung, Elektrodenbeschaffenheit und Filtereinstellungen. Bei Beschwerdebildern mit Beteiligung erhöhter Muskelaktivität besteht das Biofeedback-Trainingsziel in der Regel in dem Abbau dieser erhöhten Aktivierung (z. B. Kopfschmerzen vom Spannungstyp, Rückenschmerz). Umgekehrt besteht das Ziel bei Harninkontinenz oder anderen Entleerungsstörungen in einem Aufbau der Muskelaktivität bzw. Verbesserung der Koordination verschiedener beteiligter Muskelsysteme.

Indikation – Beispiele: Chronische Schmerzstörungen, Entleerungsstörungen, neuromuskuläre Rehabilitation, Tinnitus, Bruxismus

2.7
EEG

Das EEG-Feedback (oder: Neurofeedback) setzt die Registrierung der vom Kortex und subkortikalen Strukturen generierten elektrischen Aktivität bzw. Spannungsschwankungen voraus (EEG: Elektroenzephalogramm). Gemessen werden Summenpotenziale großer Neuronenverbände mit Hilfe von Oberflächenelektroden. Die elektrische Aktivität unter dieser Elektrode wird entweder mit der Aktivität einer Referenzelektrode über neutralem Gebiet (z. B. am Ohrläppchen; monopolare Ableitung) oder mit einer anderen aktiven Elektrode (bipolare Ableitung) verglichen. Maße sind die Frequenz, Amplitude und Dauer der Aktivität. In neuerer Zeit werden auch häufiger Kohärenzmaße eingesetzt; diese drücken die Korrelation der Aktivität zweier Elektroden aus und können als Maß der Konnektivität interpretiert werden. Typische Rückmeldeparameter beziehen sich auf die Power einzelner Frequenzbereiche (wie z. B. Theta 4–8 Hz, Alpha 8–13 Hz, Beta ≥ 14 Hz) sowie Gleichspannungsverschiebungen (im Bereich unter 1 Hz). Werden über bestimmten Hirnarealen bestimmte Aktivitätsmuster im EEG gefördert, wird angenommen, dass dies auch Auswirkungen auf den Metabolismus der Hirnbereiche hat, die für die Generierung oder Unterdrückung der entsprechenden EEG-Aktivität zuständig sind. Beispielsweise wurde zur Behandlung von Kindern mit Aufmerksamkeitsstörungen (ADHS) ein Training zur Verringerung von Theta- bei Steigerung der Beta- oder SMR-Aktivität (12–15Hz) vorgeschlagen (Lubar, Swartwood, Swartwood, & O'Donnell, 1995). Die Rückmeldung der langsamen kortikalen Potenzialverschiebungen (slow cortical potentials; Bereich: 1–2 Hz und niedriger) werden bei der Behandlung von Epilepsie genutzt. Hierbei sollen die Patienten lernen, kortikale Erregung zu hemmen, um so das Auftreten von Anfällen zu verhindern.

Indikation – Beispiele: ADHD, Depression, Migräne, Tinnitus, Epilepsie

Literatur

Berntson, G.G., Bigger, J.T., Eckberg, D.L., Grossman, P., Kaufmann, P.G., Malik, M., Nagaraja, H.N., Porges, S.W., Saul, J.P., Stone, P. H. & van der Molen, M. W. (1997). Heart rate variability: Origins, methods, and interpretative caveats. *Psychophysiology, 34,* 623–648.

Cacioppo, J.T., Tassinary, L. G. & Berntson, G. G. (2000). *Handbook of Psychophysiology.* Cambridge: Cambridge University Press.

Cram, J.R., Kasman, G. S. (1998; 2006). *Introduction to Surface Electromyography.* Gaithersburg, MD: Aspen Publishers.

Del Pozo, J. M., Gevirtz, R. N., Scher, B., & Guarneri, E. (2004). Biofeedback treatment increases heart rate variability in patients with known coronary artery disease. *Am Heart J, 147*(3).

Giardino, N. D., Chan, L., & Borson, S. (2004). Combined heart rate variability and pulse oximetry biofeedback for chronic obstructive pulmonary disease: preliminary findings. *Appl Psychophysiol Biofeedback, 29*(2), 121–133.

Lehrer, P. M., Vaschillo, E., Vaschillo, B., Lu, S. E., Scardella, A., Siddique, M., et al. (2004). Biofeedback treatment for asthma. *Chest, 126*(2), 352–361.

Lubar, J. F., Swartwood, M. O., Swartwood, J. N., & O'Donnell, P. H. (1995). Evaluation of the effectiveness of EEG neurofeedback training for ADHD in a clinical setting as measured by changes in T.O.V. A. scores, behavioral ratings, and WISC-R performance. *Biofeedback and Self Regulation, 20*(1), 83–99.

Rösler, F. (Ed.) (2001). *Biologische Psychologie: Grundlagen und Methoden der Psychophysiologie.* Enzyklopädie der Psychologie, Bd. 4. Göttingen: Hogrefe.

3 Spezifische Biofeedbackdiagnostik

Jörg Heuser

3.1 Psychophysiologische Diagnostik

Die Erhebung psychophysiologischer Parameter spielt sowohl für die Diagnostik psychischer und psychophysiologischer Störungen wie auch für die Therapie und die Evaluation des Behandlungserfolges eine zunehmend wichtigere Rolle und stellt – neben der Erhebung der subjektiven Wahrnehmung und den Beobachtungen auf der Verhaltensebene – eine weitere wichtige Datenquelle zur Erfassung und Bewertung innerer psychischer Zustände dar. Die Korrelation der auf diesen verschiedenen Datenebenen gewonnen Maße ist nicht besonders ausgeprägt, so dass keine dieser drei Datenquellen als allein ausreichend und erschöpfend angesehen werden kann. Die aus den verschiedenen Datenquellen gewonnenen Erkenntnisse ergänzen sich gegenseitig und spiegeln jeweils unterschiedliche Facetten des Störungsbildes und der aktuellen Befindlichkeit wider. Im Rahmen verhaltensmedizinischer Untersuchungen werden psychophysiologische Meßmethoden zunehmend eingesetzt, um die spezifische Wirkung einer therapeutischen Maßnahme (z. B. eines Entspannungstrainings) bei einem bestimmten Krankheitsbild (z. B. essenzieller Bluthochdruck) besser beurteilen zu können (etwa durch die kontinuierliche Messung des Blutdruckes, der peripheren Durchblutung oder der Pulswellengeschwindigkeit).

Die Auswahl an psychophysiologischen Parametern ist hierbei sehr groß und richtet sich primär nach dem physiologischem System, dem aufgrund der wissenschaftlichen Grundlagenforschung eine besondere Rolle bei der Entstehung oder der Aufrechterhaltung einer bestimmten Erkrankung zugemessen wird. Einen Überblick über psychophysiologische Korrelate organischer und psychosomatischer Erkrankungen findet sich u. a. bei Köhler (1998).

Ein weiteres wichtiges Kriterium für die Auswahl eines geeigneten psychophysiologischen Parameters ist die Frage, ob man eher an den unmittelbaren Reaktionen auf zumeist kurzfristige Aktivierungsbedingungen interessiert ist (etwa vegetative oder muskuläre Veränderungen, die sich im Minuten- oder Stundenbereich als eine Reaktion auf einen Stressreiz abspielen), oder ob stärker die langfristigen Veränderungen aufgrund anhaltender Belastungssituationen von Interesse sind – z. B. die Veränderungen biochemischer Parameter wie der Speichelkortisolkonzentration oder des Kortisols im Blutplasma.

Im Rahmen der Biofeedbackdiagnostik und -therapie werden primär jene physiologischen Parameter erfasst, die eher die kurzfristigen Reaktionen auf eine bestimmte Aktivierungssituation darstellen. Hierzu zählen etwa peripher-vegetative Variablen wie Pulsrate, Pulswellenlaufzeit, systolischer oder diastolischer Blutdruck, periphere Durchblutung, Handtemperatur, Hautleitfähigkeit oder die Anzahl der elektrodermalen Spontanfluktuationen, Atemfrequenz und -tiefe, der mittels EMG gemessene Anspannungsgrad verschiedener Muskelgruppen, aber auch Parameter zentralnervöser Aktivierung wie Veränderungen im Elektroenzephalogramm (EEG) oder in der kortikalen Durchblutung.

Neben der Erhebung der verschiedenen physiologischen Parameter im Ruhezustand geht es im Rahmen der spezifischen Biofeedback-Diagnostik insbesondere um eine Erfassung des Ausmaßes der physiologischen Reagibilität auf ausgewählte psychische und/oder körperliche Belastungsfaktoren sowie – was klinisch in aller Regel noch bedeutsamer ist – um die Beurteilung, wie lange ein bestimmtes physiologisches System braucht, um nach einer Stressbelastung wieder auf den Ausgangswert zurückzukehren (Rückbildung). Der verzögerten Rückbildungsdauer wird bei vielen psychischen und psychophysiologischen Krankheitsbildern – wie etwa bei Angststörungen, somatoformen Störungen, Migräne, Tinnitus, Autismus oder bei der Schizophrenie – sowohl hinsichtlich der Entstehung wie auch der Aufrechterhaltung der Störung eine besondere Bedeutung beigemessen (vgl. Köhler, 1998, 1999; Vögele, 1998; Flor et al. 1992; Ehlert, 2003).

3.2
Psychophysiologische Basiskonzepte

Es gibt einige grundlegende Basiskonzepte, mit denen der Anwender psychophysiologischer Meßverfahren vertraut sein sollte. Hierzu zählen insbesondere das Konzept der Homöostase und autonomen Balance, die individualspezifische Reaktion (ISR), das Gesetz des Ausgangswertes, Aktivierung, die Orientierungs- und Verteidigungsreaktion, das Konzept der Habituation und das Stresskonzept (vgl. Andreassi, 1995; Arena & Schwartz, 2003).

Homöostase und autonome Balance

Das **vegetative Nervensystem** ist in das sympathische und das parasympathische Nervensystem aufgeteilt, die im wesentlichen antagonistisch zueinander wirken und den Organismus je nach Anforderungssituation in einen optimalen Ausgangszustand bringen. Im Idealfall sollen diese beiden Systeme den Körper in einem **homöostatischen Gleichgewicht** halten. Eine Abweichung dieser **autonomen Balance** kann sowohl durch äußere Faktoren (körperlicher oder psychische Belastung) wie auch durch innere Faktoren (Krankheit, emotionale Belastung) hervorgerufen werden. Während ältere Arbeiten noch von überwiegend dichotomen Vorstellungen ausgingen und eine Vielzahl von Erkrankungen dem Überwiegen des einen oder anderen Systems zuschrieben und Personen in Vagotoniker oder Sympathikotoniker unterteilen, betrachtet man das Ausmaß des autonomen Ungleichgewichts heute eher als einen kontinuierlich verlaufenden Prozess, der auf einem dynamischen und den jeweiligen Reizbedingungen angepassten Austausch der beiden Teilsysteme beruht und nicht auf überdauernden Funktionsunterschieden. Häufig wird in diesem Zusammenhang auch vom ergotropen («fight and flight») und trophotropen («rest and digest») System gesprochen, deren Wechselspiel sowohl den Grad der Aktivierung und Wachheit wie auch die Qualität von Emotionen und Stimmungen festlegt (vgl. Schandry, 1998). In Zeiten erhöhter Leistungsanforderung dominiert das ergotrope System, in Zeiten der Erholung und Entspannung dagegen das trophotrope System. Viele psychische und psychosomatische Erkrankungen werden mit einer gestörten autonomen Balance in Verbindung gebracht. Eine hohe autonome Balance, die entsprechend flexibel auf die jeweiligen externen und internen Reizbedingungen reagiert, gilt dagegen als Zeichen für geistige und körperliche Gesundheit.

Individualspezifische Reaktion

Das **Konzept der individualspezifischen Reaktion**, welches insbesondere durch die Studien der Arbeitsgruppe von Lacey bekannt wurde (Lacey, Bateman & Van Lehn, 1953) besagt im wesentlichen, dass viele Personen dazu neigen, unabhängig von der Art der Belastungen bevorzugt in einem bestimmten physiologischen System zu reagieren, also z. B. im Herz-Kreislauf-System oder im muskulären System. Viele psychosomatische und verhaltensmedizinische Modelle (z. B. das Diathese-Stress-Modell) basieren auf der Annahme, dass hierin eine wesentliche Grundlage für die Entwicklung einer spezifischen psychophysiologischen Störung besteht. Die empirische Datenlage hierzu ist jedoch recht begrenzt und zum Teil widersprüchlich (vgl. Köhler, 1998).

Relevanz des Ausgangswertes

Das Ausgangswertgesetz besagt, dass das Ausmaß der physiologischen Reaktion auf eine Aktivierung statistisch abhängig ist von der Höhe des jeweiligen Basis- oder Ausgangswertes in diesem System. Je höher zum Beispiel der Ausgangswert vor der Präsentation eines Stressreizes ist, desto geringer wird die physiologische Reaktion auf diesen Reiz ausfallen («Deckeneffekt»). Beim Entspannungstraining kann der gegenteilige Effekt auftreten: Ist der Ausgangswert in einem bestimmten System schon besonders niedrig, kann sich hier auch keine ausgeprägte Entspannungsreaktion mehr zeigen («Bodeneffekt»). Die Auswirkung dieses Ausgangsgesetzes in der klinische Praxis ist jedoch als eher gering einzustufen (Myrtek & Foerster, 1986).

Aktivierung

Aktivierung kann als psychophysiologischer Anpassungsprozess verstanden werden, der dazu dient, eine optimale psychophysiologische Ausgangsbasis zur adäquaten Reaktion auf eine äußere oder innere Anforderungssituation herzustellen. Während mit Aktiviertheit ein bestimmter Zustand bezeichnet wird, versteht man unter Aktivierung den Prozess der Veränderung zwischen zwei Aktivierungsniveaus (Andreassi, 1995). In der psychophysiologischen Grundlagenforschung hat sich gezeigt, dass in vielen Fällen ein umgekehrt u-förmiger Zusammenhang zwischen Aktivation und Leistung besteht, jedoch stellt diese als Yerkes-Dodson-Gesetz bekannte Regel eine deutliche Vereinfachung der zumeist deutlich komplexeren psychophysiologischen Regelprozesse dar. Heute geht man eher davon aus, dass je nach Aufgabenstellung unterschiedliche Aktivierungsniveaus optimal sind. An der Steuerung der Aktivierungsprozesse sind neben der Formatio reticularis und dem aufsteigenden retikulären Aktivierungssystem (ARAS) auch höhere Strukturen wie der Thalamus, das limbische System und auch die Hirnrinde beteiligt, so dass man hier von der retikulo-thalamo-kortikalen Achse spricht.

Häufig zur Beurteilung der Aktivierung herangezogene Parameter sind – neben der subjektiv erlebten Anspannung – Veränderungen in der Herzfrequenz, der Hautleitfähigkeit bzw. der Spontanfluktuationen, der muskulären Anspannung, der Lidschlagfrequenz und natürlich auch Veränderungen in den dominierenden EEG-Frequenzen. Die verschiedenen physiologischen Parameter laufen bei verschiedenen Aktivierungsprozessen jedoch nicht unbedingt synchron, sondern können – je nach Art der vorliegenden Anforderungssituation – durchaus auch in unterschiedliche Richtung laufen, was von Lacey als **Fraktionierung der Aktivierungsrichtung** bezeichnet wurde. Ebenso sind die physiologischen Aktivierungsprozesse nur sehr locker mit den auf der Verhaltens- und Erlebnisebene beobachtbaren Veränderungen gekoppelt (zum Überblick siehe Schandry, 1998). Eine fundierte Aktivierungsmessung kann sich daher nie auf die Messung nur eines Parameters (etwa der Hautleitfähigkeit oder des EEG-Frequenzspektrums) begrenzen, sondern muss auf mehreren Reaktionsebenen erfolgen.

Orientierungs- und Verteidigungsreaktion

Eng verknüpft mit dem Konzept der Aktivierung stehen die Orientierungsreaktion, die Verteidigungs- oder Defensivreaktion und der Prozess der Habituation. Mit der **Orientierungsreaktion** bezeichnet man die Art und Weise der Hinwendung eines Organismus auf neue Reize in seinem Umfeld: Hierzu gehören u. a. die Aufmerksamkeitszuwendung und körperliche Hinwendung zu dem Reiz, eine Steigerung der Sensitivität der Sinnesorgane, das Absinken der Herzrate, die Verengung der peripheren Blutgefäße bei gleichzeitiger Erweiterung der kranialen Gefäße, eine Erhöhung des Muskeltonus, die Erhöhung der Hautleitfähigkeit, die Verringerung der Atmungsfrequenz bei gleichzeitiger Erhöhung der Atemamplitude und die Alpha-Blockade im EEG. Während die Orientierungsreaktion bei erstmaliger Reizpräsentation besonders stark ausgeprägt ist, wird sie mit häufiger Reizwiederholung zunehmend schwächer, bis sie schließlich ganz verschwindet – der Organismus **habituiert**. Während die Orientierungsreaktion eine sehr niedrige Auslöseschwelle hat, wird die **Verteidigungs- oder Defensivreaktion** nur durch sehr intensive oder aversive Reize ausgelöst. Zu den typische Merkmale der Defensivreaktion gehören – wie bei der Orientierungsreaktion – der Anstieg der Hautleitfähigkeit, die periphere Vasokonstriktion und die Erhöhung des Blutdrucks, im Gegensatz zur Orientierungsreaktion kommt es jedoch zu einem Herzfrequenzanstieg und zu einer Konstriktion der kranialen Gefäße. Die Defensivreaktion habituiert im Vergleich zur Orientierungsreaktion nur sehr langsam und es kann bei sehr starken und als aversiv erlebten Reizen – insbesondere bei psychophysiologisch sehr reagiblen Personen – sogar zu einem ausgeprägten Aufschaukelungsprozess kommen.

Stresskonzept

Eine besondere Rolle bei den verschiedenen Erklärungsmodellen zur Entstehung psychophysiologischer Störungen hat auch das von Selye (1953) begründete **Stresskonzept** gefunden, welches ebenfalls eng mit den Konzepten der Aktivierung, der autonomen Balance und der Habituation verbunden ist. Unter Stress versteht man hier die längeranhaltende physiologische und psychische Reaktion auf belastende Reize und Situationen, die wiederum als Stressoren bezeichnet werden. Während die physiologischen Veränderungen im Rahmen von Aktivierungsprozessen in der Regel wieder schnell zu ihren Ausgangswerten zurückkehren, kann Stress eine anhaltende physiologische Übererregung insbesondere im Sympathikus hervorrufen, die letztlich zu einer pathologischen Funktionsveränderung bis hin zu einer direkten Organschädigung führen kann. Die Stressoren können sehr vielfältig sein und werden zur Vereinfachung häufig einer der folgenden Gruppen zugeordnet (vgl. Schandry, 1998): Äußere Stressoren (z. B. Lärm), Leistungsstressoren, soziale Stressoren, psychische Stressoren (wie Hilflosigkeit, Kontrollverlust, Mangel an Bewältigungsfertigkeiten) und die Behinderung der Befriedigung primärer Bedürfnisse wie Essen und Trinken. Die körperliche Stressreaktion ist dabei weitgehend unspezifisch und unabhängig von der Art des Stressors. Psychosoziale Stressoren haben sich hier jedoch als besonders potente Stressoren erwiesen. Bei langanhaltendem Stress kommt es nach Selye zum allgemeinen Adaptationssyndrom, welches aus drei Phasen besteht: Die Alarmreaktion ist vergleichbar mit der Defensivreaktion und besteht im Wesentlichen aus einer sympathischen Erregungssteigerung mit erhöhter Katecholaminsekretion (Adrenalin und Noradrenalin) und einer erhöhten Ausschüttung von Corticosteroiden (Cortisol, Corticosteron). In der darauf folgenden Widerstandsphase versucht der Organismus durch verschiedene Anpassungsprozesse wieder ein Gleichgewicht herzustellen: Es kommt zu einer Erhöhung des Zuckerstoffwechsels, einer Dämpfung der Schilddrüsen- und der Sexualfunktionen sowie zu einer erhöhte Sensitivität der Gefäßmuskulatur für Adrenalin und Noradrenalin. In der Erschöpfungsphase kommt es schließlich – vor allem durch die weiterhin erhöhte Ausschüttung von Corticosteroiden als Folge einer Aktivierung der Hypothalamus-Hypophysen-Nebennierenden-Achse – zu einem Zusammenbruch der Infektionsabwehr und der Wachstums- und Reproduktionsfunktionen, die in gravierenden Organschädigungen mit Todesfolge münden können. Das Konzept von Selye stellt nach dem heutigen Wissensstand zwar eine deutliche Vereinfachung der während einer langanhaltenden Stressbelastung ablaufenden neurophysiologischen und hormonellen Veränderungen dar und wurde daher im Laufe der Forschung um zahlreiche Komponenten erweitert (vgl. hierzu Kaluza & Vögele, 1999). In seinen Grundzügen ist es jedoch nach wie vor gültig und liefert ein wichtiges Erklärungsmodell für den Zusammenhang zwischen psychischem Stress und körperlicher Krankheit.

3.3
Aufbau einer diagnostischen Biofeedback-Sitzung

Eine orientierende diagnostische Biofeedback-Sitzung ist im Wesentlichen aus den folgenden Phasen aufgebaut: Adaptationsphase, Baselinephase, Selbstkontrollphase, Stressphase, Erholungsphase und ggf. ein wiederholter Wechsel von Stress- und Erholungsphasen sowie eine abschließende Baselinephase. Insbesondere im Rahmen der diagnostischen Sitzungen ist es wichtig, zeitgleich verschiedene körperliche Signale abzuleiten (Multikanalableitung). In den meisten Fällen hat sich hier die simultane Messung der Hauttemperatur, der elektrodermalen Aktivität, der Atmung und der Muskelanspannung (in der Regel an zwei verschiedenen Muskelgruppen) bewährt. Ebenso ist es auch möglich, mittels EEG-Elektroden (z. B. im Rahmen des Neurofeedback) die verschiedenen Frequenzbänder («Wellen») im EEG zu erfassen. Ebenso ist es hier im Rahmen eines Brainmappings oder Q-EEG möglich, die jeweils dominierende EEG-Frequenz über den verschiedenen Gehirnarealen (z. B. im Rahmen der 10/20-Ableitung) zu messen und mit Normdatenbanken zu vergleichen. Aus Platzgründen und aufgrund der höheren klinischen Verbreitung wird im folgenden jedoch nur das Vorgehen bei der Arbeit mit peripheren Biofeedback darstellt. Eine Einführung in das Neurofeedback findet sich bei Demos (2005).

Adaptationsphase

Nachdem der Therapeut den Patienten den Sinn der verschiedenen Messgeräten erläutert und alle erforderlichen Sensoren angeschlossen hat, überprüft er anhand der am Bildschirm dargestellten Messwerte, ob alle Sensoren korrekt sitzen und ein sauberes und störungsfreies Signal liefern. Während dieser Zeit erhält der Patient lediglich die Instruktion, ruhig und bequem und mit offenen oder geschlossenen Augen in seinem Stuhl zu sitzen. Diese Adaptationsphase dient verschiedenen Zwecken. Ein Ziel besteht darin, den Patienten mit der neuen und ungewohnten Situation einer psychophysiologischen Untersuchung vertraut zu machen, mögliche Ängste vor den Geräten abzubauen und eine Habituation der Orientierungsreaktion zu ermöglichen. Durch das ruhige Sitzen wird eine für alle Patienten einheitliche und definierte Ausgangsbedingung geschaffen. Hierdurch sollen die physiologischen Auswirkungen von Ereignissen, die vor der Sitzung stattgefunden haben – etwa körperliche Belastung durch schnelles Laufen oder Treppensteigen, Stress u. a. – abgemildert werden. Ebenso soll eine Akklimatisation an das Raumklima stattfinden. Die Adaptationsphase dient also der generellen Stabilisierung der physiologischen Parameter. Über die notwendige Länge dieser Adaptationsphase gibt es in der Literatur sehr divergierende Zeitangaben, die von 3 bis 20 Minuten und länger gehen. In der Praxis sollte aber eine Adaptationszeit von ca. 5 Minuten in den meisten Fällen ausreichend sein. Statt einer festen Zeitspanne kann auch die Stabilität der physiologischen Signale selbst als ein Kriterium für die Dauer der Adaptationsphase herangezogen werden: erst wenn sich die einzelnen Werte stabilisiert haben und nur noch innerhalb einer vorher festgelegten Schwankungsbreite variieren, wird mit der eigentlichen Messung begonnen. Dies kann – insbesondere bei vegetativ sehr reagiblen Personen – zu einer deutlichen Verlängerung der Adaptationsphase führen.

Baselinephase

An die Adaptationsphase schließt sich die Baselinephase an. Sie dient dazu, die **psychophysiologische Ruheaktivität** einer Person zu erfassen. Die Erfassung der Ruheaktivität ist für alle diagnostischen und therapeutischen Sitzungen eine zentrale Bedingung, da sowohl die physiologische Reaktivität auf experimentell gesetzte Stressoren wie auch der Erfolg einer spezifischen Biofeedback-Trainingssitzung in der Regel nicht anhand der Absolutwerte, sondern hinsichtlich der relativen Veränderung der physiologischen Parameter zwischen Stress-/Übungsphase und Baselinephase beurteilt wird. Die Instruktionen zur Baselinephase sind in der Regel vergleichbar mit den Instruktionen während der Adaptationsphase. Ist im Anschluss an die Baselinephase ein Biofeedbacktraining oder eine Reizexposition mit offenen Augen geplant, sollten die Augen auch während der Baseline offen gelassen werden. Soll nach der Erhebung der Baselinephase ein Entspannungstraining mit geschlossenen Augen erfolgen, empfiehlt es sich, den Patienten die Augen bereits während der Baseline schließen zu lassen. Hierdurch kann ausgeschlossen werden, dass die zu beobachtenden Veränderungen in den physiologischen Parametern zwischen der Baseline und der Experimentalphase durch das Öffnen oder Schließen der Augen beeinflusst wurden. Es gibt nur wenige wissenschaftlich fundierte Daten, wie eine optimale Baselinephase im Einzelnen gestaltet werden sollte oder wie lange die Baselinephase dauern sollte (Jamieson, 1999). Während einige Therapeuten während der Erhebung der Baselinephase ruhige Musik im Hintergrund laufen lassen oder über den Bildschirm ein zur Entspannung anregendes Landschaftsbild präsentieren, plädieren andere Forscher und Therapeuten dafür, während der Baselinephase den Bildschirm und alle möglicherweise störenden Umgebungsreize möglichst auszuschalten. Die Angaben zur Länge der Baselinephase schwanken – auch in Abhängigkeit vom untersuchten physiologischen Parameter – zwischen 3 bis 15 Minuten. Für die klinische Praxis hat sich auch hier in aller Regel eine Dauer von ca. 5 Minuten bewährt. Bei einigen Patienten lässt sich während der Erhebung der Baseline ein paradoxer Effekt beobachten: Hier kommt es während der Ruhephase eher zu einer Aktivierung mit steigendem Puls, steigerndem Hautleitwert und fallender Handtemperatur. Aus klinischer Sicht kann es sich hier um eine entspannungsinduzierte Ängstlichkeit handeln, die oft bei Angstpatienten, bei Patienten mit somatoformen oder hypochondrischen Störungen und bei Patienten mit einer Posttraumatischen Belastungsstörung auftritt (Schwartz, Schwartz & Monastra, 2003). Da diese paradoxe Reaktion von den Betroffenen in aller Regel als belastend und störend erlebt wird, kann hier ein erstes wichtiges Ziel der anschließenden Biofeedbacksitzungen sein, dass die betroffenen Personen lernen, unter Ruhebedingungen eine Absenkung ihres physiologischen Erregungsniveaus herbeizuführen.

Selbstkontrollphase

Das Ziel der sich anschließenden Selbstkontrollphase besteht darin, einen Eindruck von der Fähigkeit eines Patienten zu gewinnen, ohne spezifische Hilfestellung von außen einen Zustand der körperlichen und psychischen Entspannung herbeizuführen. Auch hier gibt es wiederum keine eindeutigen, auf empirischen Daten beruhende, Empfehlungen, mit welchen Instruktionen diese Selbstkontrollphase am besten eingeleitet werden sollte. In der klinischen Praxis haben sich hier – in Abhängigkeit vom vorliegenden Krankheitsbild und der geplanten weiteren therapeutischen Trainingssitzungen – verschiedene Instruktionen bewährt. Eine sehr allgemein gehaltene Instruktion zur Entspannung kann z. B. lauten: «Versuchen Sie nun, ganz entspannt in ihrem Stuhl zu sitzen. Sie können dabei jene Strategien einsetzen, die ihnen persönlich am besten helfen, sich zu entspannen. Versuchen sie während dieser Zeit nicht über Probleme nachzudenken. Es ist nicht wichtig, wie tief sie sich entspannen. Entspannen Sie sich einfach nur so gut, wie es für Sie im Moment gerade möglich und angenehm ist.»

Plant der Therapeut etwa bei einem Patienten mit Migräne, im Anschluss an die diagnostische Sitzung ein Handerwärmungstraining durchzuführen, kann er den Patienten auch schon während der Selbstkontrollphase gezielt auf die Erwärmung seiner Hände hinlenken: «Versuchen Sie, Ihre Hände ganz warm und schwer werden zu lassen». Soll später ein gezieltes Muskelentspannungstraining durchgeführt werden, kann die Instruktion auch lauten: «Versuchen Sie, Ihre Muskulatur so weit wie möglich zu entspannen». Durch diese gezielten Instruktionen fällt es später leichter, die Selbstkontrollfähigkeit des Patienten für ein bestimmtes physiologisches System besser beurteilen zu können.

Auch für diese Selbstkontrollphase hat sich eine Zeitdauer von ca. 5 Minuten in der klinischen Praxis bewährt. Im Unterschied zu Feedbacksequenzen im späteren Training erhält der Patient hierbei jedoch keine (simultane) Rückmeldung über den Verlauf der hierbei stattfindenden körperlichen Veränderungen.

Reaktivitätsmessung

In der folgenden **Stressphase** und der sich anschließenden Erholungsphase soll das Ausmaß der psychophysiologischen Reaktivität auf psychische und physikalische Stressoren und die Dauer der Rückbildung dieser Reaktionen erfasst werden. Sowohl das Ausmaß der Reagibilität auf spezifische Stressreize wie auch die Länge der Erholungsphase können wichtige Informationen zur Erklärung der Entstehung und Aufrechterhaltung von psychischen und psychophysiologischen Störungen liefern und können – mit einiger Vorsicht – auch dazu genutzt werden, Personen mit einem Risiko für die Entwicklung einer bestimmten Störung zu identifizieren. Da im Rahmen einer diagnostischen Biofeedbacksitzung nur relativ kurz anhaltende Stressoren dargeboten werden können, stehen hier in aller Regel auch primär die über das autonome Nervensystem und hier insbesondere über den Sympathikus vermittelten und mit kurzer Reaktionszeit auftretenden Stressreaktionen im Vordergrund des Interesses. Die über die Hypothalamus-Hypophysen-Nebennierenden-Achse vermittelten und länger anhaltenden hormonellen Veränderungen werden – mit Ausnahme der Messung des Speichelcortisols – im Rahmen der Biofeedbackdiagnostik eher selten erfasst.

Das Ausmaß der physiologischen Veränderungen zwischen Stress- und Baselinephase ist ein wichtiger Parameter für die Beurteilung der Reagibilität des autonomen Nervensystems auf physische oder psychische Stressoren (Kaluza & Vögele, 1999). Es gibt eine ganze Reihe von Stressoren, die sich für die Auslösung einer Stressreaktion bewährt haben: Hierzu zählen Rechenaufgaben, Gedächtnisaufgaben, die Imagination persönlich belastender Situationen, Hyperventilation, Schmerzreize (z. B. Eiswasser oder Hitzeschmerz), unangenehme akustische Reize, Computerspiele, die Darbietung belastender Bilder oder Videosequenzen oder auch psychosoziale Stressoren wie das Halten einer Rede vor Publikum. In der klinischen Praxis kann nur eine Auswahl dieser Stressoren zum Einsatz kommen, und man vergleicht dann beispielsweise die Höhe der Stressreaktion während einer Rechenaufgabe mit der Höhe der Stressreaktion bei der Vorstellung einer persönlich relevanten, unangenehmen Situation. Die Dauer der jeweiligen Stressphase liegt in den meisten Fällen zwischen 2 bis 4 Minuten.

Rückbildungsphase

Das Ziel vieler therapeutischer Interventionen besteht in der Reduktion der psychophysiologischen Reaktion auf Stress. Daher wird der Rückbildungsphase, also der Dauer der Erholungszeit, die eine Person in einem bestimmten physiologischen System benötigt, um nach der Stressbelastung wieder das vorhergehende Ruheniveau zu erreichen, aus klinischer Sicht eine besondere Bedeutung zugemessen. Die meisten psychophysiologischen Störungsmodelle gehen davon aus, dass für die Entstehung einer psychophysiologischen Störung weniger die absolute oder relative physiologische Stressreaktion, sondern weit stärker die verzögerte Rückkehr zu den Ruhewerten pathophysiologisch von Bedeutung ist (vgl. Haynes et al., 1991; Köhler, 1998).

Die Dauer dieser Erholungsphase hängt stark von dem jeweiligen physiologischen Parameter ab und kann interindividuell sehr stark schwanken. Zwischen zwei Stressdarbietungen sollte daher wenigsten eine Erholungszeit von drei, besser aber auch wieder von fünf Minuten eingeplant werden.

Abschlussphase

Es hat sich bewährt, nach der letzten Stressphase bzw. der letzten Erholungsphase nochmals eine **abschließende Baselinephase** anzuschließen. Hierdurch wird es möglich, zum Abschluss der diagnostischen Sitzung noch einmal zu überprüfen, ob der Patienten wieder auf seine Ausgangswerte vom Anfang der Sitzung zurück kommt oder ob sich in einzelnen Parametern eine deutliche Veränderung in die eine oder andere Richtung ergeben hat.

Auswertung und Zielableitung

Die hier dargestellten, aufeinander aufbauenden Phasen stellen ein Ablaufschema dar, welches sich in vielen wissenschaftlichen Studien und auch in der klinischen Praxis als sinnvoll und besonders aussagekräftig bewährt hat. Die hierbei gewonnenen Erkenntnisse können zugleich dazu genutzt werden, um den Patienten einen ersten Einblick in die bei ihm vorliegenden Zusammenhänge zwischen Stressbelastung, physiologischen Reaktionen und den möglichen Auswirkungen auf sein Beschwerdebild zu vermitteln. Aus den in dieser ersten diagnostischen Sitzung gewonnenen Daten lassen sich zudem häufig bereits eine Reihe von weiteren Erkenntnissen und Zielen ableiten, die das zukünftige therapeutische Vorgehen in den nachfolgenden Biofeedbacksitzungen mit bestimmen. Je nach dem Beschwerdebild, mit dem ein Patienten einen Biofeedbacktherapeuten aufsucht, wird der Therapeut bei der Auswertung der in dieser Sitzung erhobenen Daten natürlich besonders auf Veränderungen in jenen physiologischen Parametern achten, die mit dem geschilderten Krankheitsbild in einem engeren Zusammenhang stehen können. Bei Patienten mit chronischen Rückenschmerzen werden also eher die muskulären Veränderungen im Bereich der unteren Rückenmuskulatur im Vordergrund des Interesses stehen, während bei einem Patienten mit einer temporomandibulären Störung vor allem die Veränderungen in der Kopf-, Kiefer und Nackenmuskulatur von klinischer Bedeutung sind. Beim Einsatz des EMG (Elektromyogramm) ist es wichtig, sich darüber im klaren zu sein, mit welchem Filter man arbeiten will. Die meisten der heute eingesetzten Biofeedback-Geräte bieten die Wahl zwischen einem engen (100–200 Hz) und einem weiten (25–1000 Hz) Filterbereich. Die Wahl des Filters bestimmt ganz entscheidend, welche Anspannungswerte der Therapeut letztendlich misst und beurteilt. In den meisten der in der Literatur veröffentlichten EMG-Studien wurde aufgrund der geringeren Störanfälligkeit mit dem engen Filter von 100–200 Hz gearbeitet, da dieser zuverlässig das sog. Netzbrummen ausschloss und damit praktisch zum Industriestandard der Biofeedbackgerätehersteller avancierte. Gleichzeitig eliminierte man mit der Wahl dieses Filters jedoch auch nahezu 80 % des gesamten EMG-Powerspektrums. Dies kann insbesondere bei der Diagnostik von Patienten mit chronischen Schmerzstörungen zu deutlichen Fehlschlüssen führen, da es hier vermehrt Beobachtungen gibt, dass sich bei chronisch angespannter Muskulatur das Frequenzspektrum in den unteren Frequenzbereich (unter 100 Hz) verschiebt. Diese klinisch relevanten Aktivitäten werden aber mit dem üblichen 100–200 Hz-Filter herausgefiltert. Zur Beurteilung, ob ein bestimmter EMG-Wert klinisch bedeutsam erhöht ist, wird häufig auf den Vergleich mit Normwerten zurückgegriffen. Von Cram (1990, S 79 f.) werden Normwerte für die verschiedenen Muskelableitorte sowohl für den engen wie auch für den weiten Filter genannt, die eine erste grobe Einschätzung ermöglichen, ob eine spezifische Muskelgruppe bei einem bestimmten Patienten überdurchschnittlich angespannt ist. Die Ableitung muss dabei unter standardisierten Bedingungen erfolgen, da sowohl die Körperhaltung als auch die genaue Elektrodenplazierung einen Einfluss auf die Höhe der Messwerte haben. Da die mit den unterschiedlichen Biofeedbacksystemen gemessenen EMG-Werte nicht exakt übereinstimmen, muss für jedes System eine neue «Eichung» vorgenommen werden und evtl. ein Umrechnungsfaktor für die in der Literatur gebräuchlichen Normwerttabellen erstellt werden. Der Bezug auf «Normwerte» sollte daher mit der entsprechenden Sorgfalt und Zurückhaltung erfolgen, zumal der Zusammenhang zwischen erhöhter Muskelanspannung und subjektiven Beschwerden oft nur recht locker ist.

Bei Angstpatienten oder auch bei Patienten mit schlechter Entspannungsfähigkeit liefern insbesondere die Veränderungen in der Hautleitfähigkeit und der peripheren Durchblutung wichtige Informationen zum weiteren therapeutischen Vorgehen. Der Therapeut sollte sich dabei jedoch stets darüber bewusst bleiben, dass die Erhebung und gezielte Veränderung einzelner physiologischer Parameter immer nur einen Teilaspekt bei der Entstehung und Aufrechterhaltung einer psychischen oder psychophysiologischen Störung abbilden. Aufgrund der eingangs beschriebenen geringen Korrelationen zwischen den verschiedenen Datenebenen sind zu einer langfristigen Veränderung und gesundheitlichen Stabilisierung immer auch Veränderungen der subjektiven Wahrnehmungen, der Kognitionen und der Verhaltensweisen des Patienten erforderlich.

Literatur

Andreassi, J. (1995). *Psychophysiology. Human Behavior and Physiological Response* (pp. 336–360). Hillsdale, New Jersey, Lawrence Erlbaum Associates.

Arena, J. & Schwartz, M. (2003). Psychophysiological Assessment and Biofeedback Baselines. In M. Schwartz (Ed.), *Biofeedback. A Practitioner's Guide*. Third Edition (pp. 128–158). New York, Guilford Press.

Cram, J. R. (1990). *Clinical EMG for surface recordings: Volume 2*. Nevada City: Clinical Resources.

Demos, J. N. (2005). *Getting Started with Neurofeedback*. New York: W. W. Norton & Co Ltd.

Ehlert, A. (Hrsg.) (2003). Verhaltensmedizin. Berlin, Springer.

Flor, H., Behle, D. & Hermann, Ch. (1992). Psychophysiologische Methoden bei der Diagnose chronischer Schmerzen. In E. Geissner & G. Jungnitsch (Hrsg.), *Psychologie des Schmerzes. Diagnose und Therapie* (S. 171–187). Weinheim, Psychologie Verlags Union.

Haynes, S. N., Gannon, L.R., Orimoto, L., O'Brien, W. H. & Brandt, M. (1991). Psychophysiological assessment of poststress recovery. *Psychological Assessment*, 3(3), 356–365.

Jamieson, J. (1999). Dealing with baseline differences: two principles and two dilemmas. *International Journal of Psychophysiology*, 31, 155–161.

Kaluza, G. & Vögele, C. (1999). Streß und Streßbewältigung. In H. Flor, N. Birbaumer und K. Hahlweg (Hrsg.), *Enzyklopädie der Psychologie, Grundlagen der Verhaltensmedizin* (S. 331–388). Göttingen, Hogrefe.

Köhler, Th. (1998). Psychophysiologische Korrelate organischer Krankheiten. In F. Rösler (Hrsg.), *Enzyklopädie der Psychologie; Serie Biologische Psychologie, Ergebnisse und Anwendungen in der Psychophysiologie* (S. 539–571). Göttingen, Hogrefe.

Köhler, Th. (1999). Diagnostik und Evaluation in der Verhaltensmedizin. In H. Flor, N. Birbaumer und K. Hahlweg (Hrsg.), *Enzyklopädie der Psychologie, Grundlagen der Verhaltensmedizin* (S. 175–207). Göttingen, Hogrefe.

Lacey, J. I., Bateman, D. E. & van Lehn, R. (1953). Autonomic response specificity: A experimental study. *Psychosomatic Medicine*, 15, 8–21.

Moos, D., McGrady, A., Davies T. C. & Wickramasekera, I. (Eds.) (2003). *Handbook of Mind-Body Medicine for Primary Care*. Thousand Oaks, Sage Publications.

Myrtek, M. & Foerster, F. (1986). The law of initial values: A rare exception. *Biological Psychology*, 22, 227–237.

Schandry, R. (1998). *Lehrbuch der Psychophysiologie*. 4. Auflage. Weinheim, Psychologie Verlags Union.

Schwartz, M., Schwartz, N. & Monastra, V. (2003). Problems with Relaxations and Biofeedback-Assisted Relaxation, and Guidelines for Management. In M. Schwartz (Ed.), *Biofeedback. A Practitioner's Guide*. Third Edition (pp. 265–272). New York, Guilford Press.

Selye, H. (1953). *Einführung in die Lehre vom Adaptationssyndrom*. Stuttgart, Thieme.

Vögele, C. (1998). Klinische Psychophysiologie. In F. Rösler (Hrsg.), *Enzyklopädie der Psychologie; Serie Biologische Psychologie, Ergebnisse und Anwendungen in der Psychophysiologie* (S. 573–618). Göttingen, Hogrefe.

4 Theoretische Konzepte und Wirkmechanismen

Peter Kropp & Uwe Niederberger

4.1 Einleitung

Biofeedback – oder auch Neurofeedback, wenn Signale der Hirnaktivität zurückgemeldet werden – ist eine Technik, bei der ein (meistens) elektronisches System eingesetzt wird, um ein messbares Körpersignal willentlich zu verändern. Dabei ist entscheidend, dass dieses Körpersignal, welches ohne Biofeedback nicht oder nur unvollkommen wahrgenommen werden kann, durch die Biofeedbackanwendung nun präzise und vollständig ins Bewusstsein gelangt. Um dies zu ermöglichen, wird das Signal in Form einer akustischen oder visuellen, gelegentlich auch taktilen Rückmeldung eingesetzt. Dabei gilt, dass bewusst wahrgenommene Körpersignale auch bewusst, also willentlich verändert werden können. Somit ist das Hauptziel von Biofeedback die Entwicklung von Selbstkontrolle über körperliche Vorgänge (Ray et al. 1979).

4.2 Zur Theorieentwicklung von Biofeedback

Die theoretische Konzeption von Biofeedback bzw. deren theoretische Wirkmechanismen können auf unterschiedliche Arten erklärt und beschrieben werden. Dabei ergeben sich zwischen den einzelnen Konzepten jedoch deutliche Überlappungen, weswegen bei der konzeptuellen Betrachtung von einer Integration der nachstehenden Konzepte ausgegangen werden muss. Im Folgenden werden die wichtigsten theoretischen Konzepte zur Wirkungsweise von Biofeedback vorgestellt.

4.2.1
Offener Regelkreis

In der Lehre vom Steuern und Regeln wird die Biofeedbackanordnung als Regelkreis verstanden, bei dem eine aktuelle Ist-Größe mit einer erwünschten Soll-Größe verglichen und dieser angepasst wird (Anliker 1977, Weiner 1948). Das wesentliche steuernde Prinzip ist dabei die negative Rückkopplung: Abweichungen der Regelgröße (z. B. Blutdruck) lösen entgegengesetzte Änderungen aus (Prinzip der Homöostase). Der Mensch besitzt sehr viele solcher internen Regelkreise, die gewöhnlich autonom vielerlei Körperfunktionen steuern (Blutdruck, Hunger, Durst usw.). Im Fall der Biofeedback-Kontrolle wird nun ein möglicherweise gestörter interner Regelkreis durch einen externen ergänzt bzw. zeitweise ersetzt. Das externe Feedback-Signal dient als Führungsgröße für den internen Regler (Legewie & Nusselt 1978). Damit eine Korrektur erfolgen kann, muss ein geschlossener Regelkreis vorliegen («feedback»), im Gegensatz zu einem offenen System («feedforward»), bei dem keine Korrektur möglich wäre (Mulholland 1979).

Durch diesen Begriff des Regelkreises mit einer «Feedback-Schleife» ist die Biofeedback-Technik zu ihrem Namen gekommen. Als alleiniges theoretisches Konzept für die Wirkungsweise einer Biofeedbackbehandlung beim Menschen ist die Annahme eines kybernetischen Regelkreises nur wenig hilfreich, weil die eigentlichen kognitiven Konzepte der Therapieform nur wenig zum Tragen kommen würden (Kröner & Sachse 1981).

4.2.2
Klassische Konditionierung

Die Wirkung von Biofeedbackanwendungen kann auch mit Hilfe des Modells der Klassischen Konditionierung erklärt werden. Dabei erlangt das akustisch oder optisch wahrgenommene Biofeedbacksignal die Eigenschaft eines konditionierten Reizes, nachdem das Signal zuvor neutral (im Sinne der Klassischen Konditionierung) war. Damit entsteht eine Assoziation zwischen dem Feedback-Signal und der zu konditionierenden Funktion. Dies wird gelegentlich als «Gegenkonditionierung» bei der Behandlung von spezifischen Ängsten eingesetzt. So wird zunächst das Feedbacksignal zur Entspannungsinduktion verwendet. Ähnlich wie bei der Systematischen Desensibilisierung wird danach eine Angsthierarchie mit langsamer Annäherung an die Angst auslösende Situation abgearbeitet (Kroymann 2006). Eine exakte Trennung zur Operanten Konditionierung ist jedoch nicht möglich, weil nicht verhindert werden kann, dass das Rückmeldesignal nicht doch verstärkende Eigenschaften entwickelt.

4.2.3
Operante Konditionierung

Lernpsychologische Ansätze betrachten die Wirkungsweise von Biofeedback im Rahmen des Lernens am Erfolg (operante Konditionierung). Es wird angenommen, dass die Patienten zunächst durch Versuch und Irrtum lernen, die jeweiligen Körperfunktionen zu beeinflussen. Erfolgt eine Beeinflussung in die erwünschte Richtung, so wirkt das Feedbacksignal als Verstärker (Lob) und führt auch zukünftig zu vermehrtem Auftreten der gewollten Reaktionsweise; ein physiologisches Verhalten wird gelernt (viszerales Lernen).

Die operante Konditionierung wurde zunächst im Tierexperiment erforscht. So haben Miller und Mitarbeiter (DiCara & Miller, 1968; Miller & Bunuazizi, 1968) durch kontingente elektrische Stimulation belohnender limbischer Bereiche an der kurarisierten und beatmeten Ratte erreichen können, dass diese eine Vielzahl autonomer Funktionen verändern konnte; einzig kontingente Stimulation bei erwünschter Reaktion ließ die Reaktionsrate sprunghaft ansteigen, was sich als sehr effektiv herausstellte. Miller gelang damit im Tierversuch der Nachweis, dass auch unter Ausschaltung sämtlicher somatischer, insbesondere muskulärer Funktionen (deswegen die Kurarisierung) das autonome Nervensystem direkt beeinflusst werden kann. So konnten Herz-Frequenz, Blutdruck, Blutfluss, Speichelsekretion und weitere autonome Funktionen durch operante Konditionierung verändert werden.

Obwohl in den 70er Jahren mehrere Versuche fehlgeschlagen sind, diese Tier-experimentellen Arbeiten zu replizieren (Miller & Dworkin, 1974), führten die ursprünglichen Beobachtungen zu intensiven Untersuchungen im Humanbereich. So wurden zunächst positive Effekte von Selbstregulationsvorgängen auf periphere vaskuläre Reaktionen (Snyder & Noble, 1966), Herz-Frequenz (Brener & Hothersall, 1967), aber auch auf das Training zu vermehrter Alpha-Aktivität im EEG (Kamiya, 1969) beschrieben. Jedoch wurde die verstärkende Eigenschaft durch ein kontingentes Rückmeldesignal (Rückmeldung der Tonfrequenz oder einer Balkengraphik) dann erreicht, wenn das Signal in die erwünschte Richtung reguliert werden konnte. Eine Vielzahl von Studien belegt seitdem, dass das Erreichen einer erwünschten Körperreaktion im Zusammenhang mit einer kontingenten, gut wahrnehmbaren Rückmeldung dem Konzept einer positiven Verstärkung entspricht.

Die Frage bleibt jedoch noch bestehen, inwieweit autonome Reaktionen direkt oder vermittelt gelernt werden. Aus frühen Studien geht hervor, dass autonome Reaktionen nicht direkt, sondern über erlernte Veränderungen kognitiver oder motorischer Aktivitäten vermittelt werden. So sind es Imaginationen, Kognitionen oder motorische Aktivitäten, die vegetative Funktionen zu verändern vermögen. Obwohl mit dieser «Mediationshypothese» die direkte operante Beeinflussung der Körperfunktion in Frage gestellt wird, lassen sich dennoch Lerneffekte nachweisen, die das operante Modell zumindest teilweise stützen (Kröner & Sachse 1981). So ist es auch möglich, die Wirkung von Verstärkerplänen auf den physiologischen Lernvorgang vorherzusagen und insbesondere den Effekt einer positiven (Rückmeldesignal als positiver Verstärker muss produziert werden) vs. negativen Verstärkung (Rückmeldesignal als Strafreiz muss vermieden werden) zu berechnen (Kropp, 1992). Dies wird nur erreicht, wenn das operante Modell in seinen Bestimmungsgrößen anwendbar ist.

4.2.4
Physiologische Reaktionskontrolle

Die Veränderung der Symptomatik kann durch eine verbesserte physiologische Reaktionskontrolle erfolgen. Dabei kann eine spezifische von der unspezifischen Kontrolle unterschieden werden.

Bei der spezifischen Kontrolle erlangt der Patient durch die Biofeedbackbehandlung eine Fähigkeit zur Selbstkontrolle, die sich spezifisch auf die pathophysiologisch relevante Funktion bezieht (Thompson et al. 1983). So lernt beispielsweise ein Migränepatient, eine Vasokonstriktion des extrakranialen Gefäßsystems herbeizuführen, um einen beginnenden Migräneanfall zu kupieren (Kropp et al. 1997). Diese «phasische Reaktionskontrolle» dient als durch die Biofeedbacktherapie aufgebaute spezifisch einsetzbare Kompetenz, die nur dann hervorgerufen werden muss, wenn sich der Migräneanfall ankündigt.

Die unspezifische physiologische Reaktionskontrolle bezieht sich auf eine allgemeine Veränderung. So lernt der Patient durch Biofeedback, eine allgemein Entspannung im Sinne einer Deaktivierung herbeizuführen (Raczynski et al. 1982). Hier zeigt sich die Nähe zu Modellen, die eine verbesserte Interozeption als Effekt einer Biofeedbackbehandlung beschreiben (Körperwahrnehmungstraining). Damit ist die veränderte somatische Wahrnehmungsfähigkeit gemeint, mit der Störungen bereits unterschwellig wahrgenommen und damit verändert werden können (Kröner-Herwig 1990).

4.2.5
Kognitive Konzepte

Kognitive Erklärungsansätze betonen die Bedeutung willentlicher Kontrolle sowie die Wirkung von Einstellungen und inneren Prozessen im Individuum. Die Biofeedbackanordnung wird hier als eine Möglichkeit des Aufbaus von Selbstkontrolle und -regulation physiologischer Prozesse betrachtet. Dieser Aspekt ist von zentraler Bedeutung, weil Selbstkontrolle über autonom ablaufende physiologische Prozesse erlernbar ist. Selbstkontrolle wiederum kann es ermöglichen, Entgleisungen von Körperfunktionen zu verhindern oder zu beseitigen. Für den Patienten bedeutet dies das Erleben einer gesteigerten Selbsteffizienz und Selbstwirksamkeitserwartung. Damit wird die Annahme einer Person beschrieben, die Umwelt beeinflussen und verändern zu können (Bandura 1977). Im Falle einer Biofeedback-Behandlung lernt die Person, Körperfunktionen und Krankheitssymptome zu beeinflussen, die bis dato als unbeeinflussbar und rigide wahrgenommen wurden.

Diese kognitiven Ansätze basieren u. a. auf experimentelle Untersuchungen von Schwartz & Higgins (1971) oder Bell & Schwartz (1975) die zeigen konnten, dass eigene, spontan erzeugte Gedanken direkt mit spezifischen Änderungen in der somatischen Aktivität verbunden sind. In der Folge konnte nachgewiesen werden, dass kognitive Faktoren allgemein bei Biofeedback-Anwendungen wirksam sind. So benannte Meichenbaum (1976) in seiner kognitiven Theorie der Selbstkontrolle die Wirksamkeit der Gedanken als «kontinuierlichen internen Dialog». Nachfolgende Studien zur Kognition und zu imaginativen Ansätzen im Rahmen von Biofeedbackanwendungen haben jedoch immer wieder die enorme Komplexität der Verbindung zwischen Kognition und Körperreaktion hervorgehoben, die einfache Erklärungen über diese Verbindung verbietet. Insgesamt konnte eindrucksvoll nachgewiesen werden, dass durch Biofeedback die Verbindung zwischen Kognition und Körperreaktion sehr bewusst wahrgenommen wird und damit körpereigene Prozesse durch verbesserte Wahrnehmung (body awareness) effektiv gesteuert werden (Yates 1980).

Im Zusammenhang mit motorischem Lernen und motorischer Kontrolle kommt dem Bewegungsfeedback und der Kenntnis des Resultats (knowledge of results, KR) zentrale Bedeutung zu. «Feedback» bezeichnet hierbei die Gesamtheit der sensorischen (Rück-)Informationen unterschiedlicher sensorischer und perzeptiver Systeme (propriozeptiv, taktil, visuell, auditiv usw.), während «Kenntnis des Resultats (KR)» eine Bewertung von Bewegungsergebnissen in bezug auf einen wie auch immer gesetzten Maßstab darstellt. Es konnte gezeigt werden, dass EMG-Biofeedback eine zusätzliche Quelle der «Kenntnis des Resultats (KR)» darstellt, motorisches Lernen und deren zugrunde liegende elektrische Hirnaktivierung (motorische Bereitschaftspotenziale) optimiert (Niederberger & Gerber, 1999).

Als Wirkprinzipien im kognitiven Ansatz gelten insbesondere die o.a. Selbstwirksamkeitserwartungen nach Bandura (1977), die von Annahmen an die Wirksamkeit des Verfahrens gespeist werden (Bandura 1982). Dabei ist der Therapieerfolg umso größer, je mehr die Person die Erfahrung macht, dass sie selbst die Funktionen kontrollieren kann, denen sie bislang hilflos ausgeliefert war (Rief & Birbaumer, 2006). Eng damit verbunden ist die Behandlungserwartung in Bezug auf die Therapie. Wenn durch den Biofeedback-Behandler vermittelt wird, dass die Behandlungsform wirksam ist, wird der Therapieerfolg bereits am Anfang groß sein. Dies wirkt sich positiv auf den gesamten Therapieverlauf aus. Damit führt die Anwendung von Biofeedback zu signifikanten Einstellungs- und Erwartungsänderungen, die ihrerseits eine bessere Kontrolle über die Störungssymptomatik bewirken (Holroyd et al. 1984). Darin eingeschlossen ist auch die Wirkung einer positiven, angstfreien Therapeut-Patient – Interaktion (Peper & Sandler 1987). Mit Hilfe des Biofeedback-Systems und durch Kommentare des Therapeuten lernt der Patient Körperfunktionen zu kontrollieren.

Damit geht der kognitive Ansatz weit über die bloße technische Intervention heraus. Er impliziert in der Therapietechnik eine besondere Form der Kommunikation und Interaktion zwischen Patient und Therapeut.

4.3
Zusammenfassung

Auch nach 40 Jahren intensiver Biofeedbackforschung lässt sich noch kein allgemein gültiges Modell im Rahmen der theoretischen Konzeption von Biofeedback aufstellen. Biofeedback ist wissenschaftlich fundiert und effektiv in der Anwendung, was durch die Vielzahl wissenschaftlicher Publikationen zum Thema belegt wird. Außerdem wird diese Therapietechnik in zunehmendem Maße in Leitlinien zur Behandlung von Erkrankungen aufgenommen, wodurch der Stellenwert der Evidenzbasierung dieses Behandlungsverfahrens unterstrichen werden kann (Brune et al. 2005).

Gerade neueste Ansätze zum Thema (z. B. fMRI-Feedback, DeCharms et al. 2005), bei denen peripher-physiologische Mechanismen keine Rolle spielen, legen nahe, dass eine schlüssige theoretische Begründung der Wirkung dieser Therapiemethode am ehesten durch die Kombination der vorgenannten Konzepte erreicht wird.

Literatur

Anliker J (1977). Biofeedback from the perspectives of cybernetics and systems Science. In J. Beatty and H. Legewie (eds.), *Biofeedback and behaviour*. Plenum Publishing Corporation, New York, pp. 21–45.

Bandura A (1977). Self-efficacy: toward a unifying theory of behavioural change. *Psychol. Rev,* 84, 151–215.

Bandura A (1982). The self and mechanisms of agency. In J. Suls (ed.), *Psychological perspectives on the self*. Hillsdale, New Jersey: Lawrence Erlbaum Associates, Vol 1, pp. 3–39

Bell IR, Schwartz GE (1975). Voluntary control and reactivity of human heart rate. *Psychophysiology,* 12: 339–348.

Brener J, Hothersall D (1967). Paced respiration and heart rate control. *Psychophysiology,* 4, 1–6.

Brune K, Diener HC, Evers S, Fritsche G, Kropp P, Limmroth V, May, A, Pfaffenrath V, Straube A (2005) Leitlinien Therapie der Migräneattacke und Migräneprophylaxe. In: HC. Diener, N. Putzki, P. Berlit (Eds.): *Leitlinien für Diagnostik und Therapie in der Neurologie*. Stuttgart: Thieme, S. 494–508

DeCharms RD, Maeda F, Glover GH, Ludlow D, Pauly JM, Soneji D, Gabrieli JD, Mackey SC (2005). Control over brain activation and pain learned by using real-time functional MRI. *Proc Natl Acad Sci U S A*, 102(51), 18626–18631.

DiCara LV, Miller NE (1968). Changes in heart rate instrumentally learned by curarized rats as avoidance responses. *Journal of Comparative and Physiological Psychology,*65, 8–12.

Holroyd KA, Penzien DB, Hursey KG, Tobin DL, Rogers L, Holm JE, Marcille OJ, Hall JR, Chila AG (1984). Change mechanisms in EMG-biofeedback training: Cognitive changes underlying improvements in tension headache. *J Consult Clin Psychol*,56, 218–223.

Kamiya J (1969). Operant control of the EEG alpha rhythm and some of its reported effects on consciousness. In: CT Tart (ed.), *Altered States of Consciousness: a book of readings*. New York, Wiley, pp. 507–517.

Kröner B, Sachse R (1981). *Biofeedbacktherapie. Klinische Studien, Anwendung in der Praxis*. Stuttgart: Kohlhammer.

Kröner-Herwig B (1990). Biofeedback. In: HD Basler, C. Franz, B. Kröner-Herwig, HP Rehfisch, H. Seemann (eds.): *Psychologische Schmerztherapie*. Berlin: Springer Verlag.

Kropp P (1992). *Experimentelle Untersuchungen zum motorischen Lernen: Empirische Untersuchungen zur operanten Konditionierung von motorischen Einheiten und die Beeinflussung des Lernvorgangs durch Übungspausen*. Berlin: Peter Lang.

Kropp P, Gerber WD, Keinath-Specht A, Kopal T, Niederberger U (1997) Behavioral treatment in migraine. Cognitive-behavioral therapy and blood-volume-pulse biofeedback: A cross-over study with a two-year follow-up. *Funct Neurol*, 12, 17–24.

Kroymann R (2006). Angststörungen. In W. Rief, N. Birbaumer (Eds.). *Biofeedback. Grundlagen, Indikationen, Kommunikation, praktisches Vorgehen in der Therapie*. Stuttgart: Schattauer, 2. Auflage, pp. 97–129.

Legewie H, Nusselt W (1975). *Biofeedbacktherapie. Fortschritte in der klinischen Psychologie 6*. München: Urban & Schwarzenberg.

Meichenbaum D (1976). Cognitive factors in biofeedback therapy. *Biofeedback and Self-Regulation*, 1, 201–216.

Miller NE, Dworkin B (1974). Visceral learning: Recent difficulties with curarized rats and significant problems for human research. In PA Obrist (ed.), *Cardiovascular psychophysiology*. Chicago: Aldine, pp: 312–331.

Mulholland T (1979). Experiments and control systems: an analogy. In: N Birbaumer, HD Kimmel (eds.). *Biofeedback and self-regulation*. Hillsdale, New Jersey: Lawrence Erlbaum Associates, pp. 5–17.

Niederberger U, Gerber WD (1999). Human cerebral potentials during motor training under different forms of sensory feedback. *Journal of Psychophysiology*, 13, 234–244.

Peper E, Sandler LS (1987). The meta-communications underlying biofeedback. *Clin Biofeedback Health*, 10, 37–42.

Raczynski JM, Thompson JK, Sturgis ET (1982). An evaluation of biofeedback assessment and training paradigms. *Clin Psychol Rev*, 2, 337–348.

Ray WJ, Raczynski JN, Rogers T, Kimball WH (1979). *Evaluation of Clinical Biofeedback*. New York: Plenum Press.

Rief W, Birbaumer N (2006). *Biofeedback. Grundlagen, Indikationen, Kommunikation, praktisches Vorgehen in der Therapie*. Stuttgart: Schattauer, 2. Auflage.

Schwartz GE, Higgins JD (1971). Cardiac activity preparatory to overt and covert behavior. *Science*, 173, 1144–1146.

Snyder C, Noble M (1967). Operant conditioning of vasoconstriction. *J Exp. Psychol*, 77, 263–268.

Thompson JK, Raczynski JM, Haber JD, Sturgis ET (1983). The control issue in biofeedback training. *Biofeedback Self Regul*, 8, 153–164.

Weiner N (1948). *Cybernetics: Or control and communication in the animal and the machine*. John Wiley & Sons, New York.

Yates AJ (1980). *Biofeedback and the Modification of Behavior*. New York: Plenum Press.

Teil 2
Anwendungsbereiche bei Erwachsenen und ihre Wirksamkeit

5 Affektive Störungen

Stephanie Bley, Franziska Einsle & Michael Mück-Weymann

5.1 Störungsbild

Depressionen gehören zu den häufigsten psychischen Störungen in der Allgemeinbevölkerung. Das Lebenszeitrisiko an einer Depression zu erkranken, liegt in der Normalbevölkerung zwischen 5 und 25 % (Frauen 10 bis 25 % und Männer 5 bis 12 %). Die Punktprävalenz für die Normalbevölkerung liegt für Frauen zwischen 5 und 9 % und für Männer zwischen 2 und 3 %. Frauen haben demnach ein zweimal höheres Risiko an Depressionen zu erkranken (Saß, Wittchen & Zaudig, 2001; Comer, 2001).

Depressionen werden sowohl in der ICD-10 als auch im DSM-IV den affektiven Störungen zugeordnet. Es wird danach unterschieden, ob es sich um eine erstmalig auftretende oder rezidivierende depressive Störung handelt. In der ICD-10 wird für die Hauptgruppe affektiver Störungen der Begriff «Depressive Episode» und im DSM-IV der Begriff «Major Depression» verwendet. Die diagnostischen Kriterien sind im Kasten dargestellt (Hautzinger, 2000). Depressionen variieren im Schweregrad (leicht, mittelschwer und schwer), äußern sich individuell verschieden und betreffen Kognition, Emotion, Motivation, Verhalten und/oder Somatik.

Diagnostik depressiver Symptome

Depressionen können mit Hilfe semistrukturierter und strukturierter Interviews diagnostiziert werden. Gebräuchliche aber zeitaufwändigere Methoden sind das DIPS (Diagnostisches Interview bei psychischen Störungen; Schneider & Margraf, 2006), Mini-DIPS (Margraf, 1994) sowie das SKID-I (Strukturiertes klinisches Interview für DSM-IV – Psychische Störungen; Wittchen et al., 1997).

Häufig werden Screeningfragebögen zur Messung von Depressivität eingesetzt, da diese Verfahren sowohl zeitlich als auch finanziell ökonomischer sind. Depressive

Kasten 1: ICD-10 Diagnostische Kriterien der «Depressiven Episode» (nach Hautzinger, 2000)

> Fünf oder mehr der unter 1. und 2. genannten Symptome müssen andauernd vorhanden sein und zu einer Einschränkung der Leistungsfähigkeit und des Funktionsniveaus führen.
>
> 1. Depressive Stimmung oder Verlust an Interesse oder Freude,
> 2. Verminderte Konzentration und Aufmerksamkeit,
>   vermindertes Selbstwertgefühl und Selbstvertrauen,
>   Schuldgefühle und Gefühle der Wertlosigkeit,
>   negative und pessimistische Zukunftsperspektiven,
>   Schlafstörungen, Früherwachen, Morgentief,
>   Tagesschwankungen der Symptome,
>   psychomotorische Hemmung oder Unruhe,
>   verminderter Appetit, Gewichtsverlust,
>   Libidoverlust, sexuelle Interesselosigkeit,
>   mangelnde/fehlende Reagibilität auf Erfreuliches,
>   Gedanken über oder erfolgte Selbstverletzungen.
> 3. Mindestdauer zwei Wochen.
> 4. Ergänzend kann das vorherrschende Krankheitsbild durch die Beurteilung des Schweregrades (leicht, mittel, schwer), des Vorhandenseins psychotischer oder somatischer Symptome, von Melancholie, von rezidivierenden, chronischen oder saisonal abhängigen Verläufen beschrieben werden.
> 5. Die Beschwerden werden nicht durch eine körperliche Erkrankung oder den Gebrauch von Suchtmitteln bedingt.
> 6. Bipolare affektive Störungen und Zyklothymia sind ebenso abzugrenzen wie Trauerreaktionen, auch wenn die depressiven Episoden dabei ein identisches Bild zeigen.

Symptome werden auch bei körperlichen oder anderen psychischen Erkrankungen (z. B. Schmerz, Herzerkrankungen, Asthma, Diabetes und Alkoholismus) als komorbide Beeinträchtigung analysiert. Dieses Vorgehen bietet die Möglichkeit sowohl die durch depressive Symptome stark belasteten Personen zu identifizieren und einer geeigneten Behandlung zuzuführen als auch die Effektivität von Interventionen zu beurteilen. Das am häufigsten verwendete Selbstbeurteilungsinstrument ist das Beck Depressionsinventar (BDI, Beck et al., 1961; BDI-II, Beck et al., 1996). Das BDI ist ein reliables und valides Instrument zur Messung von Depressivität und hat sich auch in der Forschung bewährt. Weitere Instrumente, die in den hier betrachteten Studien verwendet wurden, sind das Zung Depression Inventory (Zung, 1965), das POMS – Profile of Mood States Manual (McNair, Lorr & Droppelman, 1971), die CES-D – Center for Epidemiologic Studies Depression Scale (Radloff, 1977), die SCL-90R – Symptom Checkliste 90R (Derogatis, 1975), die HADS – Hospital Anxiety and Depression Scale (Zigmond & Snaith, 1983), die HAM-D – Hamilton Depression Scale

(Hamilton, 1960) sowie die RADI – Reynolds Adolescent Depression Scale (Reynolds, 1987). In einer Studie wird ein Fremdrating zur Beurteilung der Depression und damit assoziierter Probleme eingesetzt, die CHIP-Checklist for Interpersonal Pain Behaviour (Vlayen et al., 1990).

5.2
Therapierational

Zur Behandlung von Depressionen gibt es sowohl medikamentöse als auch psychotherapeutische Ansätze, die sehr häufig kombiniert verwendet werden. Zur medikamentösen Behandlung werden u. a. trizyklische Antidepressiva, SSRIs (Selektive Serotoninwiederaufnahme-Hemmer) und MAO (Monoaminoxidase)-Hemmer eingesetzt. Psychotherapeutische Methoden finden im Rahmen von psychodynamischen und kognitiven Behandlungen oder Verhaltenstherapien ihre Anwendung. Bestandteile der kognitiven und verhaltenstherapeutischen Interventionen sind die Steigerung der Aktivitätsrate, Förderung angenehmer Aktivitäten, Aufbau sozialer Kompetenz, kognitive Umstrukturierung automatischer Gedanken und Einstellungen (Hautzinger, 2000). Diese Ziele können durch den Einsatz von Biofeedbacktechniken (Mück-Weymann et al., 1996; Rief & Birbaumer, 2006) unterstützt werden. Dabei dienen Biofeedbacktechniken der Verbesserung der Selbstwirksamkeit, der Veränderung kognitiver Überzeugungen, dem Aufbau einer positiven therapeutischen Beziehung mit hoher Compliance und der Förderung der Eigenaktivität des Patienten (Rief & Birbaumer, 2006). Darüber hinaus führt das Biofeedback zur Wahrnehmung von Entspannung und damit zu positiveren Körperwahrnehmungen, die bei depressiven Patienten oft gestört sind (Mück-Weymann, 2005).

5.3
Evidenzbasierung

Es gibt zwei ältere Studien (Watson & Herder, 1980; Klee & Meyer, 1981), die sich mit Biofeedback (BF) und dem isolierten Vorliegen einer Depression beschäftigt haben. Beide Studien weisen aber große methodische Einschränkungen auf und bleiben hier unberücksichtigt. Die Forschergruppe um Lehrer (Karavidas et al., 2007) veröffentlichte im Jahr 2007 eine Untersuchung zu Major Depression und Biofeedback. Die Mehrheit der nachfolgend dargestellten Studien und methodisch als valide eingeschätzten Untersuchungen beschäftigen sich mit der Anwendung von Biofeedbacktechniken bei verschiedenen Störungen mit depressiver Komorbidität. Es werden Studien zu Schmerz, Herzerkrankungen, Diabetes, Asthma, Diabetes und Alkoholismus vorgestellt. Dies ist umso relevanter, da viele Patienten mit Depression nicht wegen psychischer Probleme Behandlungen aufsuchen, sondern sich wegen mit der Depression verbundenen somatischen Beschwerden an Ärzte oder auch Psychotherapeuten wenden.

Die Tabelle 1 bietet eine Übersicht über die dargestellten Publikationen und enthält Informationen zu Kontrollgruppendesign, Randomisierung, Stichprobencharakteristika und den Studienergebnissen.

Biofeedback und Major Depression

Karavidas, Lehrer, Vaschillo et al. (2007) untersuchten die Wirkung von Biofeedback (HRV) bei der Erstdiagnose einer majoren Depression. Sie stellten ihre Untersuchungsergebnisse im Rahmen einer Pilotstudie vor, wobei auf ein kontrolliertes, randomisiertes Design verzichtet wurde. Die Ergebnisse deuten auf eine erfolgreiche Behandlung mit Biofeedback hin. Die depressive Symptomatik der Patienten verbesserte sich von Sitzung 1 zu Sitzung 10 signifikant.

Biofeedback bei Schmerz und Depressivität komorbid

Die dargestellten Biofeedbackstudien, die neben spezifischen Veränderungen störungsspezifischer Symptomatik auch depressive Symptome evaluiert haben, beschäftigen sich mit temporomandibulären Schmerzen, Kopf- und Rückenschmerzen sowie Schmerzen der oberen Extremitäten (Arm, Hand, Schulter).

Bei Patienten mit Kopfschmerzen wird vorrangig auf thermales und muskuläres Biofeedback zurückgegriffen. Bei **Vasudeva et al. (2003)** reduzierte sich bei Migränepatienten (thermales BF) im Gegensatz zur Kontrollgruppe die selbstberichtete Depressivität signifikant. Auch bei **Blanchard, Andrasik, Appelbaum et al. (1986)** zeigten die mit Biofeedback behandelten Patienten mit Migräne (thermales BF), Spannungskopfschmerz (EMG, Elektromyografie-BF) sowie Migräne und Spannungskopfschmerz gemischt (thermales BF) im Vergleich zur Wartelistengruppe drei Monate nach Behandlungsabschluss signifikant geringere Depressionswerte. Da die Depressionsausgangswerte der Gruppen unterschiedlich waren, wurden die Daten vergleichbar gemacht. Die Behandelten blieben dennoch erfolgreicher als die Warteliste.

Spence, Sharpe, Newton-John und Champion (1995) untersuchten die Wirksamkeit von muskulärem Biofeedback bei Patienten mit Schmerzen in den oberen Extremitäten. Zwischen den Behandlungsgruppen (Biofeedback, Entspannung, Biofeedback und Entspannung) gab es nach der Intervention keine Unterschiede in den Depressionswerten, aber bei allen reduzierten sich die Depressionswerte signifikant. Die Wartelistengruppe zeigte keine signifikanten Veränderungen. Bei allen drei Interventionsgruppen hielt die Reduktion der Werte sechs Monate an.

Patienten mit temporomandibulären Störungen (**Turk, Zaki & Rudy, 1993**) wurden mit einer von drei Interventionen (Aufbissschiene, muskuläres Biofeedback mit Entspannung sowie die Kombination der beiden Interventionen) behandelt und mit einer Warteliste verglichen. Im Gegensatz zur Wartelistengruppe verbesserten sich die Depressionswerte in den drei Interventionsgruppen signifikant, wobei sich zwischen diesen drei Gruppen keine signifikanten Unterschiede fanden.

Gatchel et al. (2006) behandelten Patienten mit temopromandibulären Schmerzen mit einer kombinierten Intervention aus Biofeedback (muskulär und thermal) und kognitiv-behavioralen Skillstraining und verglichen diese mit Patienten auf einer Warteliste. Die Probanden der Interventionsgruppe reduzierten ihre depressive Symptomatik vom Aufnahmezeitpunkt bis zur Ein-Jahres-Katamnese im Gegensatz zur Kontrollgruppe signifikant. Patienten der Warteliste hatten ein größeres Risiko in der Ein-Jahres-Katamnese eine weitere Achse-I Störung nach DSM-IV zu entwickeln.

Zwei Studien untersuchten die komorbide Depressivität bei Patienten mit Rückenschmerzen. **Newton-John, Spence und Schotte (1995)** verglichen muskuläres Biofeedback und kognitive Verhaltenstherapie mit einer Warteliste. Auch hier fanden sich zwischen beiden Interventionsgruppen keine signifikanten Unterschiede, aber bei beiden reduzierten sich die Depressionswerte signifikant. Sechs Monate später zeigte sich in den Interventionsgruppen nochmals eine signifikante Reduktion der Werte, während es in der Warteliste keine Veränderungen gab.

In der Studie von **Vlaeyen et al. (1995)** wurden drei Interventionen analysiert: Eine operante Behandlung zur Stärkung des Gesundheitsverhaltens, EMG-Biofeedback und Entspannung sowie eine kognitive Behandlung, die die Schmerzwahrnehmung beeinflussen soll. In dieser Untersuchung wurden Depressionswerte durch Fremd- und Selbstrating erhoben. Im Fremdrating zeigte sich für alle drei Behandlungsgruppen eine signifikante Reduktion der Depressionswerte im Gegensatz zu einer Warteliste. Im Selbstrating gab es keine signifikanten Unterschiede. Dies könnte daran liegen, dass die Depressionswerte bei der Selbstmessung einen sehr geringen Anfangswert zeigten und somit kein Spielraum für Veränderungen blieb.

Zusammenfassung: Insgesamt zeigt sich, dass bei Vorliegen einer depressiven Komorbidität eine Behandlung der Schmerzpatienten mittels Biofeedback wirksam ist. Hierbei sind die überprüften Biofeedbacktechniken auch im Follow-up genauso wirksam wie andere etablierte medizinische und psychotherapeutische Methoden.

Biofeedback bei Herzerkrankung und Depressivität komorbid

Eine relativ neue Biofeedbackmethode ist das RSA- bzw. HRV-Biofeedback (RSA – respiratorische Sinusarrhythmie; HRV – Herzratenvariabilität), bei der durch geeignete Atemtechniken eine verstärkte Modulation der physiologischen Herzfrequenzschwankungen, insbesondere RSA generiert wird. Eine RSA-Zunahme wird mit einer Parasympathikusdominanz assoziiert. Da psychophysiologische Modelle die Depression auch als «chronische Stresserkrankung» bzw. als «autonome Funktionsstörung» konzeptionalisieren, sind vom RSA-Biofeedback durchaus günstige Effekte auf depressive Symptome zu erwarten.

In der Studie von **Nolan et al. (2005)** wurden Patienten mit koronaren Herzerkrankungen untersucht, die entweder einer aktiven Kontrollintervention (Stressmanagement, autogenes Training) oder einer Biofeedbackbedingung (Stressmanagement, autogenes Training sowie HRV-Biofeedback) zugewiesen wurden. Beide Gruppen reduzierten ihre Depressionswerte zwar signifikant, jedoch war nur in der Biofeedbackbedingung ein Zusammenhang zwischen der reduzierten Depression und der erhöhten vagalen Herzratenmodulation zu beobachten. Da eine Reduktion der HRV bei Herz- oder Diabetespatienten als Risikoindikator gilt, sollte in Langzeitbeobachtungen untersucht werden, ob durch HRV-Biofeedback eine Prognoseverbesserung bezüglich der kardialen Erkrankung zu erreichen ist (Stys & Stys, 1998; Pagani, 2000).

Zusammenfassung: Bezüglich der Depressionsreduktion waren Biofeedback und Vergleichsintervention in einer kontrollierten Studie gleichermaßen erfolgreich. Möglicherweise bedeutet die nur in der Biofeedbackgruppe beobachtete Steigerung des Vagotonus einen nachhaltigen «Herzschutz» und damit ein speziell durch diese verhaltensmedizinische Intervention zu erreichendes Benefit für Herzpatienten.

Biofeedback bei Asthma und Depressivität komorbid

Kern-Buell, McGrady, Conran und Nelson (2000) untersuchten Patienten mit Asthma bronchiale auch hinsichtlich depressiver Befindlichkeit. Sie verglichen eine Intervention aus EMG-Biofeedback und Entspannung mit einer Warteliste. Die Stichprobe bestand sowohl aus Erwachsenen und Jugendlichen, deren Depressivität mit BDI und RADI eingeschätzt wurden. Es konnten keine Veränderungen für die Experimental- und Kontrollgruppe zu den beiden Messzeitpunkten nachgewiesen werden. Allerdings waren die Depressivitätswerte zu Studienbeginn im Normalbereich, was die Veränderungsmöglichkeiten stark einschränkt.

Lehrer, Hochron, McCann und Reba (1986) untersuchten ebenfalls Erwachsene, die an Asthma litten. Die Biofeedbackbedingung (EMG) wurde mit Entspannungstechniken und systematischer Desensibilisierung angstauslösender Situationen kombiniert. Die Kontrollgruppe wurde mit Placebotechniken («falsches EMG») behandelt. Der Rückgang der prä- zu post-Depressionswerte war in der Experimentalgruppe signifikant größer als in der Kontrollgruppe.

Zusammenfassung: Bei Patienten mit Asthma bronchiale sind die Forschungsergebnisse bezüglich der Wirkung des Biofeedbacks auf eine depressive Begleitsymptomatik uneinheitlich. In der Studie mit auffälligen Werten vor Therapiebeginn zeigten sich allerdings Verbesserungen (Lehrer et al., 1986).

Biofeedback bei Diabetes und Depressivität komorbid

McGrady und Horner (1999) sowie McGinnis, McGrady, Cox und Grower-Dowling (2005) untersuchten die Wirkung von Biofeedbackverfahren bei Patienten mit Diabetes mellitus. Beide Studien verwendeten thermale oder muskuläre Biofeedbackmethoden kombiniert mit Entspannung. Verglichen wurden diese Interventionen jeweils mit einer Kontrollgruppe, die entweder ohne weitere Intervention die Blutglukose messen sollte (McGrady & Horner, 1999) oder – in der anderen Untersuchung – eine Diabetesedukation (McGinnis et al., 2005) erhielt.

In der Studie von **McGrady und Horner (1999)** zeigten sich keine unterschiedlichen Effekte hinsichtlich der Depressionswerte zwischen Biofeedback und der Blutglukosemessungs-Kontrollgruppe.

Bei **McGinnis et al. (2005)** verbesserten sich die Depressionswerte sowohl in der Biofeedback- als auch in der Edukationsgruppe.

Zusammenfassung: Bei Patienten mit Diabetes mellitus sind die Forschungsergebnisse bezüglich des Biofeedbacks ebenfalls uneinheitlich. Da eine Reduktion der Herzratenvariabilität (HRV) bei Diabetes- wie auch bei Herzpatienten als Risikoindikator gilt und die HRV auch bei Depressiven reduziert sein kann (Mück-Weymann, 2002; Siepmann et al., 2005), erscheinen hier insbesondere kontrollierte HRV-Biofeedbackstudien als besonders aussichtsreich. Möglicherweise könnte HRV-Biofeedback und die damit verknüpfte Steigerung des kardialen Vagotonus zur Prognoseverbesserung bei Patienten mit diabetischer Neuropathie beitragen. Bislang gibt es jedoch noch keine kontrollierten Studien zu HRV-Biofeedback und Diabetes mellitus.

Biofeedback bei Alkoholismus und Depressivität komorbid

Eine Studie von **Peniston und Kulkosky (1989)** untersuchte bei schwer alkoholkranken Patienten die Wirksamkeit von Biofeedbackinterventionen (EEG-BF, Elektro-Enzephalographie-Biofeedback) sowie konservativer therapeutischer Sitzungen. Als weitere Vergleichsgruppe diente eine Nicht-Alkoholiker-Kontrollgruppe. EEG-Biofeedback ist eine Methode, die das Feedback der elektrischen Gehirnaktivität nutzt, um «erwünschte Gehirnwellenmuster» durch operantes Konditionieren günstig zu beeinflussen. So können beispielsweise langsamere EEG-Muster (oft assoziiert mit Schläfrigkeit oder Unachtsamkeit) zu Gunsten schnellerer Muster abtrainiert werden. In den letzten Jahren gewinnt auch das Training langsamer kortikaler Potenziale (slow cortical potentials, SCP) an Bedeutung. Beide Gruppen mit alkoholkranken Patienten hatten zum ersten Messzeitpunkt höhere Depressionswerte als die Kontrollgruppe. Dabei reduzierten sich in der Biofeedbackgruppe die Depressionswerte zwischen den zwei Messzeitpunkten (prä versus post) signifikant.

Zusammenfassung: Die bisher einzige Studie zur Veränderung komorbider depressiver Symptome bei Alkoholismus zeigt eine Überlegenheit dieser Methode gegenüber

Tabelle 1: Studien zur Wirkung von Biofeedback auf Depressive Symptomatik (dargestellt sind Art der Therapie, Depressivitätswerte aus Fragebögen mit Mittelwerten/Standardabweichungen)

Störungs-bild	Autoren	Jahr	Instrument	KG/R	Geschlecht Männer/Frauen	Alter in Jahren	Sitzungen	Probandenzahl	Gruppen
Majore Depression	Karavidas, Lehrer, Vaschillo, Vaschillo, Marin, Byske, Malinovsky, Radvanski, Hassett	2007	SCID, HAM-D, BDI II	nein/nein	4/7	45 +/- 10,8 (25-58)	10x60 min	11	HRV-Biofeedback
									BDI II Gesamtwer
									BDI II Kognitiv Subskal
									BDI II Neurovegeta tive Subskal
									Hamilto Gesamtwer
Migräne	Vasudeva, Claggett, Tietjen, McGrady	2003	BDI	ja/ja	3/17	38 (20-53)	12x50 min	20	Biofeedback (EMG, thermal)
					2/18	39 (25-57)		20	Kontrolle
Spannungskopfschmerz und Migräne	Blanchard, Andrasik, Appelbaum, Evans, Myers, Barron	1986	BDI	ja/unklar	9/12	39,1 (21-57)	12	21	Biofeedback (EMG, frontal) bei Spannungskopfschmerz – Erfolgreich[1]
							12		Biofeedback (EMG, frontal) bei Spannungskopfschmerz – Erfolglos
					nicht benannt				Warteliste
					6,18	36,9 (20-60)	12	24	Biofeedback (thermal) bei Migräne – Erfolgreich[1]
							12		Biofeedback (thermal) bei Migräne – Erfolglos[1]
					nicht benannt				Warteliste
					6/21	37,8 (25-65)	12	27	Biofeedback (thermal) bei Migräne und Spannungskopfschmerz gemischt – Erfolgreich[1]
							12		Biofeedback (thermal) bei Migräne und Spannungskopfschmerz gemischt – Erfolglos[1]
					nicht benannt				Warteliste

5. Affektive Störungen | 61

. Messzeitpunkt M und SD	2. Messzeitpunkt M und SD	3. Messzeitpunkt M und SD	4. Messzeitpunkt M und SD	Signifikanz
itzung 1	Sitzung 4-Sitzung 1	Sitzung 7-Sitzung 1	Sitzung 10-Sitzung 1	
6,11 +/- 3,43	-9,11 +/- 2,25	-8,67 +/- 2,25	-10,25 +/- 2,45	$p < .001$
9,56 +/- 1,65	-2,56 +/- 0,72	-2,47 +/- 0,75	-3,40 +/- 0,79	$p < .001$
7,89 +/- 1,30	-3,44 +/- 0,90	-2,76 +/- 0,94	-3,42 +/- 0,98	$p < .01$
9,89 +/- 1,45	-8,89 +/- 1,44	-10,89 +/- 1,44	-11,09 +/- 1,57	$p < .0001$ $d = 3,6$
9,8 +/- 5,6	4,3 +/- 4,5	–	–	$p = .039$
0,5 +/- 9,9	8,9 +/- 11,8	–	–	n. s.
1^2	3^2	–	–	$p < .001$
0^2	5^2	–	–	$p < .001$
6^2	7^2	–	–	n. s.
0^2	6^2	–	–	$p < .001$
$5,5^2$	$4,5^2$	–	–	$p < .001$
7^2	$6,5^2$	–	–	n. s.
0^2	6^2	–	–	$p < .001$
8^2	6^2	–	–	$p < .001$
7^2	7^2	–	–	n. s.

Störungs-bild	Autoren	Jahr	Instrument	KG/R	Geschlecht Männer/Frauen	Alter in Jahren	Sitzungen	Probandenzahl	Gruppen
Schmerzen in den oberen Extremitäten	Spence, Sharpe, Newton-John, Champion	1995	BDI	ja/ja	91 % Frauen	43,27 ± 9,40	8 x 90 min	12	Entspannung
					83 % Frauen	43,41 ± 6,52	8 x 90 min	12	Biofeedback (EMG)
					73 % Frauen	40,0 ± 6,57	8 x 90 min	12	Entspannung, Biofeedback
					91 % Frauen	41,55 ± 9,21		12	Warteliste
					Untersuchung besteht aus 2 Studien, in Studie 2 wurde zusätzlich die Kombinationstherapie mit Messung der Depressivität mittels BDI aufgenommen				
Temporomandibuläre Störung	Turk, Zaki, Rudy	1993	CES-D, BDI	ja/ja			6 x zum Zahnarzt	30	Aufbissschiene (CES-D)
					82 % Frauen	34,1 ± 8,4 (18–55)	6 x 60 min	30	Biofeedback, Stressmanagement (CES-D)
								20	Warteliste (CES-D)
					83 % Frauen	33,6 ± 8,9	6 x 60 min	29	Aufbissschiene, Biofeedback, Stressmanagement (BDI)
Temporomandibuläre Störung	Gatchel, Wright, Stowell, Wildenstein, Riggs, Ellis	2006	SCID, BDI II	ja/ja	20/81 in %	37,76 (18–61,45)		101 Dropout 10	
					21,4/78,6	36,70 ± 11,47	6 x 60 min	46	Biofeedback (EMG, thermal) und Kognitiv-Behavioral Skillstraining (CBT)
					17,8/82,2	39,08 ± 11,17		45	Warteliste
					ebenso	ebenso	6 x 60 min	46	Biofeedback (EMG, thermal) und Kognitiv-Behavioral Skillstraining (CBT)
								45	Warteliste

5. Affektive Störungen

1. Messzeitpunkt M und SD	2. Messzeitpunkt M und SD	3. Messzeitpunkt M und SD	4. Messzeitpunkt M und SD	Signifikanz
Daten Prä und Post vorhanden/ Prä, Post und Follow up vorhanden	Daten Prä und Post vorhanden/ Prä, Post und Follow up vorhanden	*6 Monate*	–	Zeiteffekt/ *Prä zu Follow up*
4,55 ± 10,47/*17,28 ± 12,20*	8,55 ± 5,77/*9,86 ± 6,59*	*14,14 ± 12,48*	–	$p < .05$/*$p < .01$*
6,17 ± 9,64/*15,55 ± 9,85*	14,08 ± 9,11/*13,73 ± 9,46*	*13,18 ± 10,16*	–	$p < .05$/*$p < .01$*
5,36 ± 9,27/*16,00 ± 10,21*	13,55 ± 9,90/*14,00 ± 11,01*	*12,67 ± 9,73*	–	$p < .05$/*$p < .01$*
1,64 ± 3,50	13,00 ± 5,24	–	–	n. s.
		6 Monate	–	Veränderung prä zur Post
8,4 ± 11,0	11,5 ± 6,4	16,3 ± 9,5	–	$p < .001$
5,6 ± 8,7	11,4 ± 6,9	10,8 ± 5,4	–	$p < .001$
5,2 ± 8,2	15,4 ± 0,7	–	–	n. s.
1,0 ± 5,6	5,9 ± 5,2	5,8 ± 5,0	–	$p < .001$
Prä	Follow up 1 Jahr	–	–	
BDI II	BDI II	–	–	Zwischen den Gruppen zu Follow up
9,52 ± 9,95	5,27 ± 6,98	–	–	$p < .05$
3,71 ± 6,82	7,98 ± 9,00	–	–	
SCID	SCID	–	–	
Prävelenz der Achse 1 Störungen DSM-IV im 1 Jahres Follow up; Patienten der Warteliste hatten signifikant mehr Achse 1 Störungen als die Interventionsgruppe OR = 7,32; 95 %-Konfidenzintervall 3,02–17,75		–	–	
		–	–	

einer konservativen Therapie. Allerdings fehlt hier zur abschließenden Beurteilung eine Replikation der Ergebnisse.

5.4 Zusammenfassende Bewertung

Von der Wirksamkeit der Biofeedbackmethoden zur Beeinflussung depressiver Symptome bei Schmerzpatienten ist anhand der vorliegenden validen Studien auszugehen. Diese wurde auch in den Katamnesen (von mindestens sechs Monaten) in drei Studien dokumentiert. Erste positive Ergebnisse zeigen eine Reduktion von komorbider Depressivität auch für Patienten mit Alkoholismus und koronaren Herzerkrankungen. Bei Patienten mit Asthma bronchiale und Diabetes mellitus sind die wenigen Forschungsergebnisse bezüglich komorbider Depressivität derzeit uneinheitlich.

Literatur

[1] berücksichtigte kontrollierte Studien;
[2] Meta-Analysen;
[3] Studien ohne Kontrollgruppendesign

Beck, A. T., Ward, C. H., Mendelson, M., Mock, J. & Erbaugh, J. (1961). An inventory for measuring depression. *Archives of General Psychiatry*, 4, 561–571.

Beck, A. T., Steer, R. A. & Brown, G. K. (1996). *Manual for Beck Depression Inventory II*. San Antonio, TX: Psychological Corporation.

[1] Blanchard, E. B., Andrasik, F., Appelbaum, K. A., Evans, D. D., Myers, P. & Barron, K. D. (1986). Three studies of the psychologic changes in chronic headache patients associated with biofeedback and relaxation therapies. *Psychosomatic Medicine*, 48 (1–2), 73–83.

Comer, R. J. (2001). Kapitel 7 – Affektive Störungen. In R. J. Comer (Hrsg.), *Klinische Psychologie* (S. 173 ff.). Heidelberg: Spektrum – Akademischer Verlag.

Comer, R. J. (2001). Kapitel 8 – Die Therapie der affektiven Störungen. In R. J. Comer (Hrsg.), *Klinische Psychologie* (S. 201 ff.). Heidelberg: Spektrum – Akademischer Verlag.

Derogatis, L. R. (1975). *SCL-90R*. Baltimoore: Clinical Psychometrics.

Dilling, H., Mombour, W. & Schmidt, M. H. (Hrsg.). (2000). *Weltgesundheitsorganisation – Internationale Klassifikation psychischer Störungen. ICD-10 Kapitel V (F) – Klinisch-diagnostische Leitlinien* (4. korrigierte und ergänzte Auflage) (Seiten 139–148). Bern: Verlag Hans Huber.

[1] Gatchel, R. M., Wright Stowell, A., Wildenstein, L., Riggs, R. & Ellis, E. (2006). Efficacy of an early intervention for patients with acute temporomandibular disorder-related pain. *Journal of American Dental Association*, 137, 339–347.

Hamilton, M. (1960). A rating scale for depression. *Journal of Neurological Neurosurgery in Psychiatry*, 23, 56–62.

Hautzinger, M. (2000). Kapitel 7 – Depression. In J. Margraf (Hrsg.), *Lehrbuch der Verhaltenstherapie*. Bd 2: Störungen, Glossar (2. Auflage), (Seiten 123–135). Berlin: Springer.

[3] Karavidas, M., Lehrer, P. M., Vaschillo, E., Vaschillo, B., Marin, H., Buyske, S., Malinovsky, I., Radvanski, D. & Hassett, A. (2007). Preliminary results of an open label study of heart rate variability biofeedback for the treatment of major depression. *Applied Psychophysiology and Biofeedback*, 32, 19–30.

[1] Kern-Buell, C. L., McGrady, A., Conran, P. B. & Nelson, L. A. (2000). Asthma severity, psychophysiological indicators of arousal, and immune function in asthma patients undergoing biofeedback-assisted relaxation. *Applied Psychophysiology and Biofeedback*, 25 (2), 79–91.

[1] Klee, S. & Meyer, R. G. (1981). Alleviation of performance deficits of depression through thermal biofeedback training. *Journal of Clinical Psychology*, 37 (3), 515–518.

[1] Lehrer, P. M., Hochron, S. M., McCann, B. & Reba, P. (1986). Relaxation decreases large-airway but not small-airway asthma. *Journal of Psychosomatic Research*, 30 (1), 12–25.

Margraf, J. (1994). Mini-DIPS. *Diagnostisches Kurz-Interview bei psychischen Störungen*. Berlin: Springer.

[1] McGinnis, R. A., McGrady, A., Cox, S. A. & Grower-Dowling, K. A. (2005). Biofeedback-assisted relaxation in type 2 diabetes. *Diabetes Care*, 28 (9), 2145–2149.

[1] McGrady, A. & Horner, J. (1999). Role of mood in outcome of biofeedback assisted relaxation therapy in insulin dependent diabetes mellitus. *Applied Psychophysiology and Biofeedback*, 24 (1), 79–88.

McNair, D. M., Lorr, M., Droppleman, L. F. (1971). *Profile of mood states manual*. San Diego: Educational and Industrial Testing Service.

Mück-Weymann, M., Loew, T. & Hager, D. (1996). Multiparametrisches Bio-Monitoring mit einem computerunterstützten System für psychophysiologische Diagnostik, psychophysiologisch gesteuerte Therapie und Biofeedback. *Psycho*, 22, 378–384.

Mück-Weymann, M. (2002). Die Variabilität der Herzschlagfolge – Ein globaler Indikator für Adaptivität in bio-psycho-sozialen Funktionskreisen. *Praxis Klinische Verhaltensmedizin und Rehabilitation*, 60, 324–330.

Mück-Weymann, M. (2005). Seelentief zwingt Herzschlag in enge Bahn. *Der Hausarzt*, 03, 64–69.

[1] Newton-John, T. R., Spence, S. H. & Schotte, D. (1995). Cognitive-behavioural therapy versus EMG biofeedback in the treatment of chronic low back pain. *Behaviour research and therapy*, 33 (6), 691–697.

[1] Nolan, R. P., Kamath, M. V., Floras, J. S., Stanley, J., Pang, C., Picton, P. & Young, Q. R. (2005). Heart rate variability biofeedback as a behavioral neurocardiac intervention to enhance vagal heart rate control. *American Heart Journal*, 149 (6), 1137.

Pagani, M. (2000). Heart rate variability and autonomic diabetic neuropathy. *Diabetes, Nutrition and Metabolism*, 13, 341–6.

[1] Peniston, E. G. & Kulkosky, P. J. (1989). Alpha-theta brainwave training and beta-endorphin levels in alcoholics. *Alcoholism: Clinical and experimental research*. 13 (2), 271–279.

Radloff, L. S. (1977). The CES-D scale: A self-report depression scale for research in the general population. *Applied Psychological Measurement*, 1, 385–401. Verfügbar unter: www.chcr.brown.edu/pcoc/cesdscale.pdf [19. Dezember 2006].

Reynolds, W. M. (1987). *Reynolds adolescent depression scale professional manual*. Odessa: Psychological Assessment Resources, Inc.

Rief, W. & Birbaumer, N. (2006). Kapitel 1 – Grundsätzliches zu Biofeedback. In W. Rief und N. Birbaumer (Hrsg.), *Biofeedback-Therapie*. Stuttgart: Schattauer.

Saß, H., Wittchen, H.-U. & Zaudig, M. (2001). *Diagnostisches und statistisches Manual psychischer Störungen DSM-IV* (3. unveränderte Auflage) (Seiten 400–406). Göttingen: Hogrefe.

Schneider, S. & Margraf, J. (2006). *Diagnostisches Interview bei psychischen Störungen (DIPS)*. Heidelberg: Springer.

Siepmann, M., Joraschk, P., Rebensburg, M., Rittger, H., Mösler, T., Agelink, M. W. & Mück-Weymann, M. (2005). Ist die autonome kardiale Regulation bei Patienten mit Depression und Koronarer Herzkrankheit gestört?. *Zeitschrift für Klinische Psychologie und Psychotherapie*, 4, 277–281.

[1] Spence, S. H., Sharpe, L., Newton-John, T. & Champion, D. (1995). Effect of EMG biofeedback compared to applied relaxation training with chronic, upper extremity cumulative trauma disorders. *Pain*, 63 (2), 199–206.

Stys, A. & Stys, T. (1998). Current clinical applications of heart rate variability. *Clinical Cardiology*, 21, 719–24.

Task Force of the European Society of Cardiology and the North American Society of Pacing and Electrophysiology (1996). Heart rate variability: standards of measurement, physiological interpretation and clinical use. *Circulation*, 93, 1043–65.

[1] Turk, D. C., Zaki, H. S. & Rudy, T. E. (1993). Effects of intraoral appliance and biofeedback/stress management alone and in combination in treating pain and depression in patients with temporomandibular disorders. *Journal of Prosthetic Dentistry*, 70 (2), 158–64.

[1] Vasudeva, S., Claggett, A. L., Tietjen, G. E. & McGrady, A. V. (2003). Biofeedback-assisted relaxation in migraine headache: relationship to cerebral blood flow velocity in the middle cerebral artery. *Headache*, 43 (3), 245–250.

Vlaeyen, J. W. S., Pernot, D., van Eek, H., Kole-Snijders, A. M. J., Schuerman, J. A. & Groeman, N. H. (1990). Assessment of the components of observed chronic pain behavior: The checklist for interpersonal pain behavior (CHIP). *Pain*, 43, 337–347.

[1] Vlaeyen, J. W. S., Haazen, I. W., Schuerman, J. A., Kole-Snijders, A. M. & van Eek, H. (1995). Behavioural rehabilitation of chronic low back pain: comparison of an operant treatment, an operant-cognitive treatment and an operant-respondent treatment. *British Journal of Clinical Psychology*, 34 (Pt 1), 95–118.

[3] Watson, C. G. & Herder, J. (1980). Effectiveness of alpha biofeedback therapy: negative results. *Journal of Clinical Psychology*, 36 (2), 508–513.

Wittchen, H.-U., Wunderlich, U., Gruschwitz, S. & Zaudig, M. (1997). *Strukturiertes Klinisches Interview für DSM-IV (SKID-I). Achse I: Psychische Störungen*. Göttingen: Hogrefe.

Zigmond, A. S. & Snaith, R. P. (1983). The hospital anxiety and depression scale. *Acta Psychiatrica Scandinavica*, 67, 361–370.

Zung, W. W. K. (1965). A self rating depression Scale. *Archives of General Psychiatry*, 12, 63–70.

6 Angststörungen

Alicia E. Meuret, Stefan G. Hofmann & Anke Seidel

6.1
Therapierational

Im Folgenden werden drei Biofeedback-Interventionen vorgestellt, die in kontrollierten Studien zur Angstbehandlung (Generalisierter Angststörung, spezifischen Phobien, Panikstörung) eingesetzt wurden: das EEG-Biofeedback bzw. Neurofeedback, das Atmungsbiofeedback, und das multimodale Biofeedback. Bei dem EEG-Biofeedback wird die elektrische Aktivität des Gehirns abgeleitet, transformiert und rückgemeldet. Durch Selbstregulation der eigenen hirnelektrischen Potenzialschwankungen auf der Kopfoberfläche in Richtung tiefere Frequenzbänder (z. B. Alpha-Band) soll dem Patienten eine Entspannung ermöglicht werden. Das EMG-Biofeedback erfasst an der Hautoberfläche die Summenaktionspotenziale der unter den Elektroden liegenden Skelettmuskelpartien. Patienten lernen durch Entspannung, spezifischer Muskelgruppen ihre Anspannung zu senken. Beim Atmungsfeedback lernen Patienten spezifische Atmungsparameter (z. B. CO_2; Atemfrequenz) willkürlich zu verändern, um z. B. Hyperventilation als mögliche Quelle des Angsterlebens zu verringern. Die spezifische Störungsrelevanz der Dysregulation bestimmter physiologischer Vorgänge ist jedoch oft nicht ausreichend gesichert.

6.2
Störungsbild der Generalisierten Angststörung

Betroffene mit Generalisierter Angststörung (GAS) haben viele Ängste und sorgen sich über verschiedene Dinge, ohne dies kontrollieren zu können. Die Sorgen und Ängste sind von körperlichen Symptomen, wie z. B. Muskelanspannungen, Schlafstörungen, Ruhelosigkeit, schnelle Ermüdungserscheinungen, Konzentrationsschwierigkeiten und Reizbarkeit begleitet. Um die diagnostischen Kriterien der Störung zu erfüllen, müssen die Symptome mindestens für einen Zeitraum von 6 Monate vorliegen und eine Beeinträchtigung der sozialen oder beruflichen Funktionsfähigkeiten zur Folge haben. Die Lebenszeitprävalenz von GAS liegt in der Allgemeinbevölkerung bei 2 bis 5 %. Insgesamt sind mehr Frauen als Männer betroffen. Der Störungsbeginn ist häufig im frühen Erwachsenenalter.

6.3
Evidenzbasierung bei Generalisierten Angststörungen

In einer Studie von **Vanathy, Sharma und Kumar (1998)** wurden 18 Patienten mit GAS einer der folgenden 3 Gruppen nach dem Zufallsprinzip zugeteilt:

1. Teilnahme an 15 Sitzungen Feedback des Alpha-Bandes des Elektoenzephalograms (EEG)
2. Teilnahme an 15 Sitzungen Feedback des Theta-Bandes des EEGs, oder
3. Wartelistekontrollgruppe.

Implizites Ziel der Biofeedback-unterstützten Therapiesitzungen war die Erhöhung der Alpha- bzw. Theta-Aktivität bei gleichzeitiger Unterdrückung des Beta-Bandes des EEGs, welches üblicherweise als Indikator von Aktivierungsprozessen interpretiert wird. Im Vergleich zur Kontrollgruppe zeigten beide Biofeedbackgruppen am Therapieende signifikante Reduktionen von Angstzuständen sowie Verbesserungen im Management psychologischer und physiologischer Symptome.

Rice, Blanchard und Purcell (1993) testeten in einer randomisierten Behandlungsstudie an 45 Patienten mit GAS die Wirksamkeit dreier Biofeedbackbehandlungsmethoden und verglichen sie mit einer Placebobehandlung und Wartelistekontrollbedingung. Das Ziel der verschiedenen Biofeedbackbehandlungen war die Erhöhung bzw. Unterdrückung des EEG-Alpha-Bandes, bzw. die Reduktion von Muskelanspannung mittels Biofeedback des frontalis Elektromyogramms. In der Placebogruppe wurden Anleitungen zur täglichen Meditation gegeben. Im Vergleich zur Wartelistekontrollgruppe zeigten alle vier Behandlungsgruppen signifikante und anhaltende Reduktionen in der Angstsymptomatik. Reduktionen der Herzraten-Reaktivität auf Stressoren wurden jedoch nur in der Gruppe mit Feedback und implizierter Erhöhung des Alpha-Bandes erreicht.

Zusammenfassend lässt sich feststellen, dass die zwei randomisierten Behandlungsstudien zum Biofeedback bei der Behandlung von GAS auf symptomatische Verbesserungen weisen, wobei die Studien auf keinen spezifischen Effekt von Biofeedback schliessen lassen. Eine Relevanz der untersuchten Methoden kann angesichts der kleinen Stichproben noch nicht erkannt werden.

6.4
Störungsbild der spezifischen Phobien

Spezifische Phobien zeichnen sich durch extreme, der spezifischen Situation oder dem Objekt unangemessene Ängste aus. Eine Konfrontation mit der gefürchteten Situation (z. B. Tunnel) oder dem gefürchteten Objekt (z. B. Schlange) löst starke Angstreaktionen aus. Trotz der Einsicht, dass die Angstreaktion unangemessen ist, vermeidenden Personen mit einer spezifischen Phobie die angstauslösenden Situationen oder Objekte. Dieses Vermeidungsverhalten kann zu schwerwiegenden Beeinträchtigungen in der Leistungsfähigkeit der Betroffenen führen. Spezifische Phobien werden nach DSM-IV in verschiedene Typen eingeteilt: Tiertypus, Umwelttypus, Situativer Typus, Blut-Spritzen-Verletzungsphobie-Typus, und Anderer Typus. Die Lebenszeitprävalenz für Spezifische Phobien wird in der Allgemeinbevölkerung auf 12 % geschätzt, wobei mehr Frauen als Männer betroffen sind. Der Krankheitsbeginn liegt zwischen dem 15. und dem 20. Lebensjahr, und der Krankheitsverlauf weist eine Chronifizierungsneigung auf.

6.5
Evidenzbasierung bei Spezifischen Phobien

In einer kontrollierten Studie von **Wiederhold, Gevirtz und Spira (2001)** wurden 30 Personen mit Flugphobie zufällig drei verschiedenen Formen der Konfrontationstherapie zugeordnet:

1. Konfrontationstherapie mit virtueller Flugsimulation
2. Konfrontationstherapie mit virtueller Flugsimulation kombiniert mit multimodalem Biofeedback
3. In-sensu Konfrontationstherapie kombiniert mit systematischer Desensibilisierung.

Die Länge der Behandlungen betrug jeweils acht Sitzungen. Das Biofeedback sollte eine Reduktion von Anspannung mittels Rückmeldung numerischer Werte der elektrodermalen Aktivität (Hautwiderstandsniveau), der Atmung, des Pulses und der Hauttemperatur erzielen und wurde vor und nach den Sitzungen mit virtueller Konfrontation eingesetzt. Zu Therapieende zeigten alle drei Gruppen vergleichbare Verbesserungen der Angstsymptomatik. Bei der 3-monatigen Nachuntersuchung zeigten sich jedoch signifikante Unterschiede zwischen den Therapiegruppen: Nur 10 % der Teilnehmer der in-sensu Konfrontationstherapie kombiniert mit systematischer Desensibilisierung waren in der Lage, eine Flugreise ohne Medikamenteneinnahme zu unternehmen, im Vergleich zu 80 % der Teilnehmer der Konfrontationstherapie mit virtueller Flugsimulation, und 100 % der Konfrontationstherapie mit virtueller

Flugsimulation kombiniert mit Biofeedback. Der Therapieerfolg der letzteren beiden Gruppen war bei der kleinen Stichprobengrösse statistisch nicht unterschiedlich.

Zusammenfassend lässt sich sagen, dass die spezifische Bedeutung von Biofeedback zur Behandlung von spezifischen Phobien noch nicht wirklich beurteilt werden kann, da erst eine kontrollierte Studie identifiziert werden konnte.

6.6
Störungsbild der Panikstörung

Die Panikstörung mit oder ohne Agoraphobie ist charakterisiert durch wiederholt auftretende unerwartete Panikanfälle («wie aus heiterem Himmel»), gefolgt von der anhaltenden Angst/Befürchtung, dass wiederholte Angstzustände auftreten könnten, oder vor deren Konsequenzen. Panikattacken können zu sichtbaren Verhaltensänderungen führen, beispielsweise dem Meiden von Plätzen und Situationen, sowie physischen Empfindungen, aus Angst, dass die Konfrontation zur Panikattacke führen kann (Panikstörung mit Agoraphobie).

Die Lebenszeitprävalenz für Panikstörung mit oder ohne Agoraphobie wird in der Allgemeinbevölkerung auf 1 bis 2 % geschätzt, wobei dreimal soviel Frauen als Männer betroffen sind.

6.7
Evidenzbasierung bei Panikstörung

Ausgehend von der Annahme, dass respiratorische Fakoren an Entstehung und Aufrechterhaltung einer Panikstörung beteiligt sind (Ley 1985; Klein 1993), konzentriert sich die kontrollierte Studie von **Meuret, Wilhelm, Ritz und Roth (2008)** auf die Korrektur niedriger pCO2-Werte, die mit Hyperventilation und der Auslösung panikähnlicher Symptome assoziiert sind. 37 Panikpatienten wurden zufällig entweder gleich behandelt (N = 20) oder einer Wartelistenkontrollgruppe zugeteilt (N = 17). Während einer 4-wöchigen Therapie lernten Panikpatienten mit Hilfe eines tragbaren pCO2-Biofeedbackgerätes (Capnometer) und Übungskassetten ihre Atemfrequenz und -tiefe sowie ihren Atemrhythmus zu verändern mit dem Ziel, die pCO2-Werte zu erhöhen. Die Ergebnisse der Studie zeigten, dass dieses Verfahren erfolgreich zur Reduktion von panik-relevanten Symptomen sowie Normalisierung initial abnormer respiratorischer Parameter führte. Zum Zeitpunkt der 12-monatigen Nachbefragung berichteten 68 % der behandelten Patienten panikfrei zu sein. Eine Verbesserung der Psychopathologie korrelierte mit der Verbesserung respiratorischer Werte.

Zusammenfassend lässt sich sagen, dass es derzeit eine kontrollierte Biofeedbackstudie zur Behandlung der Panikstörung gibt. Obwohl diese sehr erfolgversprechend ist, sind weitere Studien zur Klärung der Effizienz des Einsatzes von Biofeedback bei Panikstörung nötig.

6.8
Zusammenfassende Bewertung

Insgesamt existieren nur wenige kontrollierte und randomisierte Studien zur Biofeedbackbehandlung von Angststörungen wie GAS, spezifischen Phobien oder Panikstörung (mit Ausnahme von PTSD, siehe Kapitel 7). In der internationalen Fachliteratur existieren derzeit keine kontrollierten Studien zu Zwangsstörungen und Sozialer Phobie. Zusätzliche Studien, welche die Wirksamkeit von Biofeedback-Behandlung in diesem Bereich untersuchen, sind notwendig, um eine fundierte Aussage zur Effektivität solcher Verfahren treffen zu können.

Der Bezug zu einem psychophysiologisch untermauerten Rational der untersuchten Biofeedbacktechnik wäre dabei wünschenswert.

Literatur

[1] berücksichtigte kontrollierte Studien;
[2] Meta-Analysen

[1] Rice, K. M., Blanchard, E. B., & Purcell, M. (1993). Biofeedback treatments of generalized anxiety disorder: Preliminary results. *Biofeedback Self-Regulation, 18*(2), 93–105.

[1] Vanathy, S., Sharma, P. S. V. N., & Kumar, K. B. (1998). The efficacy of alpha and theta neurofeedback training in treatment of generalized anxiety disorder. *Indian Journal of Clinical Psychology, 25*(2), 136–43.

[1] Wiederhold, B. K., Gevirtz, R. N., & Spira, J. L. (2001). Virtual reality exposure therapy vs. imagery desensitization therapy in the treatment of flying phobia. In: Riva, G., & Galimberti, C. (Eds.). *Towards cyberpsychology: Mind, cognition and society in the internet age.* Amsterdam, Netherlands: IOS Press, 253–72.

[1] Meuret, A. E., Wilhelm, F. H., Ritz, T., & Roth, W. T. (2008). Feedback of end-tidal pCO2 as a therapeutic approach for panic disorder. *Journal of Psychiatric Research, 42(7)*, 560–568.

7 Posttraumatische Belastungsstörung

Alicia E. Meuret, Stefan G. Hofmann & Anke Seidel

7.1 Störungsbild

Die Posttraumatische Belastungsstörung (PTBS) ist eine mögliche Folgereaktion auf eine oder mehrere potenziell traumatische Ereignisse, z. B. körperliche oder sexuelle Gewalt oder Mißbrauch, gewalttätige Angriffe, Entführung oder Geiselnahme, politische Haft, Naturkatastrophen, Unfälle oder die Diagnose einer lebensbedrohlichen Krankheit. Sie können an der eigenen Person, aber auch an fremden Personen erlebt werden. PTBS ist mit Gefühlen von Hilflosigkeit und psychologischer und/oder körperlicher Bedrohung verbunden.

Patienten mit PTBS berichten häufig unkontrollierbare, belastende und intrusive Gedanken, aber auch Erinnerungen an das traumatische Ereignis (Trauma) oder Erinnerungslücken. Sie zeigen Übererregungssymptome, Vermeidungsverhalten, sozialen Rückzug, Depression und Interesseverlust. Die Symptomatik kann unmittelbar nach dem traumatischen Geschehen auftreten oder auch mit – zum Teil mehrjähriger – Verzögerung. Die Häufigkeit von PTBS ist abhängig von der Art des Traumas. Die Lebenszeitprävalenz für PTBS in der Allgemeinbevölkerung liegt zwischen 2 und 7 %. Die Prävalenz subsyndromaler Störungsbilder ist wesentlich höher. Bei der PTBS besteht eine hohe Chronifizierungsneigung.

7.2
Evidenzbasierung

Im Folgenden stellen wir vier Original-Arbeiten zur Biofeedbacktherapie bei Belastungsstörungen dar. Es handelt sich dabei ausschließlich um randomisierte Kontrollgruppenstudien.

Peniston (1986) behandelte acht traumatisierte Kriegsveteranen mit einem systematischen Desensibilisierungsverfahren, welches mittels Elektromyogram (EMG)-Biofeedback der Frontalis-Muskulatur unterstützt wurde. Die behandelten Soldaten erhielten 48 Biofeedbacksitzungen und zeigten im Vergleich zu acht unbehandelten Kontrollpatienten reduzierte Stirnmuskelspannung sowie weniger Albträume und weniger Flashbacks. Diese Verbesserungen blieben über zwei Jahre hinweg erhalten.

In einer randomisierten Kontrollgruppenuntersuchung von **Peniston und Kulkosky (1991)**, erhielten 29 Vietnam-Kriegsveteranen entweder eine traditionelle Behandlung für PTBS (Psychopharmaka kombiniert mit Einzel– und Gruppentherapie) oder eine traditionelle Behandlung in Kombination mit acht Sitzungen mit autogenem Training kombiniert mit Biofeedback der Finger-und Fusstemperatur, sowie mit 30 halbstündigen Sitzungen mit Biofeedback des Elektroenzephalogramms der Alpha- und Thetafrequenzen. Biofeedback-behandelte Patienten zeigten signifikant reduzierte Werte auf 11 klinischen Unterskalen des Minnesota Multiphasic Personality Inventory (MMPI), sowie einen reduzierten Medikamentenbedarf im Vergleich zur Gruppe traditionell behandelter Patienten, die lediglich eine Verbesserung auf der Unterskala «Schizotypie» des MMPI aufwies. Eine Nachuntersuchung zweieinhalb Jahre später ergab, dass traditionell behandelte Patienten signifikant häufiger Rückfälle hatten als Patienten der Biofeedback-Behandlungsgruppe (100 % vs. 20 %).

In einer Studie von **Watson et al. (1997)** wurden 90 an PTBS erkrankte Vietnam-Kriegsveteranen drei Behandlungsmethoden zufällig zugeteilt:

a) Entspannungsverfahren

b) Entspannungsverfahren mit Atemtraining

c) Entspannungsverfahren mit Atemtraining und Biofeedback der Körpertemperatur.

Das Entspannungsverfahren beinhaltete zehn 30-minütige Sitzungen, in denen die Patienten in einer bequemen Sitzposition sich soweit wie möglich entspannten. Das Atemtraining beinhaltete langsames und tiefes Ein– und Ausatmen. Ziel des Entspannungs-Biofeedbacktrainings was es, die Fingertemperatur zu erhöhen, welche mit Hilfe eines akustischen Signals rückgemeldet wurde. Die Ergebnisse aller drei Verfahren wiesen hinsichtlich PTBS-relevanter Merkmale geringe therapeutische Effekte auf. Verfahren mit zusätzlichem Atemtraining oder Temperatur-Biofeedback zeigten keine weiteren Verbesserungen und waren folglich dem reinen Entspannungstraining nicht überlegen.

Carlson und seine Kollegen (1998) verglichen die Wirksamkeit zweier psychotherapeutischer Behandlungsmethoden für PTBS an 35 Kriegsveteranen. Die Patienten wurden zwei Behandlungsverfahren oder einer Wartelistekontrollgruppe zugeteilt. Bei den Behandlungsverfahren handelte es sich a) um eine Augenbewegungsdesensibilisierung und Neuverarbeitung traumatischer Erinnerungen (Eye Movement Desensitization and Reprocessing, EMDR) und b) ein biofeedbackunterstütztes Entspannungstraining (RXT). Das RXT zielte darauf ab, einen Zustand allgemeiner Entspannung mit Hilfe eines kombinierten Herzfrequenz-, Temperatur-, Hautleitfähigkeit- und Muskelspannungsbiofeedbacks zu erreichen. Ergebnisse zum Therapieende und zur dreimonatigen Nachuntersuchung zeigten, dass EMDR-behandelte Patienten im Vergleich zur Biofeedbackentspannungsgruppe signifikant geringere PTBS- Symptomwerte und einen signifikant geringeren PTBS-Schweregrad aufwiesen. Gruppenunterschiede für Verbesserungen bezüglich Depressions- und physiologischer Werte bestanden nicht. Zu diesem Zeitpunkt erfüllten noch 22 % der Patienten der EMDR- im Vergleich zu 78 % der RXT-Gruppe die diagnostischen Kriterien fuer PTSD. Fragwürdig ist es, ob EMDR-Gruppe tatsächlich therapiespezifische Effekte aufweist. In einer gut kontrollierten Untersuchung von Taylor und Mitarbeitern (Taylor et al., 2003) zeigte sich beispielsweise, dass EMDR weniger effektiv ist als Expositionsverfahren.

7.3
Zusammenfassende Bewertung

Bislang existieren wenige gut kontrollierte oder randomisierte Studien zur Biofeedbackbehandlung von PTBS. Die Ergebnisse der berichteten kontrollierten Studien sind widersprüchlich. Während die Studien von Peniston und Kollegen (1986, 1991) eine Überlegenheit des EMG-Biofeedbacks gegenüber der traditionellen Behandlung von PTBS zeigen (auch in der Katamnese), fanden Watson et al. (1997) und Carlson et al. (1998) keine oder nur geringe zusätzliche Effekte der biofeedback-unterstützten Verfahren. Zusätzliche Studien, welche insbesondere die Effektivität von Biofeedback gegenüber traditionellen Verfahren prüfen, sind erforderlich.

Literatur

[1] berücksichtigte kontrollierte Studien;
[2] Meta-Analysen

[1] Carlson, J. G., Chemtob, C. M., Rusnak, K., Hedlund, N. L., & Muraoka, M. Y. (1998). Eye movement desensitization and reprocessing (EDMR) treatment for combat-related posttraumatic stress disorder. *Journal of Traumatic Stress*, 11, 3–24.

[1] Peniston, E. G. (1986). EMG biofeedback-assisted desensitization treatment for Vietnam combat veterans post-traumatic stress disorder. *Clinical Biofeedback and Health*, 9, 35–41.

[1] Peniston, E. G., Kulkosky, P. J. (1991). Alpha/Theta Brainwave Neuro-Feedback Therapy for Vietnam Veterans with Combat-Related Post-Traumatic Stress Disorder. *Medical Psychotherapy*, 4, 47–60.

Taylor, S., Thordarson, D. S., Maxfield, L., Fedoroff, I. C., Lovell, K., & Ogradniczuk, J. (2003). Comparative efficacy, speed, and adverse effects of three PTSD treatments: Exposure therapy, EMDR, and relaxation training. *Journal of Consulting and Clinical Psychology*, 71, 330–8.

[1] Watson, C. G., Tuorila, J. R., Vickers, K. S., Gearhart, L. P., & Mendez, C. M. (1997). The efficacies of three relaxation regimens in the treatment of PTSD in Vietnam War veterans. *Journal of Clinical Psychology*, 53, 917–23.

# 8 Somatoforme Störungen und andere Körperbeschwerden ohne hinreichende medizinische Erklärung

Alexandra Martin

In diesem Kapitel werden die Anwendungen von Biofeedback bei einigen somatoformen Störungen sowie bei einigen funktionellen gastrointestinalen Störungen (Reizdarmsyndrom, funktionelle Dyspepsie) und exemplarisch bei einer chronischen, organisch unklaren Schmerzstörung – der Vulvodynie – beschrieben. Wir weisen darauf hin, dass die epidemiologisch hochrelevante Untergruppe der somatoformen Schmerzstörungen nicht in diesem Kapitel, sondern unter den spezifischen Schmerzstörungen abgehandelt wird. So sind zum Beispiel bei chronischen Rückenschmerzen über 90 % nicht ausreichend organisch begründbar. Deshalb müssen für eine Gesamtbewertung des Bereichs der somatoformen Störungen neben diesem Kapitel auch die entsprechenden Schmerzkapitel berücksichtigt werden.

8.1
Störungsbild: Somatoforme Störung

Kernmerkmal aller somatoformen Störungen sind körperliche Beschwerden, die nicht oder nicht ausreichend durch organische Befunde erklärt werden können. Zu den häufigsten organisch unklaren Beschwerden zählen Schmerzen im Rücken, in den Gelenken, in Armen und Beinen, im Kopf sowie Magen-Darm-Beschwerden und kardio-vaskuläre Symptome (Rief, Hessel, & Braehler, 2001). Somatoforme Störungen zählen zu den am weitesten verbreiteten psychischen Störungen. Das Bundesgesundheitssurvey ergab für die Gesamtgruppe der somatoformen Beschwerdebilder eine

Querschnittsprävalenz von 7.5 % (95 % KI 6.6–8.3) in der deutschen Allgemeinbevölkerung (Wittchen, Müller, Pfister, Winter, & Schmidtkunz 1999).

Das Klassifikationssystem ICD-10 unterscheidet verschiedene Unterformen der somatoformen Störungen: Somatisierungsstörung (F45.0), Undifferenzierte Somatisierungsstörung (F45.1), Hypochondrische Störung (F45.2), Somatoforme autonome Funktionsstörung (F45.3), Anhaltende somatoforme Schmerzstörung (F45.4), Sonstige somatoforme Störungen (F45.8) und die nicht näher bezeichnete Somatoforme Störung (F45.9).

Es wird von einer multifaktoriellen Ätiologie somatoformer Störungen ausgegangen, auch wenn das Wissen über die genauen ätiologischen Bedingungen nach wie vor begrenzt ist. Zu den Risikofaktoren werden z. B. genetische Prädisposition, psychophysiologische Übererregung, spezifische Lernerfahrungen im Umgang mit Krankheit und Tod (u. a. Krankheitsmodelle, kindliche Krankheitserfahrungen), kritische Lebensereignisse (u. a. traumatische Erfahrungen, Immigration) gezählt und in biopsychosozialen Erklärungsmodellen berücksichtigt. In der Diskussion um die aufrechterhaltenden Bedingungen der somatoformen Störungen wird den kognitiv-perzeptuellen Besonderheiten neben Aspekten eines dysfunktionalen Krankheitsverhaltens eine zentrale Bedeutung beigemessen: Angenommen wird, dass körperliche Symptome ausgelöst werden können durch körperliche Veränderungen oder Missempfindungen, die durch verschiedene Bedingungen entstehen (z. B. physiologische Erregung im Rahmen einer Stressreaktion, emotionale Begleitreaktion, harmlose Erkrankungen, spezielle Informationen, die die Aufmerksamkeit auf den Körper lenken). Gemäß dem Modell der somatosensorischen Verstärkung führt dann die Interaktion aus der Wahrnehmung dieser körperlichen Veränderungen, ihrer katastrophisierenden Fehlinterpretation und der Erhöhung der Aufmerksamkeit für körperliche Sensationen im Rahmen ängstlicher Beobachtung mit physiologischem Erregungsanstieg zu einer Symptomintensivierung.

Auch wenn es für die Klassifikation somatoformer Störungen zentral ist, dass die Beschwerden nicht oder nicht hinreichend durch organische Faktoren erklärt werden können, wird dennoch davon ausgegangen, dass physische Prozesse auch bei der Aufrechterhaltung der Beschwerden eine Rolle spielen. Zu diesen werden beispielsweise gezählt (Sharpe und Bass, 1992):

- Autonome Aktivierung
- Muskelanspannung
- Vaskuläre Veränderungen
- Hyperventilation
- Schlafstörungen
- Konsequenzen physischer Inaktivität.

8.2
Therapierational bei somatoformen Störungen

Biofeedback kann mit den folgenden Zielsetzungen in der Therapie der somatoformen Störungen eingesetzt werden:

1. Direkte Beeinflussung der an der Symptomatik beteiligten physischen Prozesse: An den verschiedenen Somatisierungsbeschwerden können sehr unterschiedliche physische Mechanismen beteiligt sein, wie z. B. erhöhte Muskelanspannung bei chronischen Schmerzen (Flor, Birbaumer, Schulte, & Roos, 1991), veränderte Atmungsmuster und Hyperventilation bei nicht-kardialem Brustschmerz und funktionellen Herzbeschwerden (Wilhelm, Gevirtz, & Roth, 2001) und Beteiligung des autonomen Nervensystems bei Reizdarmbeschwerden (Tougas, 1999). Falls solche spezifischen Veränderungen in der Diagnostik identifiziert und in der Biofeedback-Anordnung gemessen und zurückgemeldet werden können, wird Biofeedback herangezogen, um die Kontrolle über diese Prozesse gezielt zu verbessern.

2. Indirekte Beeinflussung der körperlichen Symptomatik durch Förderung der allgemeinen Entspannungsreaktion im Umgang mit erhöhter autonomer Aktivierung: Wenn zahlreiche unspezifische Symptome vorliegen, welche mit autonomer Übererregung in Verbindung stehen, besteht eine Indikation für entspannungsfördernde Interventionen. Als Rückmeldeparameter im Rahmen von Biofeedback werden dazu v. a. peripherphysiologische Signale wie Hauttemperatur, elektrodermale Aktivität, Muskelaktivität oder Atmung herangezogen.

3. Verbesserung des Körpererlebens und der Körperakzeptanz: Die Betroffenen nehmen sich oftmals als «schwach, kränklich und nicht belastbar» wahr. An die Stelle der erhöhten Sensibilität für körperliche Missempfindungen sollte im Rahmen der Therapie die Wahrnehmung «gutartiger» Körperempfindungen gefördert werden – z. B. im Rahmen von biofeedback-gestützten Entspannungsvorgängen

4. Verbesserung der internalen Kontrollüberzeugung: Durch die zurückgemeldete erfolgreiche Veränderung physischer Prozesse kann die Überzeugung der Betroffenen gefestigt werden, selbst in der Lage zu sein, Kontrolle über körperliche Vorgänge auszuüben. Gerade vor dem Hintergrund der langjährigen Krankheitsgeschichte, komorbider Depressivität und Hilflosigkeitsgefühlen gegenüber den Beschwerden ist die Steigerung des Vertrauens in eigene Bewältigungsstrategien ein wichtiges Therapieziel.

5. Erweiterung eines rein somatomedizinischen Krankheitskonzeptes der Betroffenen: Mit Hilfe von Biofeedback können psycho-physiologische Zusammenhänge demonstriert werden, so dass die Patienten «sehen» können, welche Auswirkungen verschiedene mentale Prozesse auf körperlicher Ebene haben können (siehe dazu: Martin & Rief, 2006).

8.3
Evidenzbasierung bei somatoformen Störungen

Biofeedback wurde bislang kaum bei somatoformen Störungen, welche durch multiple Beschwerden in verschiedenen Organbereichen gekennzeichnet sind, evaluiert – obwohl der Einsatz von Biofeedback bei dieser Patientengruppe verschiedentlich beschrieben wurde (Abbey & Lipowski 1987; Nanke & Rief, 2000; Wickramasekera, 1989). Generell wird Biofeedback bei diesem Störungsbild aufgrund seines multifaktoriellen Bedingungsmodells eher als *eine von mehreren* therapeutischen Interventionen im Rahmen einer multimodalen Therapie gesehen.

Vorgestellt wird eine randomisiert-kontrollierte Studie von **Nanke und Rief (2000, 2003)** an Patienten mit multiplen somatoformen Beschwerden. Verglichen wurde die Wirkung eines sechs Sitzungen umfassenden Biofeedback-gestützten Behandlungsvorgehens (N = 25) mit Progressiver Muskelentspannung (N = 25) bei Patienten, die sich parallel in psychosomatisch-stationärer Behandlung befanden. In den ersten drei Biofeedback-Sitzungen bestand der Schwerpunkt darin, gemeinsam mit den Patienten die Interaktion zwischen psychischen und körperlichen Vorgängen zu erarbeiten und das Krankheitsmodell damit zu erweitern. Schwerpunkt der drei Folgesitzungen bestand in der Verbesserung der Kontrolle über physische Reaktionen, welche im Rahmen einer peripherphysiologischen Multikanalableitung als relevant identifiziert wurden.

In beiden Gruppen verbesserte sich die internale Kontrollüberzeugung. Nur in der Biofeedback-Bedingung verbesserte sich die Akzeptanz psychosozialer Ursachenzuschreibungen bezüglich der Beschwerden und nahmen katastrophisierende Kognitionen zu Körper und Gesundheit ab. Sitzungsevaluationen ergaben über den gesamten Therapiezeitraum höhere Einschätzungen für «Fortschritte und Bewältigungsmöglichkeiten» bei Biofeedback, während sich die Einschätzung der therapeutischen Beziehung nicht unterschied. Diese Studie zielte v. a. auf die Veränderung der störungsrelevanten kognitiven Prozesse ab. Keine Aussage ermöglicht sie über die Auswirkung des Verfahrens auf die körperliche Symptomatik. Eine Follow-up-Untersuchung wurde nicht durchgeführt, da den Patienten im Anschluss an die untersuchte Therapie die jeweils andere Therapie zugänglich gemacht wurde.

Trotz dieser Einschränkungen ermutigen die Ergebnisse zum Einsatz von Biofeedback, besonders wenn die Schwere der Störung (durchschnittlich 10 bis 11 somatoforme Symptome) und die Chronifizierung (Beschwerdebeginn vor durchschnittlich 25 Jahren) bedacht werden.

8.4
Störungsbilder: Reizdarmsyndrom und funktionellen Dyspepsie

Zu der Diagnose «Somatoforme autonome Funktionsstörung» liegen keine Studien zu Biofeedback vor. ICD-10 sieht aber unter dieser Störungsgruppe u. a. Störungen des unteren bzw. oberen Gatrointestinaltraktes vor, welche sich im Reizdarmsyndrom bzw. funktioneller Dyspepsie äußern können. Daher wird auf diese beiden Beschwerdesyndrome nachfolgend eingegangen.

Zu den funktionellen gastrointestinalen Störungen zählt das Reizdarmsyndrom (RDS) (Colon irritabile; engl. irritable bowel syndrome IBS). Gemäß den Rome-III-Kriterien besteht das Hauptkennzeichen in Unterbauchbeschwerden oder -Schmerzen, die weder auf strukturelle noch biomechanische Ursachen zurückgeführt werden können. Begleitet werden diese von mindestens zwei weiteren Symptomen, wie z. B. Erleichterung der Schmerzen durch Stuhlgang, veränderte Stuhlfrequenz zu Beschwerdebeginn, veränderte Stuhlkonsistenz zu Beschwerdebeginn.

Die funktionelle Dyspepsie (auch: Reizmagen) ist nach den Rom-Kriterien durch wiederkehrende oder chronische Schmerzen oder ein Unwohlsein im oberen Bauchbereich gekennzeichnet, ohne dass organische Ursachen gefunden werden können. Als Symptome werden z. B. Magenkrämpfe, Völlegefühl und Brechreiz (insbesondere nach Nahrungsaufnahme), Sodbrennen, Übelkeit und Blähungen berichtet.

8.5
Therapierational bei Reizdarmsyndrom und funktioneller Dyspepsie

Die Verwendung von Biofeedback beim Reizdarmsyndrom geht v. a. auf die Stresshypothese als Erklärungsmechanismus der Beschwerden zurück. Dem gemäß führt Stress bzw. psychische Belastung zu einem Anstieg der sympathischen Aktivität und damit zu einer gesteigerten Darmmotilität bei Reizdarmpatienten. Vereinzelt wurde Biofeedback mit Rückmeldung der Darmgeräusche über ein elektronisches Stethoskop eingesetzt, um unmittelbar die Kontrolle über die Darmmotilität zu erhöhen (Furman, 1973; Radnitz & Blanchard, 1988, 1989), wobei die empirische Überprüfung an größeren Gruppen und kontrollierten Studien aussteht. Häufiger wird Biofeedback bei diesen Beschwerden als generelle Stressbewältigungsstrategie eingesetzt. Das Ziel besteht darin, eine Verbesserung der Symptomatik indirekt durch eine bessere Entspannungsreaktion zu erlangen. Eingesetzt wird dafür beispielsweise das Temperatur-Feedback, indem der Anstieg der peripheren Temperatur einen Rückgang der Sympathikus-Aktivität signalisiert.

Biofeedback wurde bei der funktionellen Dyspepsie bislang kaum in der Therapie eingesetzt. Kürzlich wurde ein Ansatz beschrieben, mit Hilfe eines Atmungs-Feedbacks einer möglichen autonomen Dysbalance entgegen zu wirken (Hjelland et al., 2007).

8.6.
Evidenzbasierung bei Reizdarmsyndrom und funktioneller Dyspepsie

Die Temperatur-Feedback-Methode wurde von Neff & Blanchard (1987) als Hauptbestandteil in ein multimethodales Therapieprogramm für Reizdarmpatienten integriert. Zu der insgesamt 12 Sitzungen umfassenden Therapie gehören außerdem edukative Elemente über normale Darmfunktionen, progressive Muskelentspannung und kognitive Stressbewältigungsstrategien. Zentraler Bestandteil ist das Biofeedback über fünf Sitzungen ab der siebten Sitzung. Zusätzlich erhalten die Probanden ein Thermometer, um das Handerwärmungstraining 20 Minuten täglich zu Hause auszuführen. Die Evaluation dieses Programms lieferte in ersten kontrollierten Evaluationsstudien positive Ergebnisse, z. B. im Vergleich zu einer Symptom-Monitoring-Gruppe (**Neff & Blanchard, 1987**), und 12- sowie 48-Monats-Katamnesen weisen bei vielen Behandelten auf eine Aufrechterhaltung der Therapieerfolge hin (Blanchard, Schwarz & Neff, 1988; Schwarz, Blanchard & Neff, 1986; Schwarz, Taylor, Scharff & Blanchard, 1990).

Allerdings lieferte eine weitere kontrollierte Studie aus der gleichen Arbeitsgruppe (**Blanchard et al., 1992**) eher ernüchternde Ergebnisse: Erneut konnten positive symptomatische Veränderungen im prä-post-Vergleich beobachtet werden, ohne dass aber eine größere Effektivität der Interventions- im Vergleich zu einer Placebobehandlungs-Gruppe (Pseudomeditation und Alpha-EEG-Suppression) vorlag. Es kann daher nicht ausgeschlossen werden, dass die Therapieerfolge mit unspezifischen Aspekten wie Erfolgserwartung und Teilnahme an einer glaubwürdigen Therapie in Verbindung stehen. Möglich ist auch, dass die Pseudo-Therapie ebenfalls zu Entspannungsverbesserungen beitrug, denn diese Gruppe wies ebenfalls Anstiege in ihrer Fingertemperatur innerhalb und über die Sitzungen hinweg auf. Keine dieser Studien erlaubt insgesamt den Effekt der Biofeedback-Behandlung im Rahmen des gesamten Therapieprogramms abzuschätzen.

Eine weitere unkontrollierte Studie liegt vor, in der Biofeedback der elektrodermalen Aktivität (EDA) zur Verbesserung der Entspannungsreaktion bei 40 Reizdarm-Patienten, welche nicht auf konventionelle Therapie reagierten, durchgeführt wurde (**Leahy, Clayman, Mason, Lloyd & Epstein, 1998**). Insgesamt schätzten 50 % der Patienten den Einsatz der Entspannungsstrategie als hilfreich ein, und es zeigte sich eine signifikante Verbesserung der Beschwerden.

Letztlich ist es aufgrund der gegenwärtigen Befundlage nicht möglich, die Wirksamkeit von Biofeedback bei Erwachsenen mit Reizdarmsyndrom abzuschätzen. Entsprechend ging keine einzige Studie zu dieser gastrointestinalen Störung in das systematische Review von Coulter und Kollegen (Coulter et al., 2002) ein, da keine kontrollierte Studie zu reiner Biofeedback-Therapie vorlag.

Mit der Biofeedback-Behandlung bei funktioneller Dyspepsie befassten sich **Hjelland und Kollegen (2007)**. In der randomisiert-kontrollierten Studie wurde ein biofeedback-basiertes Atmungstraining zur Beeinflussung des Vagotonus mit Standardtherapie an 40 Patienten mit funktioneller Dyspepsie verglichen. Die Patienten der Biofeedback-Gruppe wurden über 4 Wochen angeleitet, anfangs mit und im Verlauf ohne mobile Geräte, täglich 5 Minuten ruhig und tief zu atmen (6 Zyklen pro Minute). Biofeedback war der Standardtherapie hinsichtlich der Toleranz für Flüssigkeitsmengen und störungsbezogener Lebensqualität überlegen. Während des unmittelbaren Feedbacks verbesserte sich der Vagotonus, allerdings unterschieden sich die beiden Gruppen nicht in den Kontrollmessungen der autonomen Aktivität (Baselinewerte für Respiratorische Sinusarrhythmie und Hautleitfähigkeit). Damit bleibt die Frage nach dem Wirkmechanismus der Methode noch offen. Diskutiert wird von den Autoren, dass die Trainingsintensität (mit nur 5 Minuten täglich) möglicherweise nicht ausreicht, um stabile physiologische Veränderungen zu erzielen. Außerdem wiesen die Patienten eine ausgeprägte interindividuelle Variabilität hinsichtlich ihrer parasympathischen- und sympatischen Aktivität auf – nicht alle wiesen vor Behandlungsbeginn einen besonders niedrigen Vagotonus auf. Eine Katamnese liegt bislang nicht vor.

8.7
Störungbild: Vulvodynie

Exemplarisch für das Gebiet organisch unklarer, chronischer Schmerzen wird hier auf die Biofeedbackanwendung bei Vulvodynie eingegangen. Die Behandlung organisch unklarer chronischer Schmerzen der äußeren weiblichen Genitale (Vulvodynie, Vulvavestibulitis) zählt zu den jüngeren Anwendungsgebieten von Biofeedback. Definiert wird die Vulvodynie durch eine konstant oder intermittierend auftretende Empfindungs- bzw. Schmerzstörung der Vulva (Schmerzen, Brennen, Stechen, Juckreiz). Bei der Unterform der Vulvavestibulitis (engl. «vulvar vestibulitis syndrome» VVS) können neben Schmerzen und einer ausgeprägten Druckempfindlichkeit am Vestibulum Erytheme in unterschiedlicher Ausprägung auftreten. Der Schmerz wird v. a. durch Reize intensiviert, die mit Druck auf dem Genitalbereich einhergehen (z. B. Geschlechtsverkehr, eng anliegende Kleidung, Radfahren, längeres Sitzen). Daher kommt eine Dyspareunie häufig vor. Außerdem leiden viele der betroffenen Frauen unter anderen medizinisch unklaren Beschwerden, z. B. Kopfschmerzen, Reizdarmsyndrom und Rückenschmerzen (Reed et al., 2003). Die Ätiologie der essentiellen Vulvodynie und Vulvavestibulitis ist weitgehend ungeklärt. Zur Diagnosestellung gehört der Ausschluss spezifischer medizinischer Ursachen (z. B. Infektionen oder Vulvakarzinom).

8.8
Therapierational bei Vulvodynie

Es liegen erste Hinweise darauf vor, dass die Aktivität der Beckenboden-Muskulatur verändert ist, wie z. B. Bestehen von Hypertonus und Instabilität in Ruhephasen, reduzierte Amplitude bei Willkürkontraktionen (Glazer, Jantos, Hartmann & Swencionis, 1998; Jantos, 2008). Es wurde daher der Einsatz von EMG-Feedback (abgeleitet mittels Vaginalsonden) vorgeschlagen, um diese EMG-Anomalien zu korrigieren (Glazer et al. 1995). Ziele der Biofeedbackanwendung sind es, die Amplitude und Variabilität des EMG-Signals in Entspannungsphasen zu reduzieren sowie das Kontraktionspotential der Muskulatur in Aktivierungsphasen zu steigern. Parallel soll die Wahrnehmung der Betroffenen für Muskelanspannung und -Entspannung verbessert werden. Typischerweise wird im Rahmen der Biofeedbacksitzungen ein Wechsel kurzer Maximalkontraktionen und Entspannungsphasen trainiert – ähnlich dem Vorgehen bei weiblicher Harninkontinenz.

8.9
Evidenzbasierung bei Vulvodynie

Es liegt eine randomisiert-kontrollierte Studie zu Biofeedback bei Dyspareunie aufgrund einer Vulvavestibulitis vor. In der Studie von **Bergeron et al. (2001)** wurden drei verschiedene Behandlungsbedingungen miteinander verglichen: Eine kognitiv-verhaltenstherapeutische Gruppentherapie (KVT), eine Vestibulektomie (chirurgische Ausschneidung von Gewebe) und eine Biofeedback-Behandlung mittels Oberflächen-EMG (BFB). 78 Frauen mit einer Dyspareunie wurden zufällig einer dieser Behandlungsbedingungen zugeordnet. Die Behandlungen der KVT (8 zweistündige Gruppensitzungen) und BFB (8 x 45-minütige Einzelsitzungen und tragbares Übungsgerät) erstreckten sich über insgesamt 12 Wochen. Nach dem Ende der Behandlung und in einem 6-Monats-Follow-Up zeigten sich sowohl in den beiden konservativen Therapiegruppen als auch nach chirurgischem Eingriff signifikante Besserungen bezüglich der Schmerzsymptomatik, wobei die Vestibulektomie-Gruppe die größte Schmerzabnahme verzeichnete. Darüber hinaus verbesserte sich das sexuelle Funktionsniveau in allen drei Gruppen. Anzumerken ist, dass insgesamt 7 Frauen in der Operationsbedingung den chirurgischen Eingriff verweigerten. Eine Katamnese von **Bergeron et al. (2008)** 2,5 Jahre nach Behandlungsende an 51 der 78 Patientinnen weist auf eine Aufrechterhaltung der Schmerzabnahme (z. B. vestibuläre Schmerzen) oder sogar auf eine weitere Verbesserung (z. B. Schmerzen beim Geschlechtsverkehr) aller drei Gruppen hin. Auch Therapieeffekte hinsichtlich der sexuellen Funktionen erwiesen sich als stabil – ohne dass sich die drei Behandlungsgruppen hierin unterschieden.

Darüber hinaus liegen einige unkontrollierte Studien (**Glazer, Rodke, Swencionis, Hertz & Young, 1995; McKay et al., 2001**) vor, welche viel versprechende Ergebnisse zeigten: Die mit Biofeedback behandelten Frauen wiesen eine klinisch bedeutsame Schmerzabnahme (> 80 %) und Verbesserung des sexuellen Funktionsniveaus (Wiederaufnahme von Geschlechtsverkehr) auf. Eine Nachbefragung von Glazer (2000), durchschnittlich 42 Monate nach der Behandlung an 43 Frauen, die bei Behandlungsabschluss schmerzfrei waren, zeigte unter diesen eine weitgehende Aufrechterhaltung der Therapieerfolge (weiter schmerzfrei: 88,3 % der Antwortenden). Die spezifische Bedeutung von Biofeedback lässt sich aber aufgrund des Studiendesigns anhand dieser Studien nicht abschätzen.

Zwischenzeitlich wurde ein ähnliches EMG-Biofeedback-Vorgehen auch zur Behandlung **chronischer Beckenbodenschmerzen beim Mann** (mit Beschwerden im Bereich des Beckens, der Leistengegend, der Hoden oder des Darmbereichs) eingesetzt und in unkontrollierten Studien positiv evaluiert (Clemens et al., 2000; Cornel, van Haarst, Schaarsberg & Geels, 2005; Hetrick et al., 2006).

8.10
Zusammenfassende Bewertung

Beurteilt man die vorliegende Evidenz für Biofeedback getrennt nach den verschiedenen Syndromen mit Körperbeschwerden unklaren organischen Ursprungs, so lässt sich für jedes hier dargestellte Indikationsgebiet schlussfolgern, dass die Datenbasis aus randomisiert-kontrollierten Studien noch zu schmal ist, um die Effektivität sicher beurteilen zu können:

- Im Bereich des Somatisierungssyndroms liegt eine Therapievergleichsstudie zu einem Mehrkanal-Biofeedback vor, welche als primäres Erfolgsmaß jedoch nicht die Veränderungen auf körperlicher Ebene, sondern kognitive Veränderungen untersuchte. Auch fehlen in diesem Bereich katamnestische Daten.

- Bei dem Reizdarmsyndrom wurde Temperatur-Biofeedback in den vorliegenden kontrollierten Studien als Bestandteil eines Therapiekonzeptes zur Stressbewältigung überprüft. Die Ergebnisse fielen dabei heterogen aus: Eine Studie bestätigte die Effektivität im Vergleich zu einer Selbstbeobachtungs-Kontrollbedingung und Aufrechterhaltung der Effekte im Längsschnitt, während die zweite kontrollierte Studie keine Überlegenheit gegenüber einer glaubwürdigen Placebotherapie zeigte.

- Bei der funktionellen Dyspepsie legt eine randomisiert-kontrollierte Studie die Wirksamkeit eines Atmungs-Feedbacks in Teilbereichen der untersuchten Variablen nahe. Eine Katamnese steht hier aus.

- Die Behandlung der Vulvodynie mit EMG-Biofeedback wurde in einer randomisiert-kontrollierten Studie untersucht. Das EMG-Biofeedback erwies sich als ähnlich wirksam wie eine kognitiv-behaviorale Gruppentherapie, wobei der operative

Eingriff beiden konservativen Therapien hinsichtlich der Schmerzverbesserung überlegen war (aber mit einer höheren Ausfallrate einherging).

Zu einigen der vorgenannten Störungsbereiche liegen noch zusätzliche unkontrollierte Studien vor, die generell die symptomatische Besserung der Patienten nach Biofeedback-Behandlung zeigten. Insgesamt erscheinen weitere Studien aufgrund der mehrheitlich positiven Ergebnisse wünschenswert.

Verschiedene Biofeedback-Methoden wurden bei den hier dargestellten Beschwerdebildern in Abhängigkeit von angenommenen zugrunde liegenden physiologischen Mechanismen angewandt. Anzumerken ist allerdings, dass ein Kennzeichen dieser Beschwerdesyndrome gerade die Abwesenheit einer ausreichenden organmedizinischen Pathologie ist, und dass das Wissen über mögliche beteiligte physiologische Veränderungen noch sehr begrenzt ist. Daher sollte in zukünftigen Studien nicht nur die Effektivität der Therapie, sondern auch die hypothetisch relevanten Prozesse untersucht werden, um sinnvolle Ansatzpunkte für die Therapie zu identifizieren. Dies gilt auch für die bereits umfassender evaluierten Schmerzstörungen, wie Kopfschmerzen vom Spannungstyp (Kapitel 12.2), temporomandibulären Störungen (Kapitel 12.6) oder unspezifische Rückenschmerzen (Kapitel 12.3), bei denen die Anwendung von Biofeedback z.B. mit dysfunktionaler Muskelaktivität begründet wird. Gerade unter diesen Diagnosegruppen befinden sich in der Mehrzahl Personen, bei denen die somatischen Beschwerden nicht ausreichend organisch begründet ist, so dass für eine Gesamtevaluation des Bereichs somatoformer Beschwerden auch die Schmerzkapitel heran zu ziehen sind.

Bei einigen Beschwerdebildern, wie dem Reizdarmsyndrom und dem Somatisierungssyndrom, wurde Biofeedback überwiegend als Behandlungskomponente evaluiert. Hier sind weitere Studien mit einem spezifischen Design wünschenswert, welches die Überprüfung des relativen Stellenwertes von Biofeedback erlaubt. Der Vorteil der Biofeedback-Methode könnte bei diesen Beschwerdebildern gerade darin liegen, dass der Ansatzpunkt für die Veränderung in körperlichen Prozessen und ihrer Regulation gesehen wird – und eine Verbindung von körperlichen und psychischen Prozessen nur schrittweise hergestellt wird. Dies könnte die gute «Augenscheinvalidität» bzw. Glaubwürdigkeit und Akzeptanz von Biofeedback seitens der Patienten begründen.

Literatur

[1] berücksichtigte kontrollierte Studien;
[2] Meta-Analysen;
[3] weitere Studien

Abbey, S. E. & Lipowski, Z. J. (1987). Comprehensive management of persistent somatization: an innovative inpatient program. *Psychother Psychosom, 48,* 110–15.
[1] Bergeron, S., Binik, Y.M., Khalife, S., Pagidas, K., Glazer, H.I., Meana, M., Amsel, R. (2001) A randomized comparison of group cognitive-behavioral therapy, surface electromyographic biofeed-

back, and vestibulectomy in the treatment of dyspareunia resulting from vulvar vestibulitis. *Pain*, 91, 297–306.

³ Bergeron, S., Khlifé, S., Glazer, H.I., Binik, Y. M. (2008). Surgical and behavioral treatments for vestibulodynia: two-and-one-half year follow-up and predictors of outcome. *Obstet Gynecol*, 111(1), 159–166.

³ Blanchard, E. B., Schwarz, S. P. & Neff, D. F. (1988). Two-year follow-up of behavioral treatment of irritable bowel syndrome. *Behavior Therapy*, 19(1), 67–73.

¹ Blanchard, E. B., Schwarz, S. P., Suls, J. M., Gerardi, M. A., Scharff, L., Greene, B. et al. (1992). Two controlled evaluations of multicomponent psychological treatment of irritable bowel syndrome. *Behaviour Research and Therapy*, 30(2), 175–189.

³ Clemens, J. Q., Nadler, R. B., Schaeffer, A. J., Belani, J., Albaugh, J. & Bushman, W. (2000). Biofeedback, pelvic floor re-education, and bladder training for male chronic pelvic pain syndrome. *Urology*, 56(6), 951–955.

³ Cornel, E. B., van Haarst, E. P., Schaarsberg, R. W. & Geels, J. (2005). The effect of biofeedback physical therapy in men with Chronic Pelvic Pain Syndrome Type III. *Eur Urol*, 47(5), 607–611.

Coulter, I. D., Favreau, J. T., Hardy, M. L., Morton, S. C., Roth, E. A. & Shekelle, P. (2002). Biofeedback interventions for gastrointestinal conditions: a systematic review. *Alternative Therapies In Health and Medicine*, 8(3), 76–83

Flor, H., Birbaumer, N., Schulte, W., & Roos, R. (1991). Stress-related electromyographic responses in chronic temperomandibular pain. *Pain*, 46, 145–152.

Furman, S. (1973). Intestinal biofeedback in functional diarrhea: A preliminary report. *Journal of Behavior Therapy and Experimental Psychiatry*, 4(4), 317–321.

³ Glazer, H. I. (2000). Dysesthetic vulvodynia. Long-term follow-up after treatment with surface electromyography-assisted pelvic floor muscle rehabilitation. *The Journal of Reproductive Medicine*, 45, 798–802.

Glazer, H.I., Jantos, M., Hartmann, E. H. & Swencionis, C. (1998). Electromyographic comparisons of the pelvic floor in women with dysesthetic vulvodynia and asymptomatic women. *The Journal of Reproductive Medicine*, 43, 959–62.

³ Glazer, H. I., Rodke, G., Swencionis, C., Hertz, R., Young, A. W. (1995) Treatment of vulvar vestibulitis syndrome with electromyographic biofeedback of pelvic floor musculature. *The Journal of Reproductive Medicine*, 40, 283–290.

Hetrick, D. C., Glazer, H., Liu, Y. W., Turner, J. A., Frest, M. & Berger, R. E. (2006). Pelvic floor electromyography in men with chronic pelvic pain syndrome: A case-control study. *Neurourol Urodyn*, 25, 46–49.

¹ Hjelland, I.E., Svebak, S., Berstad, A., Flatab, G., Hausken, T. (2007). Breathing exercises with vagal biofeedback may benefit patients with functional dyspepsia. *Scandinavian Journal of Gastroenterology*, 42, 1054–1062.

Jantos, M. (2008). Vulvodynia: a psychophysiological profile based on electromyographic assessment. *Appl Psychophysiol Biofeedback*, 33,29–38.

³ Leahy, A., Clayman, C., Mason, I., Lloyd, G. & Epstein, O. (1998). Computerised biofeedback games: a new method for teaching stress management and its use in irritable bowel syndrome. *J R Coll Physicians Lond*, 32(6), 552–556.

Martin, A. & Rief, W. (2006). Somatoforme Störungen. In W. Rief & N. Birbaumer (Hrsg.). *Biofeedback. Grundlagen, Indikationen, Kommunikation, praktisches Vorgehen in der Therapie*. Stuttgart: Schattauer.

³ McKay, E., Kaufman, R.H., Doctor, U. Berkova, S., Glazer, H. Redko, V. (2001). Treating Vulvar Vestibulitis with Electromyographic Biofeedback of Pelvic Floor Musculature. *Journal of Reproductive Medicine*, 46, 337–342.

[1] Nanke, A. & Rief, W. (2000). Biofeedback-Therapie bei somatoformen Stoerungen. *Verhaltenstherapie, 10*(4), 238–248.

[1] Nanke A. & Rief W. (2003). Biofeedback-based interventions in somatoform disorders: a randomized controlled trial. *Acta Neuropsychiatrica, 15,* 249–256.

[1] Neff, D. F. & Blanchard, E. B. (1987). A multi-component treatment for irritable bowel syndrome. *Behavior Therapy, 18*(1), 70–83.

[3] Radnitz, C. L. & Blanchard, E. B. (1988). Bowel sound biofeedback as a treatment for irritable bowel syndrome. *Biofeedback and Self Regulation, 13*(2), 169–179.

[3] Radnitz, C. L. & Blanchard, E. B. (1989). A 1- and 2-year follow-up study of bowel sound biofeedback as a treatment for irritable bowel syndrome. *Biofeedback and Self Regulation, 14*(4), 333–338.

Reed, B.D., Haefner, H.K., Cantor, L. (2003). Vulvar Dysethesia (Vulvodynia). *The Journal of Reproductive Medicine, 48,* 409–416.

Rief, W., Hessel, A., & Braehler, E. (2001). Somatization symptoms and hypochondriacal features in the general population. *Psychosomatic Medicine, 63,* 595–602.

[3] Schwarz, S. P., Blanchard, E. B. & Neff, D. F. (1986). Behavioral treatment of irritable bowel syndrome: A 1-year follow-up study. *Biofeedback and Self Regulation, 11*(3), 189–198.

[3] Schwarz, S. P., Taylor, A. E., Scharff, L. & Blanchard, E. B. (1990). Behaviorally treated Irritable Bowel Syndrome patients: A four-year follow-up. *Behaviour Research and Therapy, 28*(4), 331–335.

Sharpe, M., & Bass, C. (1992). Pathophysiological mechanisms in somatization. *International Review of Psychiatry, 4,* 81–97.

Tougas, G. (1999). The autonomic nervous system in functional bowel disorders. *Canadian Journal of Gastroenterology, 13,* Suppl A 15a-17a.

Wickramasekera, I. (1989). Enabling the somatising patient to exit the somatic closet: A high risk model. Psychotherapy, 26, 530–544.

Wilhelm, F. H., Gevirtz, R., & Roth, W. T. (2001). Respiratory dysregulation in anxiety, functional cardiac, and pain disorders. Assessment, phenomenology, and treatment. *Behavior Modification, 25*(4), 513–545.

Wittchen, H.-U., Müller, N., Pfister, H., Winter, S., & Schmidtkunz, B. (1999). Affektive, somatoforme und Angststörungen in Deutschland – Erste Ergebnisse des Bundesweiten Zusatzsurveys «sychische Störungen». *Gesundheitswesen, 61,* 216–222

9 Essstörungen

Hans-Jürgen Korn & Lothar Niepoth

9.1 Störungsbild

Als wichtigste Syndrome für den Bereich der Essstörungen werden von den internationalen Klassifikationssystemen (ICD-10 und DSM-IV) die Anorexia nervosa und die Bulimia nervosa (Bulimie) beschrieben. Das Störungsbild der **Anorexia nervosa** ist charakterisiert durch ein selbst herbeigeführtes, deutliches Untergewicht und einer Körperschemastörung mit der Angst vor einer Gewichtszunahme. Diese Angst ist auch für das Störungsbild der Bulimie charakteristisch. Für die **Bulimie** typisch sind allerdings wiederholte Eßattacken, wobei die Betroffenen Maßnahmen ergreifen (z. B. selbstinduziertes Erbrechen), die dem Effekt der Gewichtszunahme entgegen steuern sollen. Darüber hinaus wird in neuerer Zeit die sogenannte «**Binge Eating Störung**» definiert. Bei den Betroffenen kommt es dabei zu periodischen Heißhungeranfällen, im Gegensatz zur **Bulimie** bleiben hier aber Maßnahmen aus, die eine **Gewichtszunahme** verhindern sollen. Eine Binge Eating Störung wiederum kann zu **Adipositas** führen, der Bezeichnung für starkes Übergewicht. Diese Fettleibigkeit oder -sucht wird im Klassifikationssystem der WHO (ICD-10) unter dem Kapitel E (Endokrine, Ernährungs- und Storffwechselkrankheiten) aufgeführt.

9.2 Evidenzbasierung

Für die oben genannten vier Störungsbilder liegen keine Studien zur Evidenzbasierung für den Einsatz von Biofeedback vor. Es existiert lediglich eine Studie von Pop-Jordanova (2000), bei der das Biofeedback der Elektrodermalen Aktivität im Sinne eines Entspannungstrainings bei anorektischen und übergewichtigen Mädchen eingesetzt wurde. Der spezifische Beitrag von Biofeedback kann in dieser Studie allerdings nicht bewertet werden, da dieses therapeutische Element im Rahmen einer multimodalen Therapie eingesetzt wurde.

9.3
Zusammenfassende Bewertung

Es liegen keine kontrollierten Studien zur Behandlung von Essstörungen mit Biofeedback-Methoden vor.

Literatur

[1] berücksichtigte kontrollierte Studien;
[2] Meta-Analysen;
[3] Studien ohne Kontrollgruppendesign

[3] Pop-Jordanova, N. (2000). Psychological characteristics and biofeedback mitigation in preadoloscents with eating disorders. *Pediatrics International*, 42, 76–81.

10 Schlafstörungen

Hans-Jürgen Korn & Lothar Niepoth

10.1 Störungsbild

Nichtorganische Schlafstörungen werden in der Klassifikation der ICD-10 in sogenannte «Dyssomnien» unterteilt, die mit einem Schlafmangel oder übermäßiger Tagesmüdigkeit einhergehen. Darüber hinaus werden «Parasomnien» aufgeführt, worunter Schlafstörungen zu verstehen sind, die mit abnormalen motorischen und/oder autonomen Ereignissen einhergehen, wie z. B. Albträume, Schlafwandeln oder das nächtliche Zähneknirschen («Bruxismus»).

Die häufigste Schlafstörung unter den Dyssomnien ist die «nichtorganische Insomnie» (F51.0): Klagen über Ein- und Durchschlafstörungen oder eine schlechte Schlafqualität stehen dabei im Vordergrund, die mindestens 3 Mal pro Woche über einen Zeitraum von mindestens einem Monat vorhanden sein sollen. Für eine entsprechende Diagnosestellung ist außerdem erforderlich, dass die Betroffenen sich überwiegend mit der Schlafstörung beschäftigen und sich übertriebene Sorgen über mögliche negative Konsequenzen machen. Die Schlafprobleme sollen darüber hinaus einen deutlichen Leidensdruck verursachen und sich störend auf Alltagsaktivitäten auswirken. Derartige Schlafstörungen gehören zu den häufigsten psychosomatischen Beschwerden. Nach einer Übersicht von Weyerer und Dilling (1991) leiden 15 bis 35 % der Bevölkerung in westlichen Industrienationen darunter. Eingegangen wird hier auf die Biofeedback-Anwendung bei Dyssomnien.

10.2
Therapierational

Die Biofeedback-Behandlung von Schlafstörungen, insbesondere der nicht-organischen Insomnie, wird seit den 1970er-Jahren durchgeführt. Grundlage für die Anwendung von Entspannungsverfahren bei der Behandlung von Insomnien ist der Befund, dass schlechte Schläfer oft ein erhöhtes physiologisches, kognitives oder emotionales Erregungsniveau aufweisen. Entspannungsmethoden wie beispielsweise das Autogene Training, die Progressive Muskelrelaxation nach Jacobson oder auch Biofeedback-Verfahren können bei Insomnie-Patienten das erhöhte psychophysiologische Aktivierungsniveau reduzieren. Biofeedback wird also als Methode genutzt, um die Entspannungsreaktion zu fördern. Entspannungsverfahren können generell über verschiedene Zugänge den Schlaf fördern. Mögliche Zugänge sind hierbei: a) die Muskelentspannung und b) eine kognitive Entspannung (z. B. «Gedanken loslassen» oder «Gelassenheit gegenüber auftretenden Gedanken»; s. a. Knab, 1994).

Diesen verschiedenen Zugängen entsprechend lassen sich unterschiedliche Biofeedbackmethoden einsetzen, wie die Rückmeldung der Muskelanspannung (EMG-Feedback) und das Neurofeedback, bei dem die EEG-Aktivität zurückgemeldet wird. Bei der Anwendung des Neurofeedback kommen prinzipiell verschiedene Frequenzbereiche in Frage. Diesen Frequenzen kommt ein Verhaltenskontinuum nahe, das von «dösen/schläfrig sein» (Theta-Aktivität; etwa 4 bis 8 Hz), über den entspannten Wachzustand (Alpha-Aktivität; etwa 8 bis 13 Hz) bis hin zu wacher Aufmerksamkeit (Beta-Aktivität; etwa über 13 Hz) reicht (Birbaumer & Schmidt, 1996; vgl. auch Thompson & Thompson, 2003). Im Beta-Frequenzbereich kann bei einer Verhaltenshemmung über dem sensomotorischen Kortex der sogenannte «sensomotorische Rhythmus» (SMR) im Frequenzbereich zwischen 12 und 15 Hz beobachtet werden.

10.3
Evidenzbasierung

Originalstudien

Bei der Behandlung von Insomnien wurden hauptsächlich zwei Biofeedback-Methoden in kontrollierten Studien untersucht: Zum einen das EMG-Biofeedback, bei dem meist der Anspannungsgrad der Stirnmuskulatur (M. frontalis) gemessen und rückgemeldet wurde. Außerdem wurde das Neurofeedback untersucht. Beim Übergang vom Wachen zum Einschlafen findet sich vermehrte Theta- und/oder SMR-Aktivität im EEG. Aus diesem Grund wurde in Therapiestudien auch mit dem EEG-Feedback dieser Frequenzbereiche gearbeitet. Durch die Rückmeldung dieses Parameters soll ein tieferer Entspannungszustand herbeigeführt werden.

In einem Übersichtsbericht der American Academy of Sleep Medicine (Morin et al., 1999) zur nichtpharmakologischen Behandlung der chronischen Insomnie, in der 48 klinische Studien und zwei Meta-Analysen eingeschlossen wurden, kommen die Autoren zu folgendem Schluss: Nach den Kriterien der American Psychological Association wird Biofeedback neben der Schlafrestriktion und multimodalen kognitiven Verhaltenstherapie als wahrscheinlich effektives Behandlungsverfahren bei der Insomnie eingeschätzt. Als empirisch gesicherte Behandlungsverfahren gelten die Stimuluskontrolle, Progressive Muskelrelaxation und die Paradoxe Intention.

In dieser Studien-Übersicht erfüllten neun kontrollierte Studien zum Biofeedback die Einschlusskriterien (**Freedman & Papsdorf, 1976; Hughes & Hughes, 1978; Coursey et al., 1980; Hauri, 1981; Hauri et al., 1982; Nicassio et al., 1982; Van der Plate & Eno, 1983; Sanavio, 1988; Sanavio et al., 1990**). Allein acht Studien davon konnten eine positive Wirkung von EMG-Biofeedback bei Einschlafstörungen zeigen.

Zusätzlich zu der von Morin et al. (1999) aufgelisteten kontrollierten Studien zum Biofeedback existiert noch eine deutsche Studie (**Engel-Sittenfeld et al. 1980**). In Tabelle 1 werden die Originalstudien zur Evidenzbasierung der Biofeedback-Behandlung von Insomnie-Patienten aufgeführt.

Seit der letzten Studie von 1990 (Sanavio et al.) wurden keine weiteren Untersuchungen zur Wirksamkeit von Biofeedback bei der Behandlung von Schlafstörungen durchgeführt (siehe auch die Aktualisierung der Übersichtsarbeit von Morin et al. (2006).

Von den vorliegenden Studien konnten vier die Biofeedback-Effekte mit polysomnographischen Messungen belegen (Freedman & Papsdorf, 1976; Coursey et al., 1980; Hauri, 1981; Hauri et al., 1982). In zwei einzelnen Studien (Hughes & Hughes, 1978; Van der Plate & Eno, 1983) zeigte sich Pseudofeedback genauso effektiv wie die richtige Feedback-Modalität, allerdings muss zumindest eine Studie davon (Hughes & Hughes, 1978) aufgrund methodischer Mängel (unklare diagnostische Einschlusskriterien) einschränkend gewertet werden.

Insgesamt waren die Therapieerfolge in den von Morin et al. (1999) berücksichtigten Studien, mit denen von Standard-Entspannungsmethoden vergleichbar. So testeten **Freedman und Papsdorf (1976)** ein Frontalis-EMG-Biofeedback gegenüber Progressiver Muskelentspannung und einer Gymnastik-Kontrollgruppe («Williams Excercises»). Einschlusskriterien für die Studie waren das Vorliegen von insomnischen Beschwerden für mindestens 4 Nächte pro Woche mit einer Einschlaflatenz von einer Stunde während des letzten halben Jahres. Gesichert wurde die Diagnose über polysomnographische Messungen im Schlaflabor. Diese Messung wurde auch zum Ende der Erhebung wiederholt. Es zeigte sich, dass sich die Biofeedback- und die Progressive Muskelentspannungs-Gruppen signifikant gegenüber der Gymnastik-Gruppe verbesserten. Zwischen der Biofeedback und Progressiver Muskelentspannung gab es keine signifikanten Unterschiede. Erstaunlich war, dass die Frontalis-EMG-Gruppe lediglich 6 halbstündige Sitzungen über den Experimentalzeitraum (2 Wochen) bekam, also eine relativ geringe Anzahl an Sitzungen.

Tabelle 1: Kontrollierte Biofeedback-Studien zur Therapie von Insomnie-Patienten

Autoren	N	Behandlungs-bedingung	Behandlung (Wochen/Std) Follow-up (Monate)	Ergebnisse
Freedman & Papsdorf (1976)	18	Frontalis-EMG-BFB PME KG: Plazebo	2/3 2	BFB + PME: Größere EL-Reduktion als Plazebo (30/23 min); unterscheiden sich selbst nicht voneinander; PSG-Daten bestätigen die Ergebnisse
Hughes & Hughes (1978)	36	Frontalis-EMG-BFB Entspannung Stimuluskontrolle KG: Pseudo-BFB	2–8/1–5 12	Signifikante EL-Reduktion für alle 4 Bedingungen (50 auf 28 min), aber keine Gruppenunterschiede
Engel-Sittenfeld et al. (1980)	22	Frontalis-EMG- + Theta-BFB AT Gesprächstherapie WL	12–19/1–2 6	u. a. signifikante Abnahme des Schlafmittelkonsums; keine differentiellen Effekte
Coursey et al. (1980)	22	EMG-BFB AT KG: »Electrosleep-Therapie\)	6/8 1	Mehr Patienten der BFB- und AT-Bedingung verbesserten sich signifikant in EL und SE; PSG-Daten bestätigen Ergebnisse
Hauri (1981)	48	Frontalis-EMG-BFB EMG- + Theta-BFB SMR-BFB KG: keine Behandlung	8/25 9	EMG-BFB erbrachte die besten Ergebnisse für angespannte Patienten; SMR-BFB war effektiver bei denen, die schon zur Baseline entspannt waren; PSG-Daten vorhanden
Hauri et al. (1982)	16	Theta-BFB SMR-BFB	13/13 9	Angespannte Patienten profitieren nur vom Theta-BFB, während entspannte nur vom SMR-BFB profitieren

Autoren	N	Behandlungs-bedingung	Behandlung (Wochen/Std) Follow-up (Monate)	Ergebnisse
Nicassio et al. (1982)	40	Frontalis-EMG-BFB PME KG: BFB-Plazebo KG: Keine Behandlung	6/5 6	Entspannung und BFB reduzierten EL mit 57 und 63 %, im Vergleich zu 39 % in BFB-Plazebo
Vander-Plate & Eno (1983)	36	EMG-BFB Pseudo BFB Selbstbeobachtung WL	KI/3.3 2	BFB reduzierte EL von 30 auf 15min, während Pseudo-BFB von 40 auf 17 min. Kein Unterschied zwischen den 2 Gruppen
Sanavio (1988)	24	Frontalis-EMG-BFB KT	2/6 12	Beide Behandlungen reduzierten EL um 54 %; KT reduzierte Grübeln; BFB reduzierte Anspannung vor Einschlafen; keine differentiellen Effekte im 3 + 12-Monats-Follow up
Sanavio et al. (1990)	40	EMG-BFB KT Stimuluskontrolle/PME WL	2/6 36	alle 3 Behandlungen effektiver als WL in EL-Reduzierung und NW; Erfolge stabil nach 1 und 3 Jahren (hohe Ausfallrate bei 3-Jahres-Follow-up)

KI = keine Information vorhanden; BFB= Biofeedback; AT = Autogenes Training; PME = Progressive Muskelentspannung; KT = Kognitive Therapie; WL = Warteliste; KG = Kontrollgruppe; EL = Einschlaflatenz; NW = nächtliche Wachphasen; PSG = Polysomnographie; SE = Schlafeffizienz

In der Studie von **Coursey et al. (1980)** konnte an einer Stichprobe von 22 Patienten gezeigt werden, dass Frontalis-EMG sowie Autogenes Training einer Kontrollgruppe überlegen war, die eine sogenannte «electrosleep»- Therapie bekam (eine intrakraniell, frontal ausgeführte Elektrostimulation). Einschlusskriterien für die Studie waren neben dem Vorliegen einer Insomnie und einer Einschlaflatenz mit einer Zeitdauer von mindestens 35 Minuten, dass die Störung seit mindestens zwei Jahren bestand und die Einschlafstörungen an mindestens vier Tagen in der Woche vorlagen. Es wurden schlafspezifische Fragebögen vorgelegt, Depressions- und Angstwerte erhoben, Schlaftagebücher durchgeführt und das Schlaf-EEG erfasst. An die Baselineerhebung (2 bis 5 Wochen vor der Behandlung) schloss sich die 6-wöchige Experimentalphase an, eine 1-Monats-Katamnese wurde erhoben. Kriterien waren Verbesserungen der Einschlaflatenz von mindestens 33 % in Schlaftagebüchern und von 25 % in den EEG-Befunden zur Einschlaflatenz. Hier waren die Ergebnisse im Biofeedback besser als bei der Gruppe mit autogenem Training; statistisch relevant zeigte sich die Verbesserung für beide Entspannungsgruppen gegenüber der Kontrollgruppe.

In der aktuellsten Studie von **Sanavio et al.** (1990) wurden 40 schlafgestörte Erwachsene untersucht, bei denen die Insomnie schon seit mindestens 5 Jahren bestand. Sie verglichen hierbei Frontalis-EMG-Biofeedback mit kognitiver Umstrukturierung, Stimuluskontrolle, Progressiver Muskelrelaxation und einer (Warteliisten-) Kontrollgruppe. Auch hier profitierten alle Behandlungsgruppen vor allem in der Reduktion der Einschlaflatenz (37 %) und einem geringerem nächtlichen Erwachen (50 %), sowie in einer subjektiven Schlafqualitätsverbesserung gegenüber der Wartelisten-Gruppe. Bemerkenswert an dieser Studie war, dass die Erfolge bei der 1- und 3-Jahreskatamnese relativ stabil blieben.

Die erfolgreiche Anwendung eines Neurofeedback-Trainings bei Insomnien wurde schon in einer frühen Einzelfallstudie (Bell, 1979) berichtet. Bis heute existieren allerdings lediglich drei kontrollierte Studien. Diese konnten einen positiven Effekt des Neurofeedbacks bei Insomnien nachweisen. Dabei wurde in zwei Studien eine Kombination aus EMG- und Theta-Training verwendet (Engel-Sittenfeld et al., 1980; Hauri, 1981). In einer Studie (Hauri et al., 1982) kam ein reines Theta- bzw. SMR-Training zur Anwendung.

Hauri (1981) untersuchte 48 Probanden mit einer psychophysiologischen Insomnie in einem Vergleich zwischen

a) Frontalis-EMG-Biofeedback

b) einer Kombination von Theta-Neurofeedback und Frontalis-EMG-Biofeedback

c) einem SMR-Neurofeedback

d) einer Kontrollgruppe (Beratung).

Einschlusskriterien waren die Diagnose einer psychophysiologischen Insomnie und weniger als 85 % Schlafeffizienz oder eine Einschlaflatenz, die in den Schlaflabornächten 30 Minuten überstieg. Eine sehr genaue diagnostische Prozedur selektierte Schlafstörungen depressiven Ursprungs, Schlaf-Apnoen sowie andere körperliche und psychiatrische Schlaferkrankungen aus. Erhoben wurden vor und nach der Untersuchung sowohl polysomnographisch als auch per Schlaftagebuch die Einschlaflatenz, die Anzahl der Aufwachvorgänge, die Schlafeffizienz sowie die Anteile der verschiedenen Schlafphasen. Es wurde zusätzlich eine 9-Monats-Katamnese durchgeführt. Darüber hinaus wurden den Teilnehmern Fragebögen zu Angst und der MMPI vorgelegt. In der Katamnese wurde keine Polysomnographie durchgeführt.

Es fiel bei den Ergebnissen auf, dass die Erfolge in den Gruppen interindividuell sehr stark differierten: Während einige Teilnehmer sehr stark profitierten, verbesserten sich andere gar nicht oder wenig. Insgesamt zeigte sich allerdings keine Biofeedback-Therapie der anderen gegenüber überlegen. Bei näherer Untersuchung der Effekte wurde deutlich, dass die Zunahme an SMR mit einer Verbesserung des Schlafes im Schlaflabor signifikant korrelierte. Dieser Zusammenhang bestand allerdings nur dann, wenn der Teilnehmer nicht zu Beginn der Behandlung eine hohe Muskelanspannung und hohe Angstwerte aufwies. Umgekehrt profitierten diejenigen am meisten vom EMG- und Theta-Training, die zu Behandlungsbeginn hohe Angstwerte und höhere Muskelanspannung hatten. Aus diesen Ergebnissen folgerte Hauri, dass es differentielle Behandlungseffekte gäbe. Bei einer Reanalyse der Ergebnisse unter Berücksichtigung dieser beiden Teilnehmer-Gruppen, zeigten sich signifikante Verbesserungen in der Einschlaflatenz, der Schlafdauer und der Reduktion der Aufwachvorgänge, sowohl bei der Selbstprotokollierung als auch in den Schlaflabordaten.

Um diese Ergebnisse zu replizieren, untersuchten **Hauri et al. (1982)** noch einmal 16 psychophysiologische Insomniker mit einem Theta- und SMR-Training und konnten die Ergebnisse der Vorstudie bestätigen.

Metaanalysen

Es existiert eine Metaanalyse von **Morin, Culbert und Schwartz (1994)** zur nichtpharmakologischen Behandlung der chronischen Insomnie, die insgesamt 59 Studien umfasst. Leider werden von den Autoren die verwendeten Studien nicht aufgelistet, so dass unklar ist, wie viele und welche Behandlungsstudien zum Biofeedback in die Analyse eingingen. Im Vergleich zu den anderen untersuchten Verfahren (u. a. Stimuluskontrolle, Schlafrestriktion, Paradoxe Intention, Schlafhygiene) ergaben sich für das Biofeedback zum Teil überdurchschnittliche Effektgrößen. Die Autoren berechneten für das Biofeedback Effektgrößen in einem respektablen Bereich zwischen 0.38 für die Schlafdauer (durchschnittliche Effektgröße: 0.42), 0.70 für die Dauer nächtlicher Wachphasen (durchschnittliche Effektgröße 0.65) und 0.97 für den Parameter der Häufigkeit nächtlicher Wachphasen (0.53). Für den sehr bedeutsamen Parameter der Einschlaflatenz ergab sich sogar eine Effektgröße von 1.00 (durchschnittliche Effektgröße 0.88).

10.4
Zusammenfassende Bewertung

Insgesamt können mehrere der vorliegenden kontrollierten Studien belegen, dass Biofeedback mindestens genauso effektiv ist, wie andere anerkannte Behandlungsverfahren bei der Behandlung von nichtorganischen Insomnien. Methodenkritisch ist anzumerken, dass die Stichprobengröße in den meisten vorliegenden Studien als klein einzuschätzen ist. Die 1- und 3-Jahres-Katamnesen von Sanavio et al. (1990) belegen die weitgehende Aufrechterhaltung der Therapieeffekte.

Literatur

[1] berücksichtigte kontrollierte Studien;
[2] Meta-Analysen

Bell, J. S. (1979). The use of EEG theta biofeedback in the treatment of a patient with sleep-onset-insomnia. *Biofeedback and Self Regulation*, 4, 229–236.

Birbaumer, N. & Schmidt, R. F. (1996). *Biologische Psychologie*. 3. Auflage. Berlin: Springer.

[1] Coursey, R. D., Frankel, B. L., Gardner, K. B., Moot, D. E. (1980). A comparison of relaxation techniques with electrosleep therapy for chronic sleep-onset insomnia: A sleep EEG study. *Biofeedback and Self Regulation*, 5, 57–73.

[1] Engel-Sittenfeld, P., Engel, R. R., Huber, H. P., Zangl, K. (1980). Wirkmechanismen psychologischer Therapieverfahren bei der Behandlung chronischer Schlafstörungen. *Zeitschrift für Klinische Psychologie. Forschung und Praxis*, 9, 34–52.

[1] Freedman, R. & Papsdorf, J. D. (1976). Biofeedback and progressive relaxation treatment of sleep-onset insomnia: A controlled, all-night investigation. *Biofeedback and Self Regulation*, 1, 253–271.

[1] Hauri, P. (1981). Treating psychophysiologic insomnia with biofeedback. *Archives of General Psychiatry*, 38, 752–758.

[1] Hauri, P. J., Percy, L., Hellekson, C., Hartmann, E., Russ, D. (1982). The treatment of psychophysiologic insomnia with biofeedback: A replication study. *Biofeedback and Self Regulation*, 7, 223–235.

[1] Hughes, R. C. & Hughes, H. H. (1978). Insomnia: Effects of EMG biofeedback, relaxation training, and stimulus control. *Behavioral Engineering*, 5, 67–72.

Knab, B. (1994). Schlafstörungen. In: Petermann, F. & Vaitl, D. (Hrsg.) *Handbuch der Entspannungsverfahren*. Bd.:2, Anwendungen. Weinheim: Psychologie-Verlags-Union, 57–73.

[2] Morin, C. M., Culbert, J. P., Schwartz, M. S. (1994). Non pharmacological interventions for insomnia: A meta analysis. *American Journal of Psychiatry*, 151, 1172–1180.

Morin, C.M., Hauri, P.J., Espie, C.A., Spielman, A.J., Buysse, D.J., Bootzin, R. R. (1999). Nonpharmacologic treatment of chronic insomnia. *Sleep*, 22, 1134–1156.

Morin, C.M., Bootzin, R.R., Buysse, D.J., Edinger, J.D., Espie, C.A., Lichstein, K.L.. (2006). Psychological and behavioural treatment of insomnia: update of the recent evidence (1998–2004). *Sleep*, 29, 1398–1414.

[1] Nicassio, P. M., Boylan, M. B., McCabe, T. G. (1982). Progressive relaxation, EMG biofeedback and biofeedback placebo in the treatment of sleep-onset insomnia. *British Journal of Medical Psychology*, 55, 159–166.

[1] Sanavio, E. (1988). Pre-sleep cognitive intrusions and treatment of onset-insomnia. *Behaviour research and Therapy*, 26, 451–459.

[1] Sanavio, E., Vidotto, G., Bettinardi, O., Rolletto, T., Zorzi, M. (1990). Behaviour therapy for DIMS: Comparison of three treatment procedures with follow-up. *Behavior Psychotherapy*, 18, 151–167.
Thompson, M., Thompson, L. (2003). *The Neurofeedback Book*. Colorado: Wheat Ridge
[1] VanderPlate, C. & Eno, E. N. (1983). Electromyograph biofeedback and sleep onset insomnia: Comparison of treatment and placebo. *Behavioral Engineering*, 8, 146–153.
Weyerer, S. & Dilling, H. (1991). Prevalence and treatment of insomnia in the community: Results from the upper bavarian field study. *Sleep*, 14, 392–398.

11 Sexuelle Funktionsstörungen

Hans-Jürgen Korn & Lothar Niepoth

11.1 Störungsbild

Als sexuelle Funktionsstörungen werden Störungen bezeichnet, die «den Ablauf des vollständigen Reaktionszyklus hemmen, verzögern, verlängern oder gänzlich unmöglich machen» (Scholz, 2003, S.335). Bei den weiblichen Sexualstörungen wurden bisher solche Störungen mit Biofeedback-Methoden behandelt, die mit Schmerzen einhergehen. Hierzu zählen:

Nicht organischer Vaginismus (ICD-10: F 52.5): Hier ist es der Frau aufgrund eines Spasmus der Beckenbodenmuskulatur nicht möglich, das Einführen des Penis zuzulassen.

Nicht organische Dypareunie (ICD-10: F 52.6): Eine Dyspareunie wird dann diagnostiziert, wenn beim Einführen des Penis, während oder nach dem Geschlechtsverkehr eine schmerzhafte Empfindung (z. B. Brennen, Stechen, Jucken) auftritt.

Zu den sexuellen Funktionsstörungen des Mannes existieren bisher Biofeedback-Therapiestudien zur Behandlung von Erektionsstörungen (ICD-10: F 52.2). Diese Störung liegt dann vor, wenn die für einen Koitus nötigen physiologischen Reaktionen gestört sind, also keine ausreichende Erektion für den Geschlechtsverkehr erreicht werden kann.

11.2
Therapierational

Für die Entstehung und Aufrechterhaltung von funktionellen Sexualstörungen werden in den entsprechenden Modellen Ängste angenommen, die in Form von Erwartungs- und Versagensängsten auftreten können (Gromus, 2004). Die Anwendung von Entspannungsverfahren bei diesen Störungen kann deshalb sinnvoll sein, um das durch die Angst ausgelöste erhöhte psychophysiologische Erregungsniveau abzusenken, das die sexuelle Reaktion verhindert. Biofeedback könnte dabei als Therapiemethode eingesetzt werden, um die allgemeine Entspannungsfähigkeit zu fördern. Hierzu existieren allerdings keine Therapiestudien. Erhöhte muskuläre Anspannungen im Bereich der Beckenbodenmuskulatur können als Faktor bei der Entstehung o. g. Sexualstörungen bei der Frau angenommen werden. Ein gezieltes EMG-Training dieser Muskulatur mit Biofeedback könnte dabei ein erfolgversprechender Ansatz darstellten. Ein gezieltes EMG-Training der Beckenbodenmuskulatur wurde in mehreren Studien bei chronischen Schmerzen der äußeren weiblichen Genitale (Vulvodynie, Vulvavestibulitis/Vulvar Vestibulitis Syndrome VVS) und der Dyspareunie angewendet (z. B. Glazer et al., 1995; Bergeron et al., 2001). VVS scheint die häufigste Ursache für eine Dyspareunie bei Frauen vor der Menopause zu sein (Bergeron et al., 1997). Die VVS selbst ist u. a. charakterisiert durch eine Dyspareunie, die durch schmerzhafte Beschwerden an der Vulva ohne objektivierbaren organischen Befund gekennzeichnet ist. Aufgrund erster Hinweise einer veränderten Aktivität der Beckenboden-Muskulatur – Hypertonus und Instabilität in Ruhephasen – wurde der Einsatz von EMG-Feedback vorgeschlagen (Glazer et al., 1998). Die Behandlung der Vulvodynie mit EMG-Biofeedback der Beckenbodenmuskulatur wird in einem anderen Abschnitt ausführlicher beschrieben (siehe Kap. 8.2.4).

Auch bei den Erektionsstörungen des Mannes könnte ein gezieltes EMG-Training der Beckenbodenmuskulatur sinnvoll sein. Verschiedene Bereiche dieser Muskulatur scheinen bei der Erektion eine Rolle zu spielen und es gibt Hinweise dafür, daß bei Männern mit Erektionsstörungen die Kraft der perinealen Muskulatur verringert ist (Colpi et al., 1999).

11.3
Evidenzbasierung

Es existiert eine randomisiert durchgeführte Studie zur Dyspareunie aufgrund einer VVS. In der Studie von **Bergeron et al. (2001)** wurden drei verschiedenen Behandlungsbedingungen miteinander verglichen: Eine kognitiv-verhaltenstherapeutische Gruppentherapie, eine Vestibulektomie (chirurgische Ausschneidung der Scheidenumgebung) und ein Biofeedback-Behandlung mittels Oberflächen-EMG. 78 Frauen mit einer Dyspareunie wurden zufällig einer dieser Behandlungsbedingungen zugeordnet. Nach Behandlungsende und in einem 6-Monats-Follow-Up zeigten sich in allen Behandlungsbedingungen signifikante Besserungen bezüglich der Schmerzsymptomatik, mit einer Überlegenheit der Vestibulektomie-Gruppe. Einschränkend ist hier allerdings anzumerken, dass in dieser letztgenannten Gruppe 7 Frauen den chirurgischen Eingriff verweigerten. Darüber hinaus verbesserten sich alle drei Gruppen auch hinsichtlich des sexuellen Funktionsbereiches. Eine Katamnese von **Bergeron et al. (2008)** 2,5 Jahre nach Behandlungsende an 51 der 78 Patientinnen weist auf eine Aufrechterhaltung oder sogar auf eine weitere Verbesserung der Symptomatik in allen drei Behandlungsgruppen hin.

Zur Behandlung des Vaginismus mit Biofeedback existieren lediglich 2 unkontrollierte Studien. In der Studie von **Barnes et al. (1984)** wurde das EMG-Biofeedback der Beckenbodenmuskulatur erfolgreich bei 5 Frauen als eine zusätzliche Methode im Rahmen eines psychotherapeutischen Programms angewendet. Dabei sollten die Frauen sowohl Anspannung als auch Entspannung der entsprechenden Muskulatur trainieren. Der spezifische Beitrag des Biofeedback zum Behandlungserfolg kann allerdings aufgrund des Behandlungsdesigns nicht ermessen werden.

In der aktuellen Studie von **Seo et al. (2005)** wurden 12 Frauen mit Vaginismus sukzessive mit einem so genannten funktionellen Elektrostimulations-Biofeedback behandelt, bei der neben der Elektrostimulation der entsprechenden Muskulatur auch die An- und Entspannung mittels akustischem Feedback trainiert wurde. Die Biofeedback-Behandlung wurde durch eine spezifische kognitive Verhaltenstherapie ergänzt. Nach der insgesamt 8-wöchigen Behandlung waren laut Angaben der Autoren alle Frauen zu einem befriedigendem vaginalen Sexualverkehr in der Lage. Auch bei dieser Studie ist jedoch aufgrund des Studiendesigns der spezifische Beitrag des Biofeedback zum Behandlungserfolg nicht erkennbar.

Zur konservativen Behandlung von Erektionsstörungen bei Männern existieren verschiedene Studien, die mit einem Training der Beckenbodenmuskulatur die Erektionsfähigkeit bei den Patienten steigern konnten (s. Übersichten bei Dorey, 2000a, Dorey, 2000b). Es existieren zwei Studien, in denen Biofeedback in der Behandlung eingesetzt wurden. In einer nicht kontrollierten Studie von **Van Kampen et al. (2003)** wurden verschiedene Behandlungselemente bei 51 Männern mit unterschiedlichen Ursachen für die erektile Dysfunktion eingesetzt: Aktive Übungen, EMG-Biofeedback und Elektrostimulation. Bei immerhin 47 % der Patienten kam es im Verlauf zu einer normalen Erektion. Nicht beschrieben wird in der Studie, in welchem Ausmaß EMG-Biofeedback eingesetzt wurde und aufgrund des Behandlungsdesigns ist auch hier der spezifische Beitrag des Biofeedback unklar. Es existiert eine randomisiert durchgeführte, kontrollierte Studie von **Dorey et al. (2004)** zur Behandlung von erektilen Dysfunktionen. Bei einer Gesamtstichprobe von ≠ 55 Männer bekamen die 28 Männer der Behandlungsgruppe neben Hinweisen zu ihrer Lebensführung (u. a. bzgl. Alkohol, Rauchen, körperliche Fitness) zur Unterstützung bei den aktiven Beckenbodenübungen auch eine Analmanometrie mit Rückmeldung der entsprechenden Muskelkraft (insgesamt 5 wöchentlich aufeinander folgende Sitzungen von 30 Minuten Dauer). Die Patienten wurden angehalten, die Beckenboden-Übungen zuhause täglich über einen Zeitraum von 6 Monaten durchzuführen. In der Kontrollgruppe bekamen die Männer zunächst lediglich Hinweise zur Lebensführung. Nach einem Zeitraum von drei Monaten zeigten sich in der Behandlungsgruppe verglichen zur Kontrollgruppe signifikante Verbesserungen in den analmanometrischen Maßen und Fragebogenmaßen bezüglich der erektilen Funktion. Im Anschluss an diese Erhebung erhielten auch die Teilnehmer der Kontrollgruppe die Interventionen der Behandlungsgruppe. Bei einer Erhebung nach insgesamt 6 Monaten, erreichten 40 % aller Teilnehmer eine normale Erektion (n = 22), während über 34,5 % (n = 19) ihre erektile Funktion zumindest verbessern konnten. Bei 25,5 % der Teilnehmer (n = 14) zeigten sich keine Veränderungen.

Metaanalysen

Liegen keine vor.

11.4
Zusammenfassende Bewertung

Zur Evidenzbasierung liegen lediglich zwei kontrolliert randomisierte Studien vor, die eine Wirksamkeit von Biofeedback sowohl in der Behandlung der Dyspareunie als auch der erektilen Dysfunktion nahe legen. Insgesamt existiert für die Wirksamkeit von Biofeedback – bei der Behandlung von sexuellen Funktionsstörungen eine ungenügende Datenlage.

Literatur

[1] berücksichtigte kontrollierte Studien;
[2] Meta-Analysen

Barnes, J., Bowman, E. P., Cullen, J. (1984) Biofeedback as an adjunct to psychotherapy in the treatment of vaginismus. *Biofeedback and Self Regulation*, 9 281–289.
Bergeron, S., Binik, Y. M., Khalife, S., Pagidas, K. (1997) Vulvar vestibulitis syndrome: A critical review. *Clinical Journal of Pain*, 13, 27–42.
[1] Bergeron, S., Binik, Y. M., Khalife, S., Pagidas, K., Glazer, H. I., Meana, M., Amsel, R. (2001) A randomized comparison of group cognitive-behavioral therapy, surface electromyographic biofeedback, and vestibulectomy in the treatment of dyspareunia resulting from vulvar vestibulitis. *Pain*, 91, 297–306.
Bergeron, S., Khlifé, S., Glazer, H.I., Binik, Y. M. (2008). Surgical and behavioral treatments for vestibulodynia: two-and-one-half year follow-up and predictors of outcome. *Obstet Gynecol*, 111(1), 159–166.

Colpi, G.M., Negri, L.. Nappi, R.E., Chinea, B. (1999) Perineal floor efficiency in sexually potent and impotent men. *International Journal of Impotence Research*, 11, 153–157.

Dorey, G. (2000a) Conservative treatment of erectile dysfunction. 2: Clinical trials. *British Journal of Nursing*, 9, 755–762.

Dorey, G. (2000b) Conservative treatment of erectile dysfunction. 3: Literature review. *British Journal of Nursing*, 9, 859–863.

[1]Dorey, G., Speakman, M., Feneley, R., Swinkels, A., Dunn, C., Ewings, P. (2004) Randomised controlled trial of pelvic floor muscle exercises and manometric biofeedback for erectile dysfunction. *British Journal of General Practice*, 54, 819–825.

Glazer, H. I., Jantos, M., Hartmann, E.H., Swencionis, C. (1998). Electromyographic comparisons of the pelvic floor in women with dysesthetic vulvodynia and asymptomatic women. *J Reprod Med*, 43, 959–62.

Glazer, H. I., Rodke, G., Swencionis, C., Hertz, R., Young, A. W. (1995) Treatment of vulvar vestibulitis syndrome with electromyographic biofeedback of pelvic floor musculature. *Journal of Reproduction Medicine*, 40, 283–290.

Gromus, B. (2004) Sexuelle Funktionsstörungen. In: Vaitl, D. & Petermann, F. (Hrsg.) Entspannungsverfahren. Das Praxishandbuch. 3.vollst.überarb.Aufl. Beltz PVU, 296–305.

Scholz, W. (2003) Sexuelle Funktionsstörungen. In: Leibing, E., Hiller, W. & Sulz, S.K. D. (Hrsg.) Lehrbuch der Psychotherapie. Bd. 3: Verhaltenstherapie. München: CIP-Medien, 335–354.

Seo, J. T., Choe, J. H. et al. (2005). Efficacy of functional electrical stimulation-feedback with sexual cognitive-behavioral therapy as treatment of vaginismus. *Urology*, 66, 78–81.

Van Kampen, M., De Weerdt, W., Claes, H., Feys, H., De Maeyer, M., Van Poppel, H. (2003) Treatment of erectile dysfunction by perineal exercise, electromyographic biofeedback, and electrical stimulation. *Physical Therapy*, 83, 536–543.

12 Psychische und soziale Faktoren bei somatischen Krankheiten

12.1 Migräne

Birgit Köner-Herwig

12.1.1 Störungsbild

Bei der Migräne handelt es sich um einen attackenartig auftretenden Kopfschmerz von mindestens mittlerer, aber häufig auch sehr hoher Schmerzintensität. Der Migräneanfall ist oft begleitet von Übelkeit und/oder Erbrechen. Die Betroffenen berichten von einer sensorischen Überempfindlichkeit, insbesondere gegenüber Licht und Lärm (Photo-/Phonophobie). Der Schmerz ist meist unilateral und im Bereich der Stirn oder Schläfe lokalisiert. Die Schmerzqualität wird als pulsierend oder pochend empfunden. Migräne ist für viele Betroffene eine hoch beeinträchtigende Störung. Typischerweise wird der Schmerz durch normale körperliche Aktivitäten noch verstärkt, so dass sich viele Patienten während des Anfalles hinlegen müssen. Die Attackendauer reicht von wenigen Stunden (≥ 2 Std.) bis zu mehreren Tagen (72 Std.). Der Schmerzphase können sog. Aurasymptome vorausgehen, die durch Sehstörungen, Parästhesien, Sprach- und Empfindungsstörungen gekennzeichnet sind. Migräne ist die zweithäufigste primäre Kopfschmerzform. Ca. 20 bis 30 % der Erwachsenen leiden an Migräne mit unterschiedlicher Attackenhäufigkeit (Göbel 2004). Frauen sind deutlich häufiger von Migräne betroffen.

Mit großer Wahrscheinlichkeit haben die meisten Migräneformen eine genetische Determinante. Die effektive Auslösung von Attacken ist von verschiedensten Bedingungen abhängig, z. B. innerorganismischen physiologischen Faktoren (u. a. Menstruation) oder psychologischen Faktoren (u. a. Stress, Wechsel von Anspannung zu Entspannung). Es werden auch externe Auslöser diskutiert, wie bestimmte Klimabedingungen oder Nahrungsmittel.

Die Annahmen zur Pathophysiologie implizieren einen neurogenen Ursprung der Migräne (Raphe Kerne, Locus coeruleus). Die Schmerzphase der Migräne wird bestimmt durch eine sog. sterile neurogene Entzündung an den Blutgefäßwänden der Hirnhäute, wobei es zu einer Aktivierung der dortigen Nozizeptoren u. a. durch Ausschüttung algogener Substanzen kommt. Dieser Prozess wird von einer Gefäßdilatation begleitet. Eine hypothalamische Beteiligung ist deutlich.

Die Auraphase, die bei weniger als der Hälfte der Betroffenen auftritt, ist nach Auffassung der meisten Wissenschaftler bestimmt durch eine Gefäßkonstriktion in zentralen Hirnbereichen, die vermittelt über eine Sauerstoffunterversorgung dieser Bereiche zum spezifischen Beschwerdebild in der Prodromalphase der Migräne führt.

12.1.2
Therapierational

Zwei Biofeedbackinterventionen sind im Bereich der Migränebehandlung bevorzugt eingesetzt worden: das vasomotorische Feedback (VMF) und das Handtemperatur-Feedback (HTF). Weiterhin ist in einigen Untersuchungen die Wirksamkeit von EMG (Frontalis)-Feedback untersucht worden.

Das vasomotorische Feedback erfolgt über die Messung und Rückmeldung des Pulsvolumens der Temporalarterie mittels eines Plethysmographen. Die meistgenannte Methode ist die Lichtreflektionsmethode, bei der ein infrarotes Licht emittiert wird, das in Abhängigkeit von der Blutdurchflussmenge reflektiert wird und somit ein indirektes Maß der Gefäßweite ergibt. Es sind nur Veränderungswerte (Zunahme, Abnahme) innerhalb eines Messdurchgangs und nicht die Absolutwerte interpretierbar. Die Probanden werden in der Regel instruiert, eine Konstriktion herbeizuführen. In einigen Studien wurde jedoch auch in Abhängigkeit von der jeweiligen Instruktion die Herbeiführung einer Vasodilatation bzw. einer Vasokonstriktion angestrebt.

Rational der Therapie ist die Erwartung, dass die Patienten bei Anzeichen einer beginnenden Schmerzattacke eine Konstriktion der Gefäße in Gang setzen können, die der schmerzauslösenden Dilatation entgegenwirkt und somit die Ausbildung eines Anfalls verhindert. Wenn eine Aura vorangeht, sollte in dieser Phase eine Gefäßerweiterungsveränderung in Richtung Dilatation zu einer Normalisierung des Gefäßtonus führen, die der überschießenden Gegenregulation im Anfall (extreme Vasodilation) entgegenwirken kann. Bei erfolgreich gelernter Vasokonstriktion ist zumeist in anderen physiologischen Parametern (Herzfrequenz, EMG) eine Aktivierung festzustellen. Einige Autoren nehmen an, dass das Erlernen der Kontrolle der Vasomotorik in beide Veränderungsrichtungen eine gezieltere willkürliche Kontrolle ermöglicht.

Generell ist das Ziel des Trainings die Prävention von Migräneanfällen, seltener die Kupierung beginnender Attacken.

Das Handtemperatur-Feedback (thermischer Sensor auf der Handinnenfläche/Fingerinnenfläche) zielt auf eine Erhöhung der peripheren Temperatur. Der Biofeedback-induzierte Lernprozess wird mit sog. «autogenen» Ruhe- und Entspannungsselbstinstruktionen, die zum Teil dem Autogenen Training entliehen sind, unterstützt. Die Handtemperaturerhöhung geht einher mit der Erweiterung peripherer Blutgefäße, wobei der Sympathikotonus abnimmt. Ausgangstheorie der Feedbackanwendung war, dass es bei deutlicher peripherer Gefäßerweiterung zu einer Reduktion des zentralen Blutdurchflusses der Hirnhautgefäße kommt, was sich positiv auf die Anfallsentwicklung auswirken soll. Diese Annahme konnte bisher nicht belegt werden. Mit einer peripheren Temperaturerhöhung und Durchblutungsverbesserung geht jedoch generell eine Entspannung einher.

Eine dritte Form des Feedbacks ist das **EMG-Feedback**, welches auf die Reduktion der Muskelspannung abzielt. Bei Migränikern ist in einigen Studien eine erhöhte tonische Muskelspannung in bestimmten Muskeln (wie z. B. dem Frontalis) beobachtet worden. Eine Reduktion der Muskelspannung und Verbesserung der allgemeinen Entspannungsfähigkeit könnte sich – über noch nicht näher spezifizierte Prozesse – präventiv auf die Generierung von Anfällen auswirken.

Die angenommenen physiologischen Mechanismen der Wirksamkeit sind somit also eher unterschiedlich und nicht vollständig empirisch abgesichert. Die Erhöhung der Selbstwirksamkeitsüberzeugung, die als ein wesentlicher kognitiver Mechanismus der Symptomkontrolle mittels Biofeedback gilt, ist für alle Feedbackformen anzunehmen.

12.1.3
Evidenzbasierung

Es werden sieben Original-Arbeiten zur Feedbacktherapie bei Migräne vorgestellt. Sämtlichen Arbeiten liegt ein randomisiertes Kontrollgruppendesign (RCT) zugrunde. Des Weiteren werden zwei Metaanalysen vorgelegt.

Die drei ersten Arbeiten von Friar und Beatty (1976), Bild und Adams (1980) sowie Reich (1988) untersuchen die Wirksamkeit von Vasomotorischem Feedback (VMF).

Friar und Beatty (1976) vergleichen in einem RCT den Effekt eines Vasokonstriktionstrainings (Arteria temporalis) mit dem einer «Placebobedingung», die aus einer Biofeedbackanordnung mit dem Ziel der Herbeiführung einer Amplitudenverringerung des Fingerpulses (Daumen) besteht. Diese Prozedur sollte keine Wirkung auf die Migräne haben. Es werden 16 Patienten mit mindestens fünf Migräneattacken pro Monat in die Behandlung bzw. Kontrollgruppenintervention mit je acht Sitzungen einbezogen. Die Evaluationsdaten (Anzahl von Attacken) werden über ein Tagebuch, das jeweils vor und nach der Therapie über 30 Tage geführt wird, erfasst. Es zeigt sich eine signifikant größere Abnahme der Häufigkeit von Attacken mit einer Mindestdauer von drei Stunden durch das temporale VMF und eine tendenzielle Überlegenheit ($p \leq .10$) beim Vergleich der Häufigkeitsabnahme sämtlicher Attacken. Die Intensität der Migräneepisoden nimmt nicht differenziell ab. Im Intragruppenvergleich erweist sich nur die Minderung in der Attackenfrequenz bei der echten Behandlungsbedingung signifikant. Ein Follow-up wird nicht durchgeführt.

In der Studie von **Bild und Adams (1980)** werden zwei Feedbackinterventionen mit einer Wartelistenkontrollgruppe verglichen. Die beiden Biofeedbackbehandlungen umfassen je zehn Sitzungen. Ziel des VMF (Arteria temporalis) ist die Herstellbarkeit einer temporalen Konstriktion. Ziel des EMG-Feedbacktraining ist die Abnahme der frontalen Muskelspannung. An dem Training nehmen 6 bzw. 7 Patienten teil (Warteliste N = 6). Die Patienten haben mindestens vier Migräneanfälle pro Monat seit mindestens zwei Jahren.

Das interessierende Vasokonstriktionstraining zeigt eine signifikante Überlegenheit hinsichtlich der Abnahme der Stunden mit Kopfschmerz im Vergleich zur Wartegruppe. Die Abnahme der Anfallhäufigkeit ist tendenziell größer ($p \leq .10$) als in der Kontrollgruppe.

Die Ergebnisse des Frontalisfeedback werden hier nicht betrachtet. VMF und EMG-Feedback unterscheiden sich nicht signifikant. Im 3 Monats Follow-up zeigt sich ein Trend zu einer weiteren Verbesserung der Beschwerden (Tagebuch).

Reich (1988) evaluiert in einer randomisierten klinischen Versorgungsstudie an insgesamt 287 Patienten mit Migräne die Wirksamkeit von Vasokonstriktionstraining im Vergleich zu verschiedenen verbalen Relaxationsverfahren (z. B. Progressive Muskelrelaxation, Autogenes Training, Psychotherapie), zu elektrischen Stimulationsverfahren (Transkutane Elektrostimulation TENS/elektrische Neuromodulation) bzw. einer kombinatorischen Behandlungsbedingung (Relaxation/ES). Die Patienten haben in einer auf Kopfschmerz spezialisierten Versorgungseinrichtung um Behandlung nachgesucht und leiden seit mindestens zwei Jahren an Migräne. Mit Vasokonstriktionsfeedback werden 100 Patienten behandelt und mit Relaxation 87 Patienten. 110 bzw. 95 Patienten werden den beiden anderen Behandlungsbedingungen zugeführt. Die Sitzungsfrequenz ist unterschiedlich (Kategorien: < 15 Sitzungen, > 15 Sitzungen). Es werden Tagebuchdaten zur Evaluation eingesetzt.

Biofeedback zeigt deskriptiv die deutlich beste Wirkung. Es ergibt sich ein signifikanter Bedingungseffekt, der wesentlich auf die signifikante Überlegenheit des Vasokonstriktionsfeedbacks gegenüber den Relaxationsverfahren zurückzuführen ist. Durch das Feedback wird die Anfallsfrequenz stärker gesenkt. Unterschiede in der Abnahme der Schmerzstärke ergeben sich nicht. Die Wirkung bleibt über drei Jahre nach der Behandlung stabil. Einschränkend ist zu sagen, dass die angewandte Interferenzstatistik nicht detailliert dargestellt ist.

Das Handtemperatur-Feedback (HTF) untersuchen **Blanchard und Mitarbeiter (1978)** und vergleichen seine Wirkung mit Progressiver Muskelrelaxation als Vergleichsbehandlung und einer Wartelistenkontrollgruppe (mit Tagebuchführung).

Die Patienten leiden an Migräne bzw. an einer Kombination von Migräne und Kopfschmerzen vom Spannungstyp (n = 4). Mit den je 10 Patienten der Behandlungsbedingungen werden 12 Sitzungen durchgeführt (WKG: n = 10). Das HTF zeigt sich am Ende des Trainings in vier von sechs Kopfschmerzparametern der Warteliste gegenüber überlegen, nicht aber gegenüber dem Relaxationstraining. Nach drei Monaten liegt die Kopfschmerzaktivität immer noch deutlich unter den Ausgangswerten.

Gauthier et al. (1985) untersuchen die Behandlungsformate HTF und das VMF im Vergleich zu einer Wartelistenkontrollgruppe. Aufgenommen werden 22 Patienten mit mindestens 2 Anfällen pro Monat über 2 Jahre hinweg, wovon 15 den Biofeedbackbehandlungen und 7 der Wartegruppe zugeteilt werden. Es werden je 12 Biofeedbacksitzungen durchgeführt.

Die Wirksamkeit der beiden Feedbackbehandlungen unterscheidet sich nicht. Betrachtet man die beiden Behandlungsbedingungen zusammen, so findet sich eine signifikante Überlegenheit gegenüber der Wartegruppe in der Anzahl der Migräneattacken, ihrer Intensität und Dauer sowie der Medikamenteneinnahme nach der Therapie.

Ein EMG-Frontalis Training untersuchen **Lake et al (1979)** und vergleichen es mit Handtemperatur-Feedback, sowie einer Kombination von HTF und Rational-Emotiver Therapie sowie einer Wartelistenbedingung. Je 6 Patienten werden den Behandlungsbedingungen zugeordnet. Jede Behandlungsbedingung erstreckt sich über acht Sitzungen.

Alle Behandlungen mit Biofeedback schneiden zusammengenommen besser ab als die Wartelistengruppe. Nur die EMG-Gruppe zeigt einzeln gesehen eine signifikant größere Kopfschmerzabnahme als die Wartekontrolle. Im Follow-up ergibt sich bis zum letzten erhobenen Zeitpunkt (3 Monate) eine weitere Besserung beim EMG-Feedback im Vergleich zum Zeitpunkt nach der Therapie.

McGraddy et al (1994) untersuchen die Kombination von EMG- und Handtemperatur-Feedback im Vergleich zu einer Selbstentspannungsgruppe. Es werden insgesamt 23 Patienten mit Migräne behandelt. Das Feedbacktraining umfasst 12 Sitzungen.

Es zeigt sich eine signifikante Überlegenheit des kombinierten Feedbacks in der Abnahme der Medikation und eine tendenzielle in der Abnahme eines integrierten Schmerzindexes (p ≤ .10). Das Follow-up (4 bis 6 Wochen nach Therapieabschluss) weist im Vergleich zum Status nach Ende der Therapie eine weitere Besserung auf.

Metaanalysen

Goslin et al. publizierten **1999** im Auftrag der U. S. Agency for Health Care Research and Quality im Rahmen einer umfassenden Serie von Wirksamkeitsanalysen zur Behandlung von Kopfschmerzen das Analyseergebnis zur Wirksamkeit psychologisch basierter Verfahren bei der Migränebehandlung. 29 prospektive randomisierte Trials zu psychologischen Interventionen unter Einschluss von Biofeedback wurden identifiziert.

Die mittleren Effektstärken von EMG- und Hauttemperatur-Feedback liegen bei 0.38 bis 0.77. Sie werden als wirksame Verfahren mit Besserungsraten zwischen 30 % und 51 % bewertet. Sie liegen damit nur wenig unterhalb des Bereichs der wirksamen prophylaktischen Medikamente (55 bis 60 %). Goslin et al. zitieren verschiedene Studien, die Biofeedback mit medikamentöser Therapie vergleichen und in der Regel keine signifikante Überlegenheit der einen oder anderen Therapieform zeigten (Holroyd et al. 1988, Penzien et al. 1990, Mathew 1981). Die Daten der Studie von Goslin et al. untermauern die Ergebnisse früherer Reviews (z. B. Blanchard et al. 1980), die eine «mittelstarke» Wirksamkeit der Biofeedbackbehandlung zeigten.

Eine sehr differenzierte und methodisch hoch anspruchsvolle Meta-Analyse wurde erst kürzlich von **Nestoriuc und Martin (2007)** vorgelegt. In dieser Analyse konnten immerhin 55 Einzelstudien eingeschlossen werden, u. a. weil die Autoren auf das enge Einschlusskriterium «Randomisiertes Kontrollgruppendesign» verzichteten, während Goslin et al. alle nicht-randomisierten Studien und prä-post Pläne aus seiner Analyse ausgeschlossen hatten. Die Analyse beruht auf den Outcomes von 1700 Patienten, die mit Biofeedback allein oder in Kombination mit anderen Verfahren behandelt worden waren.

Die über alle für die jeweilige Analyse gewichteten Effektstärken für die Hauptzielgrößen der Kopfschmerztherapie Attackenfrequenz, -dauer und -intensität, wie dem kombinierten Kopfschmerzindex ergeben mittel hohe Effektstärken von $d = 0.58$ bis $d = 0.70$ und eine durchschnittliche Effektgröße von $d = .58$ für die prä-post Effekte. Nur die Effektstärke für die Medikamenteneinnahme ist, wenn auch signifikant, deutlich kleiner ($d = 0.44$). Die sehr schmalen Konfidenzintervalle lassen auf die gute Replizierbarkeit und Robustheit der Effektgrößen schließen. Es wird bestätigt, dass sich verschiedene Feedbackformen in ihrer Wirksamkeit nicht deutlich unterscheiden. Interessant ist jedoch, dass zumindest deskriptiv plethysmografisches Feedback die höchste Effektstärke aufweist ($d = .68$).

Wenn Biofeedback nicht hinsichtlich des prä-post Verlauf evaluiert wird, sondern aus dem Vergleich mit anderen Treatmentbedingungen die Effekte bestimmt werden, sind die resultierenden Wirksamkeitskennwerte kleiner aber zumindest hinsichtlich des Vergleichs gegenüber Wartegruppen stabil positiv. Die Autoren führen einige Moderatoranalysen durch und stellen fest, dass die Wirksamkeit höher ist, wenn häusliches Training angeboten wird, wenn die Behandelten dem weiblichen Geschlecht angehören und jünger sind.

Von großer Bedeutung scheint auch der Befund, dass die Behandlungseffekte im Follow-up stabil sind. Während die unmittelbare Wirksamkeit einer Behandlung nicht von dem methodischen Gütegrad der Studie abhängt, zeigt sich ein moderierender Effekt in den Follow-up- Ergebnissen.

12.1.4
Zusammenfassende Bewertung

Es wurden nur Originalstudien mit einem RCT-Design vorgestellt. Die Absicherung der Wirksamkeit ist damit auf der Evidenzstufe I (vgl. Leitlinienmanual von AWMF und ÄZQ,S.41, **Tab. 11**, *www.uni-düsseldorf.de*) möglich. Die vorgelegten Studien stammen aus dem Zeitraum 1976 bis 1994, mit einem Übergewicht älterer Studien. Die Gründe für die sehr wenigen Studien aus neuerer Zeit sind unterschiedlich. Zum einen hat sich Biofeedback als Interventionsmethode fast ausschließlich in der Therapiepraxis der USA etabliert, zum anderen galten Biofeedbackverfahren insbesondere in den USA bereits ab der 80er-Jahre hinsichtlich der Wirksamkeit als ausreichend erforscht (Blanchard et al. 1980, Holroyd et al 1988). Forschungsbehindernd könnte auch die fortbestehende Unsicherheit über die Wirkmechanismen sein.

Ehe die Evidenzlage bewertet wird, ist vorzuschicken, dass es eine Reihe forschungsmethodischer Mängel gibt. Die meisten Studien schließen eine sehr geringe Anzahl von Patienten ein (n = max.15 pro Bedingung) mit Ausnahme der Studie von Reich (1988), die eher eine versorgungsbezogene Studie darstellt. Insgesamt ist also die <power>, d. h. die Fähigkeit signifikante Unterschiede zu entdecken, wenn man mittlere Effektgrade annimmt, sehr gering. Ein weiterer eher durchgängiger Mangel ist das Fehlen von Follow-up Untersuchungen bzw. die Wahl relativ kurzer Katamneseabstände (max. 3 Monate), wiederum mit der Ausnahme der Studie von Reich (1988, 3-Jahres Katamnese). Es ist weiter herauszustellen, dass Biofeedback nie isoliert als Technik eingesetzt wird, sondern in Zusammenhang mit anderen Interventionen wie Edukation (Erklärung von Störungsmodellen und Interventionsmodellen) oder weiteren therapeutischen Hilfen (z. B. Anregung zu Imaginationen oder Einsatz verbaler Selbstinstruktionen) erfolgt. Auch wird zumeist häusliches Üben vom Patienten motiviert.

Insgesamt belegen die sieben vorgestellten Studien die Wirksamkeit der Verfahren eindeutig, bei denen Biofeedback eine wesentliche Interventionskomponente darstellt, und zwar insbesondere hinsichtlich der Reduzierung der Frequenz der Anfälle. Die Katamnesen weisen eher auf die Stabilität der erzielten Besserung hin, zum Teil vergrößert sich diese noch.

Als besondere Stärke der Untersuchungsmethodik gilt der durchgängige Einsatz von Schmerztagebüchern, die hinsichtlich der Erhebung der Besserung eher konservative Werte liefern im Vergleich zu einer direkten Veränderungseinschätzung durch den Patienten, die meist sehr positiv gefärbt ist. Als positiv ist hervorzuheben, dass sich im Wirksamkeitsvergleich Biofeedback nicht allein gegen Kontrollgruppen im Sinne einer Wartelistenbedingung, sondern auch gegenüber glaubwürdigen «Placebobedingungen» oder sogar Therapievergleichsgruppen durchsetzen kann.

Die Wirksamkeit von Biofeeback beurteilt anhand der vorliegenden Primärstudien liegt im mittleren Bereich und ist damit nicht deutlich geringer einzuschätzen als der

Einsatz prophylaktisch wirksamer Medikation. Es gibt aber noch zu wenig systematische Studien zum Vergleich von Pharmakotherapie und Biofeedback. Keine signifikanten Wirksamkeitsunterschiede scheinen auch zwischen Biofeedback und insbesondere Relaxationsverfahren zu bestehen. Aber auch hier gibt es nicht genügend Studien mit ausreichender Differenzierungsfähigkeit (vgl. Problem der Power).

Die Biofeedbacktherapie der Migräne mittels vasomotorischem Feedback oder Handtemperaturfeedback sowie EMG-Feedback ist als wirksame Therapieform zur Prophylaxe von Migräneanfällen auf der Evidenzstufe I zu bezeichnen.

Die vorgelegten Meta-Analysen unterstreichen diese Bewertung ohne jede Einschränkung. Insbesondere die methodisch ausgezeichnete Analyse von Nestoriuc & Martin (2007), die die Datenbasis auf sämtliche – also nicht nur RCTs – metaanalytisch verwertbare Studien erweitert, liefert quantitative Daten zur Untermauerung der Bewertungen. Darüber hinaus zeigt sie, dass trotz gewisser Effektstärkendifferenzen keine gravierenden Unterschiede zwischen verschiedenen Biofeedbackformen abzusichern sind und die Implementierung häuslichen Übens von besonderer Bedeutung ist.

Der Einsatz von Biofeedback kann also generell empfohlen werden und zwar besonders bei Patienten mit einer Empfindlichkeit gegenüber Nebenwirkungen pharmakologischer Therapie oder unter speziellen Rahmenbedingungen (Schwangerschaft, Ablehnung medikamentöser Therapie).

Literatur

[1] berücksichtigte kontrollierte Studien;
[2] Meta-Analysen

[1] Bild, R., & Adams, H. (1980). Modification of migraine headaches by cephalic blood volume pulse and EMG Biofeedback. *Journal of Consulting and Clinical Psychology*, 48, 51–57.
Blanchard, E., Andrasik, F., Ahles, T., & Teders, S. (1980). Migraine and tension headache: A meta-analytic review. *Behavior Therapy*, 11, 613–631.
[1] Blanchard, E. B., Theobald, D. E., Williamson, D. A., Silver, B. V., & Brown, D. A. (1978). Temperature biofeedback in the treatment of migraine headaches: a controlled evaluation. *Archives of General Psychiatry*, 35, 581–588.
[1] Friar, L. R., & Beatty, J. (1976). Migraine: management by trained control of vasoconstriction. *Journal of Consulting and Clinical Psychology*, 44, 46–53.
[1] Gauthier, J., Lacroix, R., Coté, A., Doyon, J., Drolet, M. (1985). Biofeedback control of migraine headaches: a comparison of two approaches. *Biofeedback and Self Regulation*, 10, 139–159
Göbel, H. (2004). *Die Kopfschmerzen: Ursachen, Mechanismen, Diagnostik und Therapie in der Praxis*. Berlin: Springer.
[2] Goslin, R.E., Gray, R.N., Mc Crory, D.C., Penzien, D., Rains, J., Hasselblad, V. (1999). Behavioral and physical treatments for migraine headache. Technical review 2.2. February 1999. Prepared for the Agency for Health Care Policy and Research under Contract No. 290–94–2025.
Holroyd, K. A., Holm, J. E., Hursey, K. G., Penzien, D. B., Cordingley, G. E., Theofanus, A. G., Richardson, S. C., & Tobin, D. L. (1988). Recurrent vascular headache: Home behavioral treat-

ment versus abortive pharmacological treatment. *Journal of Consulting and Clinical Psychology,* 56, 218–223.

[1] Lake, A., Rainey, J., & Papsdorf, J. (1979). Biofeedback and rational-emotive therapy in the management of migraine headache. *Journal of Applied Behavior Analysis,* 12, 127–140.

Mathew, N. T. (1981). Prophylaxis of migraine and mixed headache: A randomized controlled study. *Headache,* 21, 105–109.

[1] McGrady, A., Wauquier, A., McNeil, A., & Gerard, G. (1994). Effect of biofeedback-assisted relaxation on migraine headache and changes in cerebral blood flow velocity in the middle cerebral artery. *Headache,* 34, 424–428.

[2] Nestoriuc, Y, Martin, A.(2007).Efficacy of biofeedback for migraine: A meta-analysis. *Pain,* 128,111–127

Penzien, D., Johnson, C., Carpenter, D., Holroyd, K. (1990). Drug vs. behavioral treatment of migraine: long-acting propranolol vs. home-based self-management training [abstract]. *Headache,* 30, 300

[1] Reich, B. A. (1988). Non-invasive treatment of vascular and muscle contraction headache: a comparative longitudinal clinical study. *Headache,* 29, 34–41.

12.2
Kopfschmerz vom Spannungstyp

Birgit Kröner-Herwig

12.2.1
Störungsbild

Anders als die Migräne ist der Kopfschmerz vom Spannungstyp (KST) in der Regel durch eine niedrige bis mittlere Schmerzintensität gekennzeichnet. Erbrechen tritt nicht auf, während Übelkeit den KST gelegentlich begleiten kann. Auch eine allgemeine sensorische Überempfindlichkeit ist nicht charakteristisch. Allerdings kann schon Lärm *oder* Licht während der Episode als störend empfunden werden. Der Schmerz ist bilateral ausgeprägt und wird häufig im «ganzen» Kopf wahrgenommen, wobei er oft vom Nacken und Hinterkopf ausgeht. Normale körperliche Aktivität erhöht die Stärke des Schmerzes nicht. Die Schmerzqualität ist drückend, dumpf, ziehend. Die Dauer von KST-Episoden variiert zwischen 30 Minuten-Phasen bis hin zum Dauerkopfschmerz.

Von *chronischem* KST spricht man, wenn Patienten an mehr als 15 Tagen im Monat an Kopfschmerz leiden. Ansonsten liegt ein *episodischer* Kopfschmerz vor, bei dem die Schmerzepisoden nach Individuum und Zeitperiode unterschiedlich häufig auftreten können. Eine Aura kommt bei Patienten mit KST nicht vor. Generell ist der KST somit in weiten Bereichen durch Ausschluss einer Migränesymptomatik definiert.

Das Kopfschmerzklassifikationssystem (IHS, 2004) macht darauf aufmerksam, dass zu explorieren ist, ob eine Überempfindlichkeit der perikranialen Muskulatur vorliegt. Bis vor ca. zwei Jahrzehnten ist davon ausgegangen worden, dass der KST seine Ursache in überstarker Muskelkontraktion im Kopf/Nackenbereich hat, was zu einer Ischämie der Muskulatur führen sollte, als deren Folge der Schmerz betrachtet wurde. Heute ist empirisch belegt, dass nur bei einer Subpopulation der KST-Patienten die angenommenen Auffälligkeiten im EMG nachzuweisen sind.

Aktuell wird die Hypothese diskutiert, dass eine Dysbalance im Schmerzverarbeitungssystem, speziell eine Fehlfunktion in anti-nozizeptiven Systemen zum KST beiträgt. Die Dysfunktion von Schmerzhemmsystemen könnte zu einer Überempfindlichkeit für mechanische Reize führen, so dass eigentlich nicht-noxische Reize eine Nozizeption auslösen. Allerdings gibt es für diese Hypothese nur wenige und eher indirekte Belege, da Schmerzhemmechanismen am Menschen extrem schwer zu erfassen sind (Lipchik et al. 1996).

12.2.2
Therapierational

Die Biofeedbackbehandlung des KST zielt nahezu ausschließlich auf die Reduktion der Muskelspannung, die als der wesentliche Einflussfaktor auf die Schmerzentwicklung betrachtet wird. In den weitaus meisten Studien ist der Frontalis-Muskel, der keine Halte- oder Bewegungsfunktion hat, der Angriffspunkt für das Training. Die Sensoren sind Oberflächenelektroden, die auf den Muskel aufgebracht werden. Wie bei anderen Feedbackverfahren soll auch die Stärkung der Selbstwirksamkeitsüberzeugung ein Mechanismus sein, der zu einer Symptomkontrolle beiträgt (Holroyd et al. 1984).

12.2.3
Evidenzbasierung

Es werden 10 Originalstudien vorgestellt, die die Wirkung von EMG-Feedback in randomisiert-kontrollierten Studien (RCTs) untersuchen. Zusätzlich werden die Ergebnisse dreier Metaanalysen vorgestellt.

Originalstudien

Die erste kontrollierte Studie zur Biofeedbackbehandlung von KST entstand 1973 in den USA und wurde von **Budzynski und Mitarbeitern** durchgeführt. Die Autoren vergleichen ein EMG-Frontalis-Feedback mit 16 Sitzungen mit einer Placebokontrollbedingung, einem sog. Pseudofeedback, bei dem die Patienten physikalisch gesehen die gleiche Rückmeldung erhalten wie die Patienten in der Behandlungsbedingung (in der Frequenz variierende Tonklicks). Diese ist jedoch nicht reaktionskontingent. Neben der «Placebo»-Bedingung wird eine Wartekontrollgruppe untersucht. An dem Training nehmen 18 Patienten teil (6 in jeder Bedingung), die hinsichtlich eines Kopfschmerzindexes, gebildet aus Zeit x Stärke des Schmerzes, eine bestimmte Belastungsschwelle überschreiten.

Die Evaluation erfolgt über ein Tagebuch zur Kopfschmerzaktivität. Die EMG-Feedbackgruppe zeigt am Ende des Trainings eine signifikant deutlichere Verringerung des Kopfschmerzindexes als die beiden Kontrollgruppen. Im 3-Monats-Follow-up zeigen sich weitere Verbesserungen. Die Muskelspannung nimmt unter dem «echten» Feedback deutlich ab. Die Medikamenteneinnahme sinkt eher. Die anschließende Behandlung der Wartegruppe führt zu einer Abnahme der Kopfschmerzsymptomatik.

Haynes et al. (1975) untersuchen an 21 Patienten die Wirkung von EMG-Frontalis Feedback (n = 8) im Vergleich zu einem Entspannungstraining (Progressive Muskelrelaxation, PMR) und einer Nicht-Behandlungsbedingung. Es werden 6 Sitzungen à ca. 20 Minuten durchgeführt. Die Wirksamkeitsanalyse anhand des Kopfschmerzindexes zeigt, dass beide aktiven Behandlungsverfahren erfolgreicher sind als die Kontrollbedingung, ohne dass zwischen den beiden Behandlungsformen ein Unterschied nachzuweisen ist. Der Effekt geht vor allen Dingen auf die Reduzierung der Häufigkeit der Kopfschmerzen zurück. Im Follow-up (5 bis 7 Monate nach Ende des Trainings) sind die Verbesserungen in der Symptomatik noch erhalten.

Cox, Freundlich und Meyer (1977) vergleichen wie Haynes et al. die Wirkung von EMG-Frontalis-Feedback mit PMR und zusätzlich mit einer sog. «Drug Placebo» Bedingung. Das Feedbacktraining umfasst 8 Sitzungen ebenso wie die PMR. Die Patienten der Kontrollgruppe erhalten ein Placebomedikament nach ärztlicher Konsultation. 27 der Patienten mit einer definierten Kopfschmerzmindestbelastung und dem Ausschluss organischer Verursachung werden in das Training einbezogen (je 9 pro Bedingung).

Das Biofeedbacktraining erzielt eine im Vergleich zur Placebobedingung signifikante Verbesserung im Kopfschmerzindex. Ein bedeutsamer Unterschied zur Relaxation ergibt sich nicht. Im 4-Monats Follow-up zeigt sich eine weitere Verbesserung.

Philips (1977) untersucht ein EMG-Frontalis-Training respektive ein Feedbacktraining, bei dem vom Temporalis-Muskel das EMG abgeleitet wird, im Vergleich zu Pseudo-Feedback («Feedback» der gleichen Modalität, nicht-kontingent). Der Muskel für die Ableitung wird abhängig vom EMG-Niveau individuell bestimmt, d. h. der Muskel mit den höchsten Spannungswerten wird für das Training ausgewählt. Es werden Patienten mit KST mit mindestens 2 wöchentlichen Episoden in die Therapie aufgenommen. 7 Patienten erhalten das Pseudofeedback.

Im Biofeedback zeigt sich eine bedeutsame Abnahme des EMG-Tonus des Muskels, von dem die Rückmeldung erfolgt. Direkt nach Ende des Trainings mit 12 Sitzungen finden sich noch keine signifikanten Unterschiede zwischen den Bedingungen. Bei der zweiten Post-Therapieerhebung (6 bis 8 Wochen nach Ende der Behandlung) zeigt sich eine signifikante Verringerung der Intensität der Kopfschmerzen, allerdings nicht der Frequenz der Episoden. Die Ergebnisdarstellung enthält zum Teil keine vollständigen deskriptiven Daten.

Bruhn, Olesen und Melgaard (1979) vergleichen EMG-Feedback vom Frontalis Muskel respektive vom Masseter mit einem sog. «most suitable alternative treatment», das aus physikalischer, medikamentöser Therapie oder einer Kombination beider besteht. Die Patienten, die sich in einer auf Kopfschmerz spezialisierten klinischen Einrichtung vorgestellt haben, werden ausführlich diagnostiziert. Einige der Patienten leiden unter kombiniertem Kopfschmerz und haben sowohl Episoden vom KST wie Migräne. 13 Patienten werden randomisiert der Feedbacktherapie, 10 der Kontrollbehandlung zugeordnet. Es werden 16 Sitzungen Biofeedback durchgeführt.

Die 2.5 Monate nach Ende des Trainings erhobenen Outcome-Maße zeigen eine deutliche Besserung der Biofeedback-behandelten Patienten anhand der in Tagebuchprotokollen erhobenen Kopfschmerzen. Die Patienten werden nach dem Grad der

Besserung in 4 Gruppen aufgeteilt. Es ergibt sich ein statistisch signifikanter Unterschied zwischen beiden Behandlungsgruppen in der Anzahl verbesserter Patienten (sog. Responder). Durch Biofeedback-Behandlung erfahren mehr Patienten eine eindeutige Besserung als durch das «most suitable treatment».

Cram (1980) weist 32 Patienten mit Kopfschmerz vom Spannungstyp randomisiert 4 verschiedenen Behandlungsbedingungen zu: einem Frontalis- EMG-Biofeedback mit dem Ziele einer *Reduzierung* des Muskeltonus, einem sog. *Stabilisierungs-Training* mit dem Ziel über Biofeedback den aktuellen Muskeltonus beizubehalten und zwei Kontrollgruppen. Eine Gruppe soll mittels Konzentration auf einen Ton meditieren, die andere führt nur Selbstbeobachtungsaufgaben durch (regelmäßiges Ausfüllen der Kopfschmerztagebücher). Insgesamt werden 6 Biofeedbacksitzungen von ca. 30 Minuten innerhalb von 3 Wochen durchgeführt.

Der Autor führt eine Analyse des Kopfschmerzindex als primäre Erfolgsvariable durch und findet eine signifikante Interaktion zwischen den Faktoren Gruppe, Messzeitpunkt (prä, post) und Woche, die allerdings eine klare Zuordnung des Effekts, d. h. zwischen welchen Bedingungen die bedeutsamen Unterschiede liegen, nicht zulässt. Die grafische Darstellung macht deutlich, dass anders als in der Kontrollgruppe unter beiden Biofeedbackbedingungen die Kopfschmerzaktivität deutlich geringer wird. Die Follow-up Analyse ist wegen der großen Zahl der Drop-outs wenig aussagekräftig, zeigt aber erstaunlicherweise bei der EMG-Stabilisierungsbedingung einen deutlicheren Erhalt der Besserung.

Holroyd, Andrasik und Noble (1980) untersuchen die Wirksamkeit von EMG-Feedback im Vergleich zu zwei Kontrollbedingungen, einer Pseudotherapie (Meditation) und einer Warteliste, die wie üblich eine Selbstbeobachtung (Tagebuchdokumentation der Kopfschmerzen) durchführt. Dem Biofeedback sind 10 Patienten, der Pseudotherapie 11 und der Warteliste 10 Patienten zugeordnet. Es handelt sich um Studierende, die alle ein definiertes Eingangskriterium bzgl. der Kopfschmerzbelastung erfüllen. Sowohl das Biofeedback Training als auch die Pseudotherapie umfassen 7 Sitzungen.

Die beiden Interventionen werden von den Probanden gleichermaßen als glaubwürdige Methoden der Kopfschmerzbehandlung eingeschätzt. Das Biofeedback-Training führt in allen Indikatoren der Kopfschmerzbelastung (Kopfschmerzindex, -frequenz, -intensität, -dauer) zu signifikant besseren Ergebnissen im Vergleich zu den anderen Kontrollbedingungen. Das 1-Monats-Follow-up weist auf eine stabile Wirkung des Biofeedback hin. Auch in Nebenvariablen der Evaluation, wie allgemeine Beschwerden und Depressivität, ergeben sich positive Veränderungstrends.

Paiva et al. (1987) vergleichen Biofeedback (EMG-Frontalis) mit einer medikamentösen Vergleichstherapie, in der die Patienten mit Diazepam behandelt werden. Zusätzlich gibt es 2 Kontrollgruppen: eine Kontrollgruppe erhält ein Medikamentenplacebo, eine andere ein Pseudo-Feedback. 32 Patienten werden per Zufallszuweisung, aber in gleicher Anzahl, auf die vier Gruppen verteilt. Alle haben seit mindestens einem Jahr KST, keine auffälligen EEG-Befunde und eine per EMG definierte erhöhte Muskelspannung. Das Biofeedbacktraining umfasst 12 Sitzungen, ebenso das Pseudofeedback. Die Medikamentenbehandlung beinhaltet persönliche Arztkontakte.

Ein Monat nach Ende der Behandlung erzielt das Biofeedbacktraining eine deutlichere Besserung als das Medikamenten-Placebo (hinsichtlich der Kopfschmerzfrequenz und -intensität). In der Verringerung der Kopfschmerzfrequenz ist es wirksamer als das Pseudofeedback. Die Diazepam-Behandlung erzielt keine signifikante Veränderung in der Kopfschmerzaktivität. Alle Aussagen beruhen allerdings auf dem Vergleich von Intragruppenstatistiken, Intergruppenstatistiken werden nicht vorgelegt.

Reich (1988) untersucht in seiner randomisierten klinischen Versorgungsstudie neben der Behandlung der Migräne auch die Feedbackbehandlung des KST durch EMG-Frontalis- oder Trapezius-Feedback oder mittels Feedback von parazervikalen Muskeln. Eine Reihe von Patienten erhalten Feedbacktraining, in das alle genannten Muskeln einbezogen sind. Die Vergleichsbedingungen sind die gleichen wie bei der parallelen Migräneuntersuchung (Relaxation: PMR, Hypnose, AT, kognitiv orientierte Psychotherapie; Elektrostimulation: TENS, elektrische Neuromodulation; kombinierte Verfahren). Insgesamt werden 311 Patienten behandelt, 78 mit EMG-Feedback, 74 mit Elektrostimulation und 78 mit einer Verfahrenskombination.

Die Feedbackbehandlung erweist sich als signifikant besser als die Relaxationsbehandlung. Das Follow-up (3 Jahre) zeigt eine anhaltende Verringerung des Kopfschmerzes.

Arena et al (1995) vergleichen die Wirksamkeit zweier EMG-Feedbackbedingungen, Frontalis- (n = 8) und Trapezius-Rückmeldung (n = 10), mit der PMR. Die Patienten erhalten 12 Behandlungssitzungen à 50 Minuten. Der Kopfschmerzindex wird wie üblich aus dem Tagebuch berechnet (pro Phase 2 Wochen Dokumentation).

Die Besserung beträgt bei den Patienten mit Trapezius-EMG Feedback 74 %, bei der Rückmeldung der Frontalisspannung etwa 44 % und bei der PMR 34 %. Die erst genannte Behandlungsform erweist sich als signifikant erfolgreicher als die PMR. Zwischen den Feedbackgruppen ergeben sich keine signifikanten Unterschiede.

Metaanalysen

In einem metaanalytischen Review berichten **Bogaards und ter Kuile (1994)** über 78 Studien (mit 175 Behandlungs- bzw. Kontrollinterventionen), bei denen psychologisch fundierte Verfahren eingesetzt wurden. Eingeschlossen werden nur Studien mit prospektivem Design, die eine Effektstärkenberechnung ermöglichen und in denen mindestens 5 Patienten in jeder Bedingung behandelt werden. Die Patienten sind älter als 16 Jahre und müssen zu mindestens 90 % als KST Patienten identifizierbar sein.

In einer hinsichtlich der Therapieverfahren differenzierten Analyse bestätigen die beiden Autoren, dass EMG-Feedback und die Kombination von Feedback und Relaxation einer Nichtbehandlungs-Bedingung sowie einer Placebo-Bedingung überlegen sind. Dabei können sie 29 Behandlungsbedingungen analysieren. In nahezu allen Fällen werden die Outcome-Maße über Kopfschmerztagebücher gewonnen. Die medikamentöse Therapie des KST erweist sich in den Fällen, wo ihre Wirksamkeit über Schmerztagebücher evaluiert wurde, im Vergleich zu Kontrollgruppen (Placebo) als nicht-effektiv (5 Behandlungsbedingungen). Die mittlere Verbesserungsrate der Biofeedbackbehandlung beträgt zwischen 56 % (Feedback und Relaxation) und 47 % (EMG-Feedback allein). Die Besserungsrate der pharmakologischen Therapie liegt bei 39 %.

Holroyd (2002), Penzien et al. (2004) und Rains et al. (2005) referieren in umfangreichen Überblicksarbeiten über Kopfschmerz die Analyseergebnisse der Gruppe um **McCrory et al. (2001)**, die für die U. S. Agency for Health Care Policy and Research eine Meta-Analyse zu der Behandlung von KST für alle Behandlungsarten – medizinische, physikalische wie psychologische – vorgelegt haben. Ebenso wie in der Studie von Goslin et al. (1999) zur Migräne wurden nur randomisierte Studien eingeschlossen.

Die Daten von McCrory et al. zeigen gemittelt über 39 Behandlungsbedingungen ein mittleres Effektmaß von d = 0.80 für EMG-Feedback und EMG-Feedback mit Relaxation und damit das höchste Effektmaß von allen psychologischen Therapien. Die mittleren Effektstärken der Nichtbehandlungs- und Placebo-Bedingungen liegen bei 0.0 und 0.15. Die Besserungsrate liegt bei der Feedbackbehandlung bei ca. 45 %, bei der Antidepressivatherapie des KST bei ca. 35 % und bei Nichtbehandlung und Placebobehandlung zwischen 0 und 15 %.

Nestoriuc, Rief und Martin (2008) haben in der aktuellsten Meta-Analyse Ergebnisse aus 53 Evaluationsstudien zu Biofeedback bei Kopfschmerzen vom Spannungstyp integriert. Als Hauptergebnis stellt sich ein gemittelter Gesamteffekt in der Kopfschmerzreduktion dar, der im Bereich mittlerer bis großer Effekte liegt. Eine signifikante Überlegenheit des Biofeedback gegenüber unbehandelten Kontrollgruppen, Placebo-Gruppen, sowie unspezifischen Entspannungstherapien kann gezeigt werden. Im Vergleich zu unbehandelten Kontrollgruppen ergibt sich ein mittlerer Effekt von d = 0.81 (95 % KI: 0.46, 1.16) und gegenüber Placebo eine mittlere Effektstärke von d = 0.50 (95 % KI: 0.27, 0.73). Im Vergleich zu reinen Entspannungstherapien liegt der Effekt zugunsten des Biofeedback bei d = 0.20 (95 % KI: 0.09, 0.32). Darüber hinaus wird die Stabilität der Therapieerfolge in Follow-up-Untersuchungen über bis zu fünf Jahren (15 Monate im Mittel, Anzahl der Studien: 18) nachgewiesen. Zusätzlich zur Kopfschmerzintensität, Dauer und Schmerzmitteleinnahme werden auch Ängstlichkeit und Depression bei den betroffenen Patienten in bedeutsamer Größenordnung reduziert. Ebenfalls signifikante Effekte zeigen sich hinsichtlich der physiologischen Behandlungsparameter (Reduktion der Muskelanspannung).

Eingegangen in die Analysen von Nestoriuc, Rief und Martin (2008) sind Daten von über 1500 chronischen KST Patienten (durchschnittliche Dauer der Kopfschmerzbelastung: 14 Jahre), darunter auch 9 Studien mit Kindern und Jugendlichen, für die sich um 30 % höhere mittlere Effektstärken ergeben als für Erwachsene sowie zwei Studien mit geriatrischen Patienten. Die untersuchten Biofeedback-Therapien sind mit durchschnittlich 11 Sitzungen als besonders ökonomisch einzustufen.

12.2.4
Zusammenfassende Bewertung

Es wurden nur Studien mit einem RCT-Design vorgestellt. Die Absicherung der Wirksamkeit ist damit auf der Evidenzstufe I möglich. Die vorgelegten Untersuchungen stammen aus dem Zeitraum 1973–1995, mit einem Übergewicht älterer Studien. Die Gründe für die sehr wenigen Studien aus neuerer Zeit sind unterschiedlich. Zum einen hat sich Biofeedback als Interventionsmethode fast ausschließlich in der Therapiepraxis der USA etabliert, zum anderen galten Biofeedbackverfahren insbesondere in den USA bereits ab der 80er-Jahre hinsichtlich der Wirksamkeit als ausreichend erforscht (Blanchard et al. 1980). Als forschungsblockierend könnte sich auch die weiter bestehende Unsicherheit über die Wirkmechanismen der Therapie ausgewirkt haben. So ergaben sich in der Mehrzahl der Studien, soweit überhaupt untersucht, keine oder nur sehr geringe Korrelationen zwischen den physiologischen Parametern und den Therapieerfolgsmaßen.

Ehe die Evidenzlage bewertet wird, ist vorzuschicken, dass es eine Reihe forschungsmethodischer Mängel gibt. Die meisten Studien schließen eine relativ geringe Anzahl von Patienten ein (n = max. 13 pro Bedingung) mit Ausnahme der Studie von Reich (1988), die eher eine versorgungsbezogene Studie darstellt. Insgesamt ist also die <power>, d. h. die Fähigkeit signifikante Unterschiede zu entdecken, wenn man mittlere bis hohe Effektgrade annimmt, sehr gering. Ein weiterer eher durchgängiger Mangel ist das häufige Fehlen von Follow-up Erhebungen bzw. sehr kurze Katmneseabstände (max. 5 bis 7 Monate) mit der Ausnahme der Studie von Reich (1988, 3-Jahres Katamnese). Es ist weiter herauszustellen, dass Biofeedback nie isoliert als Technik eingesetzt wurde, sondern in Kombination mit anderen Interventionen wie Edukation (Erarbeitung von Störungs- und Interventionsmodellen) oder weiteren therapeutischen Hilfen (z. B. Anregung zur Imagination, verbale Selbstinstruktionen).

Insgesamt belegen die 10 vorgestellten Studien die Wirksamkeit der Verfahren, bei denen Biofeedback eine wesentliche Interventionskomponente dargestellt, eindeutig und zwar insbesondere hinsichtlich der Reduzierung des Kopfschmerzindex, wobei hier besonders die Abnahme der Anzahl der Anfälle von Bedeutung ist. Die Katamnesen (wenn auch eher wenige) weisen eher auf die Stabilität der erzielten Besserung hin, zum Teil vergrößert sich diese noch.

Als besondere Stärke der Untersuchungsmethodik kann der durchgängige Einsatz von Schmerztagebüchern gelten, die hinsichtlich der Erhebung der Besserung eher konservative Werte liefern, besonders im Vergleich zu einer direkten Veränderungseinschätzung durch den Patienten selbst, die oft «schön gefärbt» ist. Als besonders bemerkenswert ist hervorzuheben, dass sich im Wirksamkeitsvergleich Biofeedback nicht allein gegen Kontrollgruppen im Sinne einer Wartelistenbedingung, sondern auch gegenüber glaubwürdigen «Placebobedingungen» oder sogar Therapievergleichsgruppen durchsetzen kann.

Die Wirksamkeit liegt gemessen an den Metaanalysen im mittleren (bis hohen) Bereich und ist damit nicht deutlich geringer einzuschätzen als der Einsatz prophylaktisch wirksamer Medikation bei Migräne (vgl. McCrory et al. 2001). Es gibt allerdings noch zu wenig systematische Studien zum Vergleich von Pharmakotherapie und Biofeedback. Bedeutsame Wirksamkeitsunterschiede scheinen zwischen Biofeedback und insbesondere verbalen Relaxationsverfahren nicht oder in eher geringfügigem Ausmaß zu bestehen. Auch hier gibt es allerdings nicht genügend Studien mit ausreichender Differenzierungsfähigkeit (siehe Problem der Power).

Die Biofeedbacktherapie mittels EMG-Feedback ist als wirksame Therapieform zur Prophylaxe von Episoden des KST auf der Evidenzstufe I zu bezeichnen. Die vorgelegten Metaanalysen unterstreichen diese Bewertung ohne Einschränkung. Der Einsatz kann besonders empfohlen werden bei Patienten mit chronischem KST, weil hier die medikamentösen Behandlungsmöglichkeiten als nicht sehr wirksam einzuschätzen sind. Eine potente medikamentöse Anfallsprophylaxe gibt es beim KST nicht. Eine anhaltende Behandlung mit Analgetika ist aufgrund der Häufigkeit von Kopfschmerzepisoden bzw. des konstanten Schmerzes beim chronischen KST mit erheblichen Gefahren verbunden. Weiter ist die Biofeedbacktherapie zu empfehlen bei einer Empfindlichkeit für Nebenwirkungen pharmakologischer Therapie oder bei besonderen Rahmenbedingungen (Schwangerschaft, Ablehnung medikamentöser Therapie).

Literatur

[1] berücksichtigte kontrollierte Studien;
[2] Meta-Analysen

[1] Arena, J. G., Bruno, G. M., Hannah, S. L., Meador, K. J. et al. (1995). A comparison of frontal electromyographic biofeedback training, trapezius electromyographic biofeedback training, and progressive muscle relaxation therapy in the treatment of tension headache. *Headache,* 35, 411–419.

Blanchard, E., Andrasik, F., Ahles, T., & Teders, S. (1980). Migraine and tension headache: A meta-analytic review. *Behavior Therapy,* 11, 613–631.

[2] Bogaards, M. C., ter Kuile, M. M. (1994). Treatment of recurrent tension headache: A meta-analytic review. *The Clinical Journal of Pain,* 10, 174–190.

[1] Bruhn, P., Olesen, J., Melgaard, B. (1979). Controlled trial of EMG feedback in muscle contraction headache. *Annals of Neurology,* 6, 34–36.

[1] Budzynski, T., Stoyva, J. M., Adler, C. S., & Mullaney, D. J. (1973). EMG biofeedback and tension headache: A controlled outcome study. *Psychosomatic Medicine,* 35, 484–96.

[1] Cram, J. R. (1980). EMG biofeedback and the treatment of tension headaches: a systematic analysis of treatment components. *Behavior Therapy,* 11, 699–710.

[1] Cox, D. J., Freundlich, A., Meyer, R. G. (1975). Differential effectiveness of electromyographic feedback and verbal relaxation instructions and medication placebo. *Journal of Consulting and Clinical Psychology*, 43, 892–98.

[1] Haynes, S. N.; Sriffin, P.; Mooney, D.; Parisa, M. (1975). Electromyographic biofeedback and relaxation instructions in the treatment of muscle contraction headaches. *Behavior Therapy*, 6, 672–678

Holroyd, K. A. (2002). Assessment and psychological management of recurrent headache disorders. *Journal of Consulting Clinical Psychology*, 70, 656–77.

Holroyd, K. A. (2002). Behavioral and psychologic aspects of the pathophysiology and management of tension-type headache. *Current Pain and Headache Reports*, 6, 401–7

[1] Holroyd, K., Andrasik, F., Noble, J. (1980). A comparison of EMG biofeedback and a credible pseudotherapy in treating tension headache. *Journal of Behavioral Medicine*, 3, 29–39.

Lipchic,G.L., Holroyd,K.A., France,C. R. et al. (1996) Central and peripheral mechanisms in chronic tension-type headache. *Pain*, 64, 467–475

International Headache Society- Headache Classification Committee (2004). Classification and diagnostic criteria for headache disorders, cranial neuralgias and facial pain. *Cephalalgia*, 8: supplement 7.

[2] McCrory, D., Penzien, D. B., Hasselblad, V., Gray, R. N. (2001). Behavioral and physical treatments for tension-type and cervicogenic headache – Evidence report. Des Moines, IA: Foundation for Chiropractic Education and Research.

[2] Nestoriuc, Y., Rief, W., & Martin, A. (2008). Meta-analysis of biofeedback for tension-type headache: Efficacy, specificity, and treatment moderators. *Journal of Consulting and Clinical Psychology*, 76, 379–396.

[1] Paiva, T., Nunes, S., Moreira, A., Santos, J., Teixeira, J., & Barbosa, A. (1982). Effects of frontalis EMG biofeedback and diazepam in the treatment of tension headache. *Headache*, 22, 216–22.

[1] Philips, C. (1977). The modification of tension headache pain using EMG biofeedback. *Behaviour Research and Therapy*, 15, 119–129.

Penzien, D.B.; Rains, J. C.; Lipchik, G. L.; Creer, T. L. (2004). Behavioral interventions for tension-type headache: overview of current therapies and recommendation for a self-management model for chronic headache. *Current Pain and Headache Reports*. 8; 489–99.

Rains, J. C., Penzien, D. B., McCrory, D. C.; Gray, R. N. (2005). Behavioral headache treatment: History, review of the empirical literature, and methodological critique. *Headache*, 45 (suppl.), 92–109

[1] Reich, B. A. (1988). Non-invasive treatment of vascular and muscle contraction headache: A comparative longitudinal clinical study. *Headache*, 29, 34–41.

12.3
Chronische Rückenschmerzen

Christiane Hermann & Herta Flor

12.3.1
Störungsbild und Therapierational

Chronische Rückenschmerzen lassen sich zumeist nicht auf objektivierbare pathologische Veränderungen zurückführen. Psychobiologischen Modellen zufolge sind an der Entwicklung und Aufrechterhaltung chronischer Rückenschmerzen muskuläre, biomechanische und psychosoziale Faktoren beteiligt, wobei Lern- und Gedächtnisprozessen eine wichtige Rolle zukommt (z. B. Flor & Hermann, 2004).

Zur Überprüfung der Bedeutung muskulärer Faktoren wird häufig die Muskelaktivität mittels Elektromyographie (EMG) von der Hautoberfläche gemessen. Hierbei lassen sich grob zwei Ansätze unterscheiden. Zum einen konnte in verschiedenen Studien gezeigt werden, dass Personen mit chronischen Rückenschmerzen in Stresssituationen speziell am Schmerzort zu einer übermäßigen muskulären Anspannung und einer verzögerten Rückkehr zum Ausgangswert nach Ende der Belastung neigen, was unter dem Begriff der symptomspezifischen Reaktionsstereotypie zusammengefasst wird (für einen Überblick: Flor & Turk, 1989). Ein stärker biomechanisch orientierter Ansatz besteht in der Messung der Muskelaktivität bei Einnahme verschiedener Körperhaltungen oder bei dynamischen Bewegungsabläufen. Eine neuere Meta-Analyse der hierzu vorliegenden Arbeiten (Geisser et al., 2005) ergab, dass bei Personen mit chronischen Rückenschmerzen im Vergleich zu nicht betroffenen Kontrollpersonen die in der Endposition bei Flexion des Oberkörpers normalerweise zu beobachtende Entspannungsreaktion der paraspinalen Muskulatur deutlich geringer ausfällt. Diese verminderte sog. Flexion-Relaxations-Reaktion scheint eine relative gute Spezifität und Sensitivität hinsichtlich der Differenzierung von Rückenschmerzpatienten und Kontrollpersonen zu haben und könnte auch für die Weiterentwicklung von Biofeedback (BFB) bei Rückenschmerz von Bedeutung sein (Geisser et al., 2005).

Ausgehend von diesen Auffälligkeiten des muskulären Aktivitätsniveaus bzw. der muskulären Reagibilität wurden bereits Ende der 1970er-Jahre erste Untersuchungen zu Biofeedbackverfahren veröffentlicht, die auf der Rückmeldung der muskulären Aktivität gemessen mittels Oberflächenelektroden beruhten. Da Veränderungen in der Muskelaktivität in erster Linie am Schmerzort zu beobachten sind, erfolgt die Rückmeldung in der Regel vom Schmerzort. Je nach Lokalisation der Rückenschmerzen erfolgt die Rückmeldung der Muskelaktivität von der paraspinalen Muskulatur (M. Erector spinae) im unteren Lendenwirbel- oder Brustwirbelbereich oder vom Trapeziusmuskel. Hauptziel eines solchen EMG-BFB ist das Erlernen der Fähigkeit, die Muskelspannung willkürlich zu reduzieren.

In frühen Studien erhielten die Patienten primär BFB in einer sitzenden Ruheposition. Vor dem Hintergrund der Studien zur muskulären Stressreagibilität bzw. zu veränderten Aktivierungsmustern bei dynamischen Bewegungen wurden jedoch verstärkt auch Biofeedbackphasen in die Therapiesitzung eingebaut, in denen der Patient lernt, die muskuläre Anspannung in einer bestimmten Körperhaltung oder bei Durchführung einer bestimmten Bewegung abzusenken. Außerdem wurden die Behandlungsprotokolle um so genannte Selbstkontrollphasen erweitert, in denen der Patient ohne tatsächliches unmittelbares Feedback des EMG seine erlernten Strategien zur Muskelentspannung einsetzen soll. Zweck dieser Phasen ist es, den Transfer der erlernten Muskelentspannungstechniken in den Alltag zu fördern. Je nach Studie werden die Patienten zusätzlich dazu ermuntert, die in den Sitzungen gelernten Strategien zur Reduktion der muskulären Anspannung zuhause ohne BFB-Gerät zu üben.

In den letzten Jahren ist auch der Einsatz von EMG-BFB zur Unterstützung physiotherapeutischer Maßnahmen mit dem Ziel der funktionellen Restoration diskutiert worden. Ein Ansatz ist, EMG-BFB in Ergänzung zu Übungen mit dem Ziel der Stärkung der Rückenmuskulatur zu verwenden. Idee hierbei ist, dass durch die Rückmeldung der Muskelanspannung während der Durchführung der Übungen eine zusätzliche Verbesserung der übungsinduzierten Erhöhung der Muskelstärke erzielt wird. In einer kontrollierten Studie (Asfour et al., 1990) zeigte sich zwar, dass die Patienten in der BFB-Gruppe im Vergleich zu den Patienten, die nur die Übungen ohne Rückmeldung des EMG erhielten, eine höhere Muskelaktivität der Streckmuskeln am Oberkörper aufwiesen. Allerdings gab es ansonsten keine bedeutsamen Unterschiede in der erreichten Muskelstärke oder der Schmerzintensität zwischen den beiden Gruppen. Ein zweiter Ansatz sieht den Einsatz von EMG-BFB zur Unterstützung von Muskeldehnungsübungen vor (Neblett, Gatchel, & Mayer, 2003a; Neblett, Mayer, & Gatchel, 2003b). Allerdings fehlen bislang kontrollierte Studien hierzu. Grundsätzlich ist anzumerken, dass diese beiden Arten des Einsatzes von EMG-BFB bei der Behandlung von Rückenschmerz nicht im Sinne einer verhaltensmodifizierenden bzw. psychotherapeutischen Intervention erfolgen, und deshalb nicht näher erläutert oder weiter berücksichtigt werden

12.3.2
Evidenzbasierung

Seit Anfang der 1990er-Jahre sind zahlreiche Überblicksarbeiten und Meta-Analysen veröffentlicht worden, in denen die Wirksamkeit psychologischer bzw. verhaltensorientierter Interventionen für die Behandlung von chronischen Rückenschmerzen vor dem Hintergrund der empirischen Befundlage zusammenfassend dargestellt wurde (z. B. Astin, Shapiro, Eisenberg & Forys, 2003; Astin, 2004; Flor, Fydrich & Turk, 1992; Morley, Eccleston & Williams, 1999). Die zunehmende Betonung einer evidenz-basierten Medizin hat u. a. auch zur Etablierung der «Cochrane Back Review Group» geführt, die gemäß den Leitlinien der Cochrane collaboration (*http://www.cochrane.org*) zur Aufgabe hat, alle randomisiert-kontrollierten Interventionsstudien für Rückenschmerz zu erfassen, die Befunde systematisch zusammenzufassen und diese Zusammenfassungen regelmäßig auf den neuesten Stand zu bringen (Bouter, Pennick, & Bombardier, 2003). Seit 1997 wurden von der Cochrane Back Review Group mehrere systematische Übersichten vorgelegt, die als Teil der Cochrane Library (van Tulder et al., 2000; Ostelo et al., 2006) und/oder in der Zeitschrift *Spine* veröffentlicht sind (van Tulder, Koes & Bouter, 1997; van Tulder et al., 2001; van Tulder, Furlan & Gagnier, 2005; siehe auch in *Clinical Evidence:* van Tulder & Koes, 2001; van Tulder & Koes, 2003; van Tulder & Koes, 2004). Die Wirksamkeit speziell von Biofeedback gilt diesen systematischen Überblicksarbeiten zufolge als nur bedingt nachgewiesen. Kritisch anzumerken ist, dass in diesen Übersichtsarbeiten aus letztlich nicht nachzuvollziehenden Gründen nicht alle vorliegenden randomisiert-kontrollierten Studien (Flor, Haag, Turk & Koehler, 1983; Flor & Birbaumer, 1993; Spence, Sharpe, Newton-John & Champion, 1995) Berücksichtigung fanden. Infolgedessen sind Abweichungen der Schlussfolgerung dieser Überblicksarbeiten im Vergleich zu der hier folgenden Übersicht zu erwarten.

Bei Durchsicht der verfügbaren Überblicksarbeiten sowie zusätzlichen Literaturrecherchen in den Datenbanken PubMed bzw. PsychInfo wird offensichtlich, dass seit Mitte der 90er Jahre fast keine kontrollierten Studien zur Effektivität von BFB bei der Behandlung von Rückenschmerz vorgelegt wurden, sich folglich die Befundlage zu dieser Frage seit fast 10 Jahren nicht mehr geändert hat. Es liegen ca. 15 mehr oder weniger gut kontrollierte Studien zur Wirksamkeit von BFB bei Rückenschmerz, die im folgenden zusammengefasst werden, und eine Reihe von nicht kontrollierten Behandlungsstudien vor (z. B. Bru, Mykletun, Berge & Svebak, 1994; Jamison, Matt, & Parris, 1988; Nord, Ettare, Drew & Hodge, 2001; Wolf, Nacht & Kelly, 1982), auf die nicht näher eingegangen werden wird.

Werden zur Bewertung der verfügbaren empirischen Evidenz für EMG-BFB bei Rückenschmerzen die Kriterien der Task Force on Promotion and Dissemination of Psychological Procedures (1995; s. auch Chambless & Ollendick, 2001) verwendet, so hängt diese entscheidend vom Vorliegen kontrollierter Studien mit einer Placebo-, Medikamenten- oder etablierten Therapie als Vergleichsbehandlung, von Wartelisten-Kontroll-Studien und von gut kontrollierten experimentellen Einzelfallstudien ab.

1. Kontrollierte Studien mit Vergleichstherapie oder Placebobedingung

Unter Berücksichtigung primärer Erfolgsmaße wie Schmerzintensität und Schmerzhäufigkeit, Schmerzbewertung, Beeinträchtigung und emotionale Befindlichkeit hat sich EMG-BFB im Vergleich zu einer kognitiv-behavioralen Schmerztherapie, einem Entspannungstraining (progressive Muskelrelaxation) oder einer medizinisch orientierten Standardtherapie entweder als überlegen (s. Tab. 1; kognitive Verhaltenstherapie: **Flor & Birbaumer, 1993**; Entspannung: **Donaldson, Romney, Donaldson &**

Tabelle 1: Kontrollierte Therapiestudien zur Behandlung von chronischem Rückenschmerz mit EMG-Biofeedback

	Studie	Art der Therapie	Wirksamkeit	Katamnese
Kognitive Verhaltenstherapie als Vergleichstherapie	Flor & Birbaumer, 1993	EMG-BFB (N = 26) vs. KVT (N = 26) vs. MED (N = 26); allerdings: pro Gruppe N = 7 Patienten mit Kiefergelenkschmerzen (ca. 25 %)	▪ Schmerzintensität: BFB > MED ▪ Katastrophisieren: BFB > KVT, MED ▪ nur innerhalb BFB-Gruppe signifikante Verbesserung bzgl. Schmerzintensität, affektive Verstimmung, Katastrophisieren	6 und 24 Monate: nur in BFB-Gruppe Therapieerfolg stabil
	Newton-John et al., 1995	EMG-BFB (N = 16) vs. KVT (N = 16) vs. Warteliste (N = 12)	▪ Schmerzaktivität, Beeinträchtigung, Katastrophisieren, Depression: BFB = KVT > Warteliste ▪ keine Verbesserung bzgl. Aktivitätsniveau in allen Gruppen	6 Monate: BFB- und KVT-Gr. gebessert im Vergleich zu Baseline
Entspannungstraining als Vergleichstherapie	Donaldson et al., 1994	EMG-BFB (N = 12) vs. Entspannung (N = 10) vs. Edukation (N = 10)	▪ Schmerzstärke und EMG-Aktivität: signifikante Reduktion in EMG-BFB- und Edukation-Gruppe; keine Veränderung in Entspannungsgruppe	2 und 4 Jahre: 80 % BFB-Gr., 57 % Edukation, 50 % Entspannung gebessert
	Spence et al., 1995	EMG-BFB (N = 12) vs. Entspannung (N = 12) vs. EMG-BFB+Entspannung (N=12) vs. Warteliste (N = 12)	▪ schmerzbedingtes Leiden, Depression, Angst: alle Behandlungsgruppen > Warteliste, aber keine differentielle Wirksamkeit ▪ Schmerzaktivität, Beeinträchtigung, Schmerzbezogene Überzeugungen, Aktivitätsniveau: keine sig. Verbesserungen	6 Monate: Therapieerfolg in BFB und Entspannungsgruppe stabil
	Stuckey et al., 1986	EMG-BFB (N = 8) vs. Entspannung (N = 8) vs. Placebo (N = 8)	▪ Schmerz im Funktionstest, EMG-Aktivität des Trapeziusmuskels: Entspannung besser als Placebo ▪ BFB: kaum Verbesserung	Keine Angaben

12. Psychische und soziale Faktoren bei somatischen Krankheiten

	Studie	Bedingungen	Ergebnisse	Katamnese
Pseudo-BFB/Placebo-kontrollierte Studien	Bush et al., 1985	EMG-BFB (N = 22) vs. Placebo (N = 22) vs. Warteliste (N = 22)	insgesamt Verbesserung von Schmerzaktivität, Schmerzverarbeitung, Beeinträchtigung, Depression, Angst und EMG, aber: keine differentielle Wirksamkeit	3 Monate: Therapieerfolg stabil, aber kein Gruppenunterschied
	Flor et al., 1983; Flor et al., 1986	EMG-BFB (N = 8) vs. Pseudo-BFB (N = 8) vs. Aufmerksamkeitskontrolle und Standardtherapie (N = 8)	in BFB-Gruppe signifikant stärkere Verbesserung bzgl. Schmerzaktivität, Schmerzintensität, Schmerzbewertung, Katastrophisieren, Anzahl der Arztbesuche	4 Monate und 2.5 Jahre: Therapieerfolg stabil bzw. weitere Verbesserung in BFB-Gruppe
Wartelisten-Kontrollstudien	Nouwen & Solinger, 1979	EMG-BFB (N = 19) vs. Warteliste (N = 7) [nicht randomisiert]	nur innerhalb der BFB-Gruppe signifikante Schmerz- und EMG-Reduktion; allerdings: keine formale statistische Prüfung des Gruppenunterschieds	3 Monate: Therapieerfolg stabil hinsichtlich Schmerzverminderung
	Nouwen, 1983	EMG-BFB (N = 10) vs. Warteliste (N = 10)	keine Verbesserung der Schmerzaktivität in beiden Gruppen, allerdings signifikante Reduktion der paraspinalen EMG-Aktivität in der BFB-Gruppe	Keine Angaben

Anmerkungen:
EMG-BFB Elektromyographisches Biofeedback, KVT Kognitive Verhaltenstherapie, MED Medizinische Standardtherapie

Skubick, 1994; Standardtherapie: **Flor & Birbaumer, 1993**) oder zumindest vergleichbar wirksam (kognitive Verhaltenstherapie: **Newton-John, Spence & Schotte, 1995**; Entspannung: **Spence et al., 1995**) erwiesen. Bei Beurteilung der Studie von **Flor und Birbaumer (1993)** ist zu beachten, dass ca. 25 % der Patienten an Kiefergelenkschmerzen litten. Allerdings gab es keine Hinweise für eine differentielle Wirksamkeit der BFB-Behandlung in Abhängigkeit von der Lokalisation der muskuloskeletalen Schmerzen.

EMG-BFB führt im Vergleich zu einer Behandlung mit Pseudo-BFB zu einer signifikant stärkeren Verbesserung der Schmerzproblematik (**Flor et al., 1983; Flor, Haag & Turk, 1986**).

Hervorzuheben ist, dass in verschiedenen Studien mit einem Katamnesezeitraum von bis zu 2–4 Jahren auch die längerfristige Wirksamkeit von EMG-BFB demonstriert worden ist (s. Tab. 1; Donaldson et al., 1994; Flor & Birbaumer, 1993; Flor et al., 1986).

Allerdings liegen auch widersprüchliche Befunde vor. In einer Studie von **Bush, Ditto und Feuerstein (1985)** wurden sowohl für die EMG-BFB Behandlung wie auch für die Placebobedingung signifikante Verbesserungen sowohl hinsichtlich der Schmerzaktivität wie auch der emotionalen Befindlichkeit beobachtet, ohne dass sich Hinweise auf eine differentielle Effektivität ergaben. Ebenso konnten **Stuckey, Jacobs und Goldfarb (1986)** keine Überlegenheit der EMG-BFB Behandlung im Vergleich zu einer Placebobehandlung beobachten. Allerdings ist zu anzumerken, dass die methodische Qualität der Studie von Stuckey et al. eher gering ist. So scheint das BFB-Protokoll nicht optimal gewählt worden zu sein. Außerdem wurden keine etablierten Fragebogen- oder Tagebuchinstrumente zur Erfassung des Therapieerfolgs verwendet, und die gewählten Messzeitpunkte (erste bzw. letzte Sitzung) waren eher ungewöhnlich.

Eine Möglichkeit, die Wirksamkeit von BFB zu erhöhen, wurde von **Biedermann, McGhie, Monga und Shanks (1987)** (s. auch Biedermann, Inglis, Monga & Shanks, 1989) überprüft. Insgesamt 24 Patienten wurden drei Bedingungen von EMG-BFB zugewiesen. Durch entsprechende Verstärkung bzw. Transformation des EMG-Signals wurde in zwei Gruppen entweder ein hoher oder niedriger Erfolg bzgl. der erlernten muskulären Kontrolle rückgemeldet, in der dritten Gruppe wurde das EMG-Signal unverändert zurückgemeldet. In allen drei Gruppen war eine signifikante Verbesserung der Schmerzintensität, der Depressivität und Ängstlichkeit sowie der Beweglichkeit (gemessenen mittels Verhaltensbeobachtung) zu verzeichnen. Es zeigte sich allerdings kein differentieller Effekt der verschiedenen Behandlungsbedingungen.

2. Studien mit einer Wartelisten-Kontrollbedingung

Als weitere Evidenz für die empirisch nachgewiesene Wirksamkeit einer Therapie gelten Studien, in denen die Therapie mit einer Wartelisten-Kontrollbedingung verglichen wird. EMG-BFB zeigte sich in verschiedenen Studien (**Newton-John et al., 1995;**

Nouwen & Solinger, 1979; Spence et al., 1995; s. Tab. 1) hinsichtlich der erzielten Verbesserung der Schmerzproblematik als signifikant überlegen. Einschränkend ist anzumerken, dass die Patienten in der Studie von Nouwen und Solinger (1979) nicht randomisiert worden waren.

Allerdings gibt es auch widersprüchliche Befunde (Bush et al., 1985; Nouwen, 1983). **Bush et al. (1985)** konnten zwar keine differentielle Wirksamkeit der verschiedenen Therapiebedingungen (EMG-BFB, Placebo, Warteliste) nachweisen, jedoch wurde insgesamt eine signifikante Verbesserung der Schmerzproblematik berichtet. Hingegen konnte **Nouwen (1983)** weder in der aktiven Behandlungsbedingung (EMG-BFB) noch für die Wartelisten-Kontrollbedingung eine signifikante Veränderung der Schmerzaktivität nachweisen. Zu berücksichtigen ist jedoch, dass im Unterschied zu den meisten anderen Therapiestudien in dieser Studie neben der Messung der EMG-Aktivität ausschließlich ein Schmerztagebuch als Therapieerfolgsmaß verwendet wurde. Inwieweit möglicherweise eine Verbesserung anderer primärer Erfolgsparameter wie beispielsweise der Schmerzbewertung, der Beeinträchtigung oder der emotionalen Befindlichkeit aufgetreten ist, bleibt hier offen.

3. Kontrollierte Einzelfallexperimente

Large und Lamb (1983) behandelten insgesamt 18 Patienten mit Rückenschmerzen im Rahmen eines kontrollierten Einzelfalldesigns. Je 3 Patienten durchliefen eine von insgesamt 6 Sequenzen von 3 dreiwöchigen Phasen (Warteliste, Kontrollphase, BFB). In den Sitzungen während der Kontrollphase waren die Patienten am BFB-Gerät angeschlossen, allerdings war die tatsächliche EMG-Aktivität aufgrund entsprechender Verstärkereinstellungen für die Patienten nicht erkennbar. Sowohl die BFB- wie auch die Kontrollphasen führten zu einer Schmerzverringerung. Eine signifikante Reduktion des EMG-Niveaus wurde nur für die BFB-Behandlungsphase nachgewiesen.

4. Biofeedback als Bestandteil multidisziplinärer Therapieprogramme

Schließlich wurde EMG-BFB in verschiedenen Studien in Kombination mit anderen Interventionen eingesetzt. In einer unkontrollierten Studie von **Keefe, Block, Williams und Surwit (1981)** führte ein umfassendes Behandlungsprogramm, dessen Schwerpunkt auf Entspannung mit BFB-Unterstützung lag, zu einer signifikanten Verminderung subjektiver Anspannung und der Anspannung des Frontalismuskels sowie zu Schmerzverringerung und reduzierter Medikamenteneinnahme. Der Beitrag des EMG-BFB zum Behandlungserfolg lässt sich leider nicht näher bestimmen. In einer weiteren Studie (**Altmaier, Lehmann, Russell, Weinstein & Kao, 1992**) war EMG-BFB Bestandteil eines insgesamt effektiven multidisziplinären Behandlungsprogramms. Allerdings ist auch hier der spezifische Beitrag des EMG-BFB zum Gesamterfolg nicht zu erschließen. In einer Studie von **Vlaeyen, Haazen, Schuerman, Kole-**

Snijders und van Eek (1995) schließlich erwies sich die Kombination EMG-BFB unterstützter Entspannung und operanter Behandlung, deren Ziel eine Erhöhung gesunden Verhaltens und des Aktivitätsniveaus war, im Vergleich zur Warteliste als wirksamer. Diese Verbesserungen waren auch im Katamnesezeitraum 1 Jahr nach Ende der Therapie nachweisbar. Allerdings muss auch in diesem Fall die spezifische Wirksamkeit des EMG-BFB offen bleiben.

5. Biofeedback als Präventionsmaßnahme bei akutem Rückenschmerz

Bislang liegt nur eine kontrollierte Studie (**Hasenbring, Ulrich, Hartmann & Soyka, 1999**) vor, in der EMG-BFB mit einer an individuellen Risikofaktoren ausgerichteten kognitiv-verhaltenstherapeutischen Intervention bei Personen mit akutem Ischiasschmerz und erhöhtem Chronifizierungsrisiko als Präventionsmaßnahme verglichen wurde. Insgesamt 12 Sitzungen EMG-BFB vom Schmerzort wurden durchgeführt, das BFB-Behandlungsmanual war an das Vorgehen von Flor und Birbaumer (1993) angelehnt. EMG-BFB erwies sich zwar im Vergleich zur KVT als weniger effektiv hinsichtlich der Prävention der Chronifizierung, führte allerdings im Vergleich zur Kontrollgruppe, die die medizinische Standardtherapie erhielt, zu einem besseren Ergebnis.

12.3.3
Zusammenfassende Bewertung

Unter Berücksichtigung der von der APA Task Force on Promotion and Dissemination of Psychological Procedures (1995) formulierten Kriterien ist EMG-Biofeedback als empirisch gesichert wirksames Therapieverfahren für die Behandlung chronischer Rückenschmerzen einzuordnen. So ist die Effektivität von EMG-BFB auch langfristig als mindestens vergleichbar (oder höher) zu etablierten verhaltensorientierten Interventionen (Entspannungstraining, kognitive Verhaltenstherapie) in der Behandlung von chronischen Rückenschmerzen einzustufen. In gut kontrollierten Studien hat sich EMG-BFB ebenso als signifikant wirksamer im Vergleich zu Placebo- oder Pseudo-BFB Bedingungen oder einer Warteliste erwiesen. Aufgrund der geringen Anzahl der vorliegenden Studien kann EMG-BFB als Präventionsmaßnahme nur als experimentelle Intervention zur Vorbeugung eines chronischen Schmerzproblems gelten. Die Einstufung von EMG-BFB als empirisch gesichert wirksames Therapieverfahren entspricht weitestgehend den Ergebnissen der Meta-Analyse von Morley et al. (1999), die für BFB als Behandlungsverfahren bei chronischen Schmerzen (ohne Berücksichtigung von Kopfschmerz) Effektgrößen von 0.4 (Aktivitätsniveau), 0.5 (Bewältigung), 0.7 (Schmerzerleben, Depressivität, Stimmung allgemein, Schmerzverhalten) bis zu 0.89 (soziale Rollenfunktion) ermittelt haben.

Vor dem Hintergrund dieser positiven Bilanz ist es besonders erstaunlich, dass in den letzten 10 Jahren kaum weitere gut kontrollierte Therapiestudien mehr veröffentlicht wurden. Dies ist insofern bedauerlich, da die vorliegenden Studien mit wenigen Ausnahmen (z. B. Flor & Birbaumer, 1993; Newton-John et al., 1995) vergleichsweise geringe Stichprobengrößen aufweisen, was Anlass zu einer etwas zurückhaltenden Einschätzung der Generalisierbarkeit der Befunde geben könnte. Eine weitere Schwierigkeit bei der Beurteilung der Befundlage ergibt sich aus der Tatsache, dass die in den verschiedenen Studien verwendeten BFB-Protokolle nicht einheitlich sind. Zwar ist die Anzahl der Sitzungen (8 bis 10) über die Studien hinweg recht vergleichbar. Jedoch gibt es teilweise erhebliche Unterschiede in der Durchführung der Sitzungen. So wurde in einigen Studien EMG-BFB in erster Linie als unterstützende Maßnahme für das Erlernen einer Entspannungsreaktion eingesetzt und erfolgte infolgedessen fast ausschließlich in Ruheposition (z. B. Newton-John et al., 1995; Nouwen, 1983; Spence et al., 1995). Auch beinhalten die BFB-Protokolle nicht immer Transferphasen, in denen die Patienten die erlernten Strategien zur Reduktion der Muskelanspannung ohne unmittelbares Feedback anwenden (Donaldson et al., 1994; Stuckey et al., 1986). Die Gestaltung des BFB-Protokolls ist aber insofern bedeutsam als es Hinweise gibt, dass EMG-BFB dann besonders effektiv ist, wenn die Rückmeldung der Muskelanspannung in verschiedenen Körperpositionen (Sitzen, Stehen), in persönlich relevanten Stresssituationen (z. B. während der Vorstellung einer solchen Situation) und der Durchführung schmerzrelevanter Bewegungen (z. B. Arbeiten am Bildschirm) erfolgt (z. B. Flor & Birbaumer, 1993).

Vor dem Hintergrund der vorliegenden empirischen Befunde ergeben sich für künftige Evaluationsstudien von EMG-BFB in der Behandlung chronischer Rückenschmerzen folgende Herausforderungen und Fragestellungen. Zum einen sollte die unmittelbare, aber auch langfristige Effektivität von EMG-BFB in größeren Patientenstichproben repliziert werden. Ein weiteres wichtiges Ziel sollte eine weitergehende Analyse der den Therapieerfolg mediierenden Mechanismen sein. So gibt es erste Hinweise, dass die Wirksamkeit von EMG-BFB entgegen dem zugrunde liegenden Therapierational möglicherweise nicht primär auf einer erlernten Kontrolle der Muskelanspannung, sondern vielmehr auf der Veränderung schmerzbezogener Kognitionen und Selbstwirksamkeitserwartungen beruht (Flor & Birbaumer, 1993; Nouwen & Solinger, 1979). Des Weiteren wäre es wünschenswert, Indikationskriterien zu identifizieren, die auch im Einzelfall eine Entscheidung erlauben würden, ob eine Biofeedbackbehandlung erfolg versprechend ist. Grundsätzlich ist darauf zu achten, dass in künftigen Untersuchungen zur Effektivität von EMG-BFB die Erfolgmaße gemäß den Richtlinien der «Initiative on Methods, Measurement, and Pain Assessment in Clinical Trials (IMMPACT)» (Turk et al., 2003) ausgewählt werden. Leider wurden in den bislang vorliegenden Studien zur Wirksamkeit von EMG-BFB nicht immer die gemäß IMMPACT als relevant geltenden primären Erfolgsmaße (Schmerz, emotionale Befindlichkeit, körperliches Funktionsniveau, subjektive Erfolgseinschätzung durch die Patienten, unerwünschte (Neben-)Wirkungen, Einhaltung des Therapieprotokolls) berücksichtigt.

Literatur

[1] berücksichtigte kontrollierte Studien;
[2] Meta-Analysen;
[3] weitere Studien

[3] Altmaier, E. M., Lehmann, T. R., Russell, D. W., Weinstein, J. N. & Kao, C. F. (1992). The effectiveness of psychological interventions for the rehabilitation of low back pain: a randomized controlled trial evaluation. *Pain, 49,* 329–335.

[1] Asfour, S. S., Khalil, T. M., Waly, S. M., Goldberg, M. L., Rosomoff, R. S. & Rosomoff, H. L. (1990). Biofeedback in back muscle strengthening. *Spine, 15,* 510–513.

Astin, J. A. (2004). Mind-body therapies for the management of pain. *Clinical Journal of.Pain, 20,* 27–32.

Astin, J. A., Shapiro, S. L., Eisenberg, D. M. & Forys, K. L. (2003). Mind-body medicine: state of the science, implications for practice. *Journal of the American Board of Family Praciationerst., 16,* 131–147.

[3] Biedermann, H J., Inglis, J., Monga, T. N. & Shanks, G. L. (1989). Differential treatment responses on somatic pain indicators after EMG biofeedback training in back pain patients. *Internationl Journal of Psychosomatics., 36,* 53–57.

[3] Biedermann, H. J., McGhie, A., Monga, T. N. & Shanks, G. L. (1987). Perceived and actual control in EMG treatment of back pain. *Behaviour Research and Therapy, 25,* 137–147.

Bouter, L. M., Pennick, V. & Bombardier, C. (2003). Cochrane back review group. *Spine, 28,* 1215–1218.

[3] Bru, E., Mykletun, R. J., Berge, W. T. & Svebak, S. (1994). Effects of different psychological interventions on neck, shoulder and low back pain in female hospital staff. *Psychology & Health, 9,* 371–382.

[1] Bush, C., Ditto, B. & Feuerstein, M. (1985). A controlled evaluation of paraspinal EMG biofeedback in the treatment of chronic low back pain. *Health Psychology, 4,* 307–321.

Chambless, D. L. & Ollendick, T. H. (2001). Empirically supported psychological interventions: controversies and evidence. *Annual Review of Psychology, 52,* 685–716.

[1] Donaldson, S., Romney, D., Donaldson, M. & Skubick, D. (1994). Randomized study of the application of single motor unit biofeedback training to chronic low back pain. *Journal of Occupational Rehabilitation, 4,* 23–37.

[1] Flor, H. & Birbaumer, N. (1993). Comparison of the efficacy of electromyographic biofeedback, cognitive-behavioral therapy, and conservative medical interventions in the treatment of chronic musculoskeletal pain. *Journal of Consulting and Clinical Psychology, 61,* 653–658.

Flor, H., Fydrich, T. & Turk, D. C. (1992). Efficacy of multidisciplinary pain treatment centers: A meta-analytic review. *Pain, 49,* 221–230.

[1] Flor, H., Haag, G., Turk, D. C. & Koehler, H. (1983). Efficacy of EMG biofeedback, pseudotherapy, and conventional medical treatment for chronic rheumatic back pain. *Pain, 17,* 21–31.

[1] Flor, H., Haag, G. & Turk, D. C. (1986). Long-term efficacy of EMG biofeedback for chronic rheumatic back pain. *Pain, 27,* 195–202.

Flor, H. & Hermann, C. (2004). Biopsychosocial models of pain. In R. H. Dworkin & W. S. Breitbart (Eds.), *Psychosocial and psychiatric aspects of pain: A handbook for health care providers* (pp. 47–75). Seattle: IASP Press.

Flor, H. & Turk, D. C. (1989). Psychophysiology of chronic pain: Do chronic pain patients exhibit symptom-specific psychophysiological responses? *Psychological Bulletin, 105,* 215–259.

Geisser, M. E., Ranavaya, M., Haig, A. J., Roth, R. S., Zucker, R., Ambroz, C. et al. (2005). A meta-analytic review of surface electromyography among persons with low back pain and normal, healthy controls. *Journal of Pain, 6,* 711–726.

[1] Hasenbring, M., Ulrich, H. W., Hartmann, M. & Soyka, D. (1999). The efficacy of a risk factor-based cognitive behavioral intervention and electromyographic biofeedback in patients with acute sciatic pain. An attempt to prevent chronicity. *Spine, 24,* 2525–2535.

[3] Jamison, R. N., Matt, D. A. & Parris, W. C. (1988). Effects of time-limited vs unlimited compensation on pain behavior and treatment outcome in low back pain patients. *Journal of Psychosomatic Research, 32,* 277–283.

[3] Keefe, F. J., Block, A. R., Williams, R. B. & Surwit, R. S. (1981). Behavioral treatment of chronic low back pain: Clinical outcome and individual differences in pain relief. *Pain, 11,* 221–231.

[3] Large, R. G. & Lamb, A. M. (1983). Electromyographic (EMG) feedback in chronic musculoskeletal pain: A controlled trial. *Pain, 17,* 167–177.

[2] Morley, S., Eccleston, C. & Williams, A. (1999). Systematic review and meta-analysis of randomized controlled trials of cognitive behaviour therapy and behaviour therapy for chronic pain in adults, excluding headache. *Pain, 80,* 1–13.

Neblett, R., Gatchel, R. J. & Mayer, T. G. (2003a). A clinical guide to surface-EMG-assisted stretching as an adjunct to chronic musculoskeletal pain rehabilitation. *Applied Psychophysiology & Biofeedback, 28,* 147–160.

Neblett, R., Mayer, T. G. & Gatchel, R. J. (2003b). Theory and rationale for surface EMG-assisted stretching as an adjunct to chronic musculoskeletal pain rehabilitation. *Applied Psychophysiology & Biofeedback, 28,* 139–146.

[1] Newton-John, T. R. O., Spence, S. H. & Schotte, D. (1995). Cognitive- behavioural therapy versus EMG biofeedback in the treatment of chronic low back pain. *Behaviour Research and Therapy, 33,* 691–697.

[3] Nord, S., Ettare, D., Drew, D. & Hodge, S. (2001). Muscle learning therapy–efficacy of a biofeedback based protocol in treating work-related upper extremity disorders. *Journal of Occupational Rehabilitation, 11,* 23–31.

[1] Nouwen, A. (1983). EMG biofeedback used to reduce standing levels of paraspinal muscle tension in chronic low back pain. *Pain, 17,* 353–360.

[1] Nouwen, A. & Solinger, J. W. (1979). The effectiveness of EMG biofeedback training in low back pain. *Biofeedback & Self Regulation, 4,* 103–111.

Ostelo, R. W. J. G., van Tulder, M. W., Vlaeyen, J. W. S., Linton, S. J., Morley, S. J. & Assendelft, W. J. J. (2006). Behavioural treatment for chronic low-back pain. *Cochrane Database of Systematic Reviews.*

[1] Spence, S. H., Sharpe, L., Newton-John, T. & Champion, D. (1995). Effect of EMG biofeedback compared to applied relaxation training with chronic, upper extremity cumulative trauma disorders. *Pain, 63,* 199–206.

[1] Stuckey, S. J., Jacobs, A. & Goldfarb, J. (1986). EMG biofeedback training, relaxation training, and placebo for the relief of chronic back pain. *Perceptual and Motor Skills, 63,* 1023–1036.

Task Force on Promotion and Dissemination of Psychological Procedures (1995). Training in and dissemination of empricially-validated psychological treatments: Report and recommendation. *Clinical Psychologist, 48,* 3–23.

Turk, D. C., Dworkin, R. H., Allen, R. R., Bellamy, N., Brandenburg, N., Carr, D. B. et al. (2003). Core outcome domains for chronic pain clinical trials: IMMPACT recommendations. *Pain, 106,* 337–345.

van Tulder, M. & Koes, B. (2001). Low back pain and sciatica (chronic). *Clinical Evidence,6,* 0–19.

van Tulder, M. & Koes, B. (2003). Low back pain and sciatica (chronic). *Clinical Evidence, 10,* 1359–1376.

van Tulder, M. & Koes, B. (2004). Low back pain (chronic). *Clinical Evidence, 12,* 1659–1684.
van Tulder, M. W., Furlan, A. D. & Gagnier, J. J. (2005). Complementary and alternative therapies for low back pain. *Best practice & research. Clinical Rheumatology, 19,* 639–654.
van Tulder, M. W., Koes, B. W. & Bouter, L. M. (1997). Conservative treatment of acute and chronic nonspecific low back pain. A systematic review of randomized controlled trials of the most common interventions. *Spine, 22,* 2128–2156.
van Tulder, M. W., Ostelo, R., Vlaeyen, J. W., Linton, S. J., Morley, S. J. & Assendelft, W. J. (2000). Behavioral treatment for chronic low back pain: a systematic review within the framework of the Cochrane Back Review Group. *Spine, 25,* 2688–2699.
van Tulder, M. W., Ostelo, R., Vlaeyen, J. W., Linton, S. J., Morley, S. J. & Assendelft, W. J. (2001). Behavioral treatment for chronic low back pain: a systematic review within the framework of the Cochrane Back Review Group. *Spine, 26,* 270–281.
[3] Vlaeyen, J. W., Haazen, I. W., Schuerman, J. A., Kole-Snijders, A. M. & van Eek, H. (1995). Behavioural rehabilitation of chronic low back pain: comparison of an operant treatment, an operant-cognitive treatment and an operant- respondent treatment. *Brtitish Journal of Clinical Psychology, 34,* 95–118.
[3] Wolf, St. L., Nacht, M. & Kelly, J. L. (1982). EMG feedback training during dynamic movement for low back pain patients. *Behavior Therapy, 13,* 395–406.

12.4
Rheumatische Erkrankungen Rheumatoide Arthritis

Christiane Hermann und Herta Flor

12.4.1
Störungsbild

Rheumatische Erkrankungen umfassen ein breites Spektrum und lassen sich vier Hauptgruppen zuordnen:

a) entzündlich-rheumatische Erkrankungen wie die chronische Polyarthritis (Synonym: rheumatoide Arthritis) oder rheumatologisch-immunologische Systemerkrankungen (historischer Begriff: entzündliche Kollagenosen) wie z. B. systemischer Lupus Erythematodes

b) degenerative Gelenk- und Wirbelsäulenerkrankungen (z. B. Arthosen)

c) Weichteilrheumatismus mit generalisiert gesteigerter Schmerzempfindlichkeit ohne systemische Entzündung; und

d) Stoffwechselerkrankungen oder andere Systemerkrankungen mit rheumatischen Beschwerden (z. B. Gicht).

Obwohl Biofeedback (BFB) Anfang der 1980er-Jahre als eines der ersten psychologisch orientierten Verfahren in der Behandlung rheumatischer Erkrankungen eingesetzt wurde, ist die Anzahl der vorliegenden kontrollierten Studien zu dessen Effektivität vergleichsweise gering. BFB als verhaltensorientierte Behandlungsmethode ist bislang ausschließlich bei der rheumatoiden Arthritis in seiner Effektivität überprüft worden.

Bei der rheumatoiden Arthritis (RA) handelt es sich um eine systemisch-entzündliche Erkrankung. Befallen sind in erster Linie Hand- und Fingergelenke. Die RA verläuft progredient und in Schüben. Typische Symptome der RA sind Morgensteifigkeit, ein symmetrisches Anschwellen von Hand- und Fingergelenken und Schmerzen sowohl in Ruhe als auch bei Belastung. Infolgedessen kommt es zu Funktionseinschränkungen und Beeinträchtigungen in nahezu allen Bereichen des Alltags (z. B. körperliche Aktivitäten, Haushalt, Beruf, soziale Aktivitäten). Es kommen unspezifische Allgemeinsymptome wie Abgeschlagenheit hinzu. Im Spätstadium der Erkrankung kommt es zu Deformierungen der Finger, Verknöcherungen der Gelenke und Muskelatrophie im Fingerbereich.

Vor dem Hintergrund verstärkter Bemühungen um eine evidenz-basierte Medizin (und auch Psychotherapie) bieten sich zur Beurteilung der Befundlage die von der Task Force der American Psychological Association vorgeschlagenen Kriterien zur

Identifizierung von empirisch in ihrer Effektivität abgesicherten Therapien an (Task Force Promotion and Dissemination of Psychological Procedures, 1995). Hierbei wird in Abhängigkeit der empirischen Befunde zwischen nachgewiesenermaßen «wirksamen» Therapien (Hauptkriterium: mind. 2 kontrollierte Studien mit einer Placebo-, Medikamenten- oder etablierten Therapie als Vergleichsbehandlung oder eine Reihe gut kontrollierter experimenteller Einzelfallstudien), wahrscheinlich «wirksamen» Therapien (Hauptkriterium: mindestens 2 Wartelisten-Kontroll-Studien oder 1 kontrollierte Studie mit einer Placebo-, Medikamenten- oder etablierten Therapie als Vergleichsbehandlung oder einer kleinere Anzahl von gut kontrollierten experimentellen Einzelfallstudien), und «experimentellen» Therapien (d. h. es liegen keine ausreichend kontrollierten Studien vor) unterschieden.

12.4.2
Therapierational

Bei der Behandlung von RA wurde bislang ausschließlich das **Handerwärmungstraining (HET)** entweder in Kombination mit einem Entspannungsverfahren (Achterberg et al., 1981) oder als Bestandteil eines kognitiv-behavioralen Behandlungsprogramms (Appelbaum et al., 1988; Bradley et al., 1987) eingesetzt. Beim HET ist das Ziel, die Hauttemperatur, zumeist am Finger, zu erhöhen. Diese Temperaturerhöhung wird durch eine Vasodilatation peripherer Hautgefäße, wiederum zurückzuführen auf ein Absenken der sympathischen Aktivierung, erreicht. Die Temperatur wird mit dem Ziel zurückgemeldet, durch die Erhöhung der Fingertemperatur einen allgemeinen Entspannungszustand herbeizuführen (Achterberg et al., 1981; Appelbaum et al., 1988). In einer Studie war es das Ziel, die Hauttemperatur unmittelbar über den betroffenen Gelenken zu erhöhen, um so eine bessere Durchblutung der Gelenke sicherzustellen und möglicherweise die Entzündungsaktivität zu reduzieren (Bradley et al., 1987; s. auch Young et al., 1995 für eine weitere Analyse dieser Studie).

12.4.3
Evidenzbasierung

In einer Meta-Analyse aus dem Jahr **2002** haben **Astin, Beckner, Soeken, Hochberg und Berman** 25 psychologischen Interventionsstudien zusammengefasst, davon vier, in denen BFB allein oder als Komponente eines multimodalen Behandlungsprogramms eingesetzt wurde. Zwei dieser Studien sowie eine weitere, nicht in der Meta-Analyse berücksichtigte Studie haben die Effektivität von Biofeedback (BFB) in Kombination mit einem Entspannungsverfahren (Achterberg, McGraw & Lawlis, 1981) oder als Bestandteil eines multimodalen Behandlungsprogramms (Appelbaum, Blanchard, Hickling & Alfonso, 1988; Bradley et al., 1987) bei Erwachsenen, die an RA litten, überprüft. In einer weiteren Studie wurde BFB als Bestandteil eines primär physiotherapeutischen Behandlungsprogramms eingesetzt, das Tai-Chi-Bewegungselemente, Entspannungsübungen und Gespräche zum Thema Stressbewältigung kombiniert (Van Deusen & Harlowe, 1987). Allerdings ermöglicht diese Arbeit keine Aussagen zur spezifischen Effektivität von BFB. Eine weitere kontrollierte Studie (Lavigne, Ross, Berry, Hayford & Pachman, 1992) hat die Wirksamkeit von BFB bei Kindern mit RA untersucht und bleibt deshalb im folgenden unberücksichtigt.

Achterberg et al. (1981; Studie 2) berichten als Ergebnis einer kontrollierten (nicht jedoch randomisierten) Studie, dass die Kombination von HET und einer Entspannungstechnik (12 Sitzungen; N = 12 Patienten) im Vergleich zu einer ausschließlich physiotherapeutischen Behandlung (N = 8 Patienten) zu einer signifikant stärkeren Reduktion der körperlichen Beeinträchtigung, Schmerzintensität und der Anzahl der vom Rheuma betroffenen Gelenke führt. Allerdings zeigte sich eine vergleichbare Effektivität der Kombination HET + Entspannungstechnik (N = 12 Patienten) und der Kombination Handkühlungstraining + Entspannungstechnik (N = 12 Patienten) (Achterberg et al., 1981, Studie 1). Dieser Befund wirft nicht nur Fragen hinsichtlich des postulierten spezifischen Wirkmechanismus des HET, d. h. das Erlernen einer entspannungsfördernden Reduktion der sympathischen Erregung auf. Auch der spezifische Beitrag der BFB-Komponente für die Wirksamkeit der Kombination von BFB und Entspannung muss letztlich offen bleiben.

Ein ähnliches Bild ergibt sich, wenn HET als Komponente eines kognitiv-behavioralen Behandlungsprogramms zum Einsatz kam (**Appelbaum et al., 1988; Bradley et al., 1987**). In der Studie von Appelbaum et al. (1988) wurden nach Abschluss der Behandlung ausschließlich in der Behandlungsgruppe (N = 9 Patienten), nicht aber in der Kontrollgruppe («Symptombeobachtung», N = 9 Patienten) signifikante Verbesserungen der Schmerzintensität und Veränderungen der Schmerzbewertung, eine Steigerung der berichteten Aktivität im Haushalt und eine Verbesserung in der Kommunikation sowie der Beweglichkeit der Gelenke im Vergleich zur Baseline festgestellt. Allerdings muss auch hier der spezifische Beitrag des HET offen bleiben. Außerdem ist einschränkend anzumerken, dass die Patienten 18 Monate nach Abschluss der Behandlung im Vergleich zur Baseline keine statistisch signifikanten Verbesserungen mehr zeigten. Aufgrund der insgesamt niedrigen Fallzahl und der zusätzlich vergleichsweise geringen Anzahl von Studienteilnehmern (nur ca. 50%), die bei der Katamnese berücksichtigt werden konnten, ist allerdings ein Power-Problem nicht auszuschließen.

12.4.4
Zusammenfassende Bewertung

Insgesamt kann die Wirksamkeit von HET auch in Kombination mit Entspannung oder als Bestandteil eines multimodalen Behandlungsprogramms bei der Behandlung von RA nicht als gesichert gelten. Diese Schlussfolgerung trifft insbesondere zu, wenn man die oben genannten Kriterien der APA Task Force (1995) berücksichtigt. Biofeedback kann vor dem Hintergrund der vorliegenden empirischen Studien nicht als gesichert wirksames Behandlungsverfahren bei RA gelten. Die Befundlage ist insgesamt wenig befriedigend und ernüchternd sowohl was die Anzahl der Studien und deren methodische Qualität als auch Art und Anzahl der überhaupt überprüften BFB-Modalitäten betrifft. Für die RA sind kaum gesicherte Aussagen möglich, da BFB und speziell HET fast ausschließlich als Bestandteil multimodaler Behandlungsprogramme eingesetzt wurden. Leider sind seit Anfang der 90er Jahre keine weiteren kontrollierten Studien vorgelegt worden, in denen BFB primär als Behandlungsverfahren für RA systematisch überprüft wurde.

Literatur

[1] berücksichtigte kontrollierte Studien;
[2] Meta-Analysen;
[3] andere Studien

[1] Achterberg, J., McGraw, P. & Lawlis, G. F. (1981). Rheumatoid arthritis: A study of relaxation and temperature biofeedback training as an adjunctive therapy. *Biofeedback & Self Regulation, 6,* 207–223.

[1] Appelbaum, K. A., Blanchard, E. B., Hickling, E. J. & Alfonso, M. (1988). Cognitive behavioral treatment of a veteran population with moderate to severe rheumatoid arthritis. *Behavior Therapy, 19,* 489–502.

[2] Astin, J. A., Beckner, W., Soeken, K., Hochberg, M. C. & Berman, B. (2002). Psychological interventions for rheumatoid arthritis: a meta-analysis of randomized controlled trials. *Arthritis and Rheumatism, 47,* 291–302.

[1] Bradley, L. A., Young, L. D., Anderson, K. O., Turner, R. A., Agudelo, C. A., McDaniel, L. K. et al. (1987). Effects of psychological therapy on pain behavior of rheumatoid arthritis patients. Treatment outcome and six-month followup. *Arthritis and Rheumatism, 30,* 1105–1114.

[3] Lavigne, J. V., Ross, C. K., Berry, S. L., Hayford, J. R. & Pachman, L. M. (1992). Evaluation of a psychological treatment package for treating pain in juvenile rheumatoid arthritis. *Arthritis Care and Research, 5,* 101–110.

Task Force Promotion and Dissemination of Psychological Procedures (1995). Training in and dissemination of empirically-validated psychological treatments: report and recommendations. *Clinical Psychologist, 48,* 3–23.

[3] Van Deusen, J. & Harlowe, D. (1987). The efficacy of the ROM Dance Program for adults with rheumatoid arthritis. *American Journal of Occupational Therapy, 41,* 90–95.

[3] Young, L. D., Bradley, L. A. & Turner, R. A. (1995). Decreases in health care resource utilization in patients with rheumatoid arthritis following a cognitive behavioral intervention. *Biofeedback and Self-Regulation, 20,* 259–68.

12.5
Fibromyalgie

Christiane Hermann & Herta Flor

12.5.1
Störungsbild

Hauptsymptom der Fibromyalgie (FM) sind generalisiert auftretende chronische muskuloskeletale Schmerzen, die sich insbesondere in chrakteristischen Schmerzdruckpunkten im Bereich von Muskeln und Sehnenansätzen (so genannte «Tender points») äußern. Gemäß den Kriterien des American College of Rheumatology (ACR) wird eine FM dann diagnostiziert, wenn sich in einer entsprechenden körperlichen Untersuchung an mindestens 11 von 18 möglichen «Tender points» eine erniedrigte mechanische Druckschmerzschwelle nachweisen lässt (Wolfe et al., 1993). Weitere Symptome der FM sind Schlafprobleme, Erschöpfungszustände, depressive Verstimmungen und Angstprobleme. Darüber hinaus leiden viele Patienten mit FM auch an weiteren somatischen Beschwerden wie Kopfschmerzen, Colon irritabile oder einem chronischen Erschöpfungssyndrom. Die Ätiologie von FM ist bislang nicht abschließend geklärt. Die FM wird zum Formenkreis rheumatischer Erkrankungen gerechnet, nicht selten findet sich auch noch die ältere Bezeichnung «Weichteilrheumatismus». Der FM liegen allerdings keine systemischen Entzündungsprozesse zugrund. Aktuelle Krankheitsmodelle der FM gehen davon aus, dass die klinische Symptomatik der FM auf eine Sensibilisierung des Schmerzsystems und möglicherweise eine unzureichende Aktivität körpereigener schmerzhemmender Systeme zurückzuführen ist (z. B. Price & Staud, 2005).

12.5.2
Therapierational und Evidenzbasierung

Psychologische bzw. verhaltensorientierte Interventionen sind bei der FM im Unterschied zu anderen rheumatischen Erkrankungen erst in den letzten Jahren verstärkt untersucht worden. Während bei der rheumatoiden Arthritis beispielsweise seit Mitte der 1990er-Jahre keine weiteren kontrollierten Therapiestudien zu BFB veröffentlicht wurden, ist die Mehrzahl der Studien zur Wirksamkeit von BFB in der Behandlung von FM erst Ende der 1990er-Jahre veröffentlicht worden. Dabei übersteigt die Zahl der Übersichtsarbeiten zu psychologischen Interventionen bei FM, in denen u. a. BFB-Studien berücksichtigt werden, deutlich die Anzahl der Originalarbeiten (Adams & Sim, 2005; Berman & Swyers, 1999; Gabriel & Bombardier, 1989; Hadhazy, Ezzo, Creamer, & Berman, 2000; Holdcraft, Assefi, & Buchwald, 2003; Sim & Adams, 1999; Simms, 1994).

In drei gut kontrollierten (Buckelew et al., 1998; Ferraccioli et al., 1987; van Santen et al., 2002) und einer unkontrollierten Studie (Mur, Drexler, Gruber, Hartig & Gunther, 1999; Drexler, Mur & Gunther, 2002) wurde EMG-BFB-unterstützte Entspannung überprüft, in zwei weiteren unkontrollierten Studie wurde EEG-BFB (Mueller, Donaldson, Nelson & Layman, 2001) bzw. Biofeedback der Herzratenvariabilität (Hassett et al., 2007) eingesetzt.

Diese beiden letztgenannten Studien sind die einzigen vorliegenden Arbeiten, in der kein EMG-BFB verwendet wurde, und sollen deshalb der Vollständigkeit halber kurz beschrieben werden. In der Studie von **Mueller et al. (2001)** wurden die Patienten mit Lichtstimuli stimuliert, wobei die Stimulationsfrequenz der jeweils individuell ermittelten dominanten EEG-Frequenz an einem bestimmten Elektrodenort entsprach. Durch diese photische Stimulation kommt es zu einer Angleichung der EEG-Frequenz an die Stimulationsfrequenz. Zwar berichten die Autoren eine deutliche Verbesserung der klinischen Symptomatik. Allerdings ist zu berücksichtigen, dass die Patienten den Angaben der Autoren zufolge so lange behandelt wurden, bis eine klinische Verbesserung zu verzeichnen war, die Patienten ihre Behandlung selbst bezahlten und keine Kontrollgruppe vorhanden war. Außerdem ist die verwendete EEG-basierte photische Stimulation nur insofern als Biofeedback zu bezeichnen, als die Stimulationsfrequenz auf Basis eines biologischen Signals ermittelt wurde. Jedoch war es nicht Ziel, dass die Patienten eine willkürliche Kontrolle der Gehirnaktivität (EEG) erlernten. Der Aspekt der Rückmeldung eines körperlichen Signals mit dem Ziel einer verbesserten Körperwahrnehmung und dem Erlangen willkürlicher Kontrolle über diese körperliche Funktion ist jedoch zentrales Charakteristikum von BFB (Schwartz, 1995).

Ausgehend von Befunden, dass bei Patienten mit FM auch eine Funktionsstörung des autonomen Nervensystems im Sinne eines erhöhten sympathischen Tonus zu beobachten ist, hat die Arbeitsgruppe um Lehrer (**Hassett et al., 2007**) in einer unkontrollierten Pilotstudie die therapeutische Wirksamkeit eines Herzratenvariabilitätsbiofeedbacks (HRV-BFB) untersucht. Die Herzratenvariabilität ist ein physiologischer Parameter, der Aufschluss über die Funktionalität des autonomen Nervensystems gibt und Aussagen über das relative Verhältnis sympathischer zu parasympathischer Aktivierung ermöglicht. Das Prinzip des HRV-BFB ergibt sich aus der engen Kopplung zwischen HRV und der Atemfrequenz. Für jedes Individuum lässt sich die so genannte Resonanzfrequenz bestimmen, d. h. die Atemfrequenz, die mit einer maximalen HRV einhergeht. In einem ersten Schritt erlernt der Patient mit der individuell ermittelten Resonanzfrequenz zu atmen, anschließend wird die Maximierung der HRV mittels Rückmeldung der Herzrate und Atmung eingeübt (s. auch Lehrer et al., 2001). An der Studie von Hassett et al. (2007) nahmen 12 Frauen mit FM teil, die jeweils 10 HRV-BFB wöchentliche Einzelsitzungen (Dauer 20 min) erhielten. Nach Abschluss der Behandlung sowie bei der 3-Monats-Katamnese wurden eine signifikante Reduktion der depressiven Verstimmung, eine Verbesserung der krankheitsbedingten psychosozialen Beeinträchtigung und eine Verminderung der Schmerzbelastung festgestellt. Die Schlafqualität war unverändert. Schmerzhäufigkeit und -intensität sowie Schmerzempfindlichkeit wurden allerdings nicht systematisch erfasst. Während der BFB-Sitzungen ließ sich eine signifikante Erhöhung der HRV nachweisen, allerdings ohne die normalerweise damit einhergehende Veränderung des vagalen Baroreflexes. Der Wirkmechanismus von HRV-BFB bei FM kann deshalb noch nicht als geklärt betrachtet werden.

Kontrollierte Originalstudien

In der ältesten Studie zu BFB bei FM untersuchten **Ferraccioli et al.** (1987) im Anschluss an eine offene Studie mit 15 Patienten bei einer vergleichsweise kleinen Stichprobe (je 6 Patienten pro Bedingung) die Wirksamkeit EMG-BFB-unterstützter Entspannung im Vergleich zu einer Pseudo-BFB-Bedingung. In dieser Kontrollbedingung wurde zwar das EMG abgeleitet, aber die Patienten erhielten keine Feedbacksignale und wurden auch nicht zur Entspannung angeleitet. Nach Abschluss der Behandlung zeigte sich in beiden Gruppen eine Verringerung der Anzahl und der Schmerzempfindlichkeit der Tenderpoints, eine signifikante Schmerzreduktion sowie Abnahme der morgendlichen Steifigkeit. Diese Erfolge waren auch 6 Monate nach Abschluss der Behandlung laut Angabe der Autoren stabil, jedoch werden keine konkreten Analysen präsentiert.

Buckelew et al. (1998) überprüften die relative Wirksamkeit von 4 Behandlungsbedingungen:

a) EMG-BFB vom Trapeziusmuskel in Kombination mit systematischen Entspannungsübungen

b) Körperliches Fitnesstraining

c) Kombination EMG-BFB, Entspannungs- und Fitnesstraining

d) Edukation/allgemeine Gesundheitsberatung (als Aufmerksamkeitskontrollbedingung).

Die Behandlung umfasste eine 6-wöchige Therapiephase mit wöchentlichen Sitzungen, an die sich monatliche Gruppensitzungen für weitere 24 Monate anschlossen. Rund 30 Patienten pro Bedingung absolvierten das komplette Behandlungsprogramm. Es wurden sowohl primäre wie auch sekundäre Therapieerfolgsmaße wiederholt bis zum Ende der zweijährigen Behandlungsphase erhoben. Insgesamt erwiesen sich die drei Behandlungsbedingungen der Kontrollgruppe als kaum überlegen. Stärkere Verbesserungen der Behandlungsgruppen zeigten sich am Ende der ersten Behandlungsphase ausschließlich bei sekundären Maßen wie der Berührungsempfindlichkeit an den Tenderpoints und den Selbstwirksamkeitserwartungen bzgl. des eigenen Funktionsniveaus. Die Patienten, die sich einem körperlichen Fitnesstraining unterzogen hatten, wiesen im Vergleich zur Kontrollgruppe zu fast allen Messzeitpunkten ein signifikant höheres Fitnesslevel auf. Innerhalb der einzelnen Behandlungsgruppen ließen sich zwar Verbesserungen der mittels Dolorimeter erfassten Myalgie, der vom Arzt eingeschätzten Krankheitsschwere, der subjektiven Schmerzintensität und des beobachteten Schmerzverhaltens beobachten. Allerdings erwies sich keine der drei Behandlungsmodalitäten konsistent über verschiedene Maße hinweg als wirksamer.

In der neuesten vorliegenden Studie verglichen **van Santen et al. (2002)** die Effektivität eines sechsmonatigen EMG-BFB-gestützten progressiven Muskelrelaxationtrainings (16 Sitzungen sowie Entspannungskassetten; N = 56 Patienten), eines sechsmonatigen Fitnessprogramms (48 Stunden Training; N = 47 Patienten) und einer ambulanten Standardtherapie (N = 28 Patienten) wie sie in dieser Behandlungseinrichtung üblicherweise angeboten wird. Weder ließ sich für eine der Behandlungsbedingungen ein signifikanter Therapieerfolg feststellen, noch waren differentielle Effekte der verschiedenen Behandlungsmodalitäten zu verzeichnen.

Im Gegensatz dazu berichteten **Mur et al. (1999)** als Ergebnis einer unkontrollierten Studie, dass bei 19 FM-Patienten ein EMG-BFB-gestütztes Entspannungstraining im Umfang von 12 Sitzungen zu einer signifikanten Verminderung der Schmerzempfindlichkeit, der sensorischen und affektiven Schmerzbewertung sowie von Kopfschmerzen und Schlafproblemen führt. Unverändert waren die morgendliche Steifigkeit, Erschöpfungsgefühle, Belastbarkeit und Angst. Allerdings wurden in dieser Studie kaum primäre Erfolgmaße wie Schmerzhäufigkeit und -intensität oder aber relevante sekundäre Erfolgmaße wie die funktionelle Beeinträchtigung erhoben.

12.5.3
Zusammenfassende Bewertung

Insgesamt lässt sich feststellen, dass EMG-BFB gemäß den Kriterien der APA Task Force (1995; siehe Kapitel 2.8.3 für eine detaillierte Beschreibung) **nicht als empirisch gesichert** wirksames Behandlungsverfahren bei der FM gelten kann. Dies mag zum einen darin begründet sein, dass die FM als vergleichsweise schwer zu behandeln gilt. Gemäß einer systematischen Cochrane-Übersicht ist auch die Wirksamkeit multidisziplinärer Behandlungsprogramme bei der FM nur als «bedingt nachgewiesen» einzuordnen (Karjalainen et al., 1999). Zum anderen ist zu berücksichtigen, dass EMG-BFB als entspannungsfördernde Maßnahme bzw. Entspannungsverfahren generell vor dem Hintergrund neuerer psychobiologischer Modelle (z.B. Price & Staud, 2005) bei der FM wenig indiziert und daher nur bedingt Erfolg versprechend scheint. Interessanterweise wird in den vorliegenden Behandlungsstudien der Einsatz von EMG-BFB bzw. Entspannung kaum rational bzw. basierend auf Krankheitsmodellen begründet. In den letzten Jahren haben sich stärker verhaltensorientierte

Verfahren wie z. B. operante Trainingsprogramme im Unterschied zu entspannungsbasierten Interventionen bei der Behandlung von FM als deutlich viel versprechender erwiesen (z. B. Thieme, Gromnica-Ihle & Flor, 2003).

Die Befundlage zur Wirksamkeit von BFB bei FM ist insgesamt wenig befriedigend und ernüchternd sowohl was die Anzahl der Studien und deren methodische Qualität als auch Art und Anzahl der überhaupt überprüften BFB-Modalitäten betrifft. So wurde bislang ausschließlich EMG-BFB als unterstützende Maßnahme für Entspannungstrainings in kontrollierten Studien überprüft und führte zu vergleichsweise bescheidenen Verbesserungen der klinischen Symptomatik. Erfolgversprechender könnten zum einen Biofeedbackverfahren wie das HRV-BFB sein, dessen Indikation auf bestimmten pathophysiologischen Mechanismen der FM abgeleitet wurde. Perspektivische Ansätze könnten Biofeedbackverfahren mit dem Ziel einer Verringerung der für die FM charakteristischen Schmerzsensibilisierung beispielsweise durch erlernte Kontrolle schmerzevozierter kortikaler Potenziale (EEG-Feedback) oder durch willkürliche Deaktivation der neuronalen Schmerzmatrix mittels funktioneller Echtzeit-Magnetresonanztomographie (zum Prinzip dieser Biofeedbackmethode siehe de Charms et al., 2005) sein.

Literatur

[1] berücksichtigte kontrollierte Studien;
[2] Meta-Analysen;
[3] andere Studien

Adams, N. & Sim, J. (2005). Rehabilitation approaches in fibromyalgia. *Disability and Rehabilitation, 27*, 711–723.

Berman, B. M. & Swyers, J. P. (1999). Complementary medicine treatments for fibromyalgia syndrome. *Baillière's best practice & research. Clinical rheumatology, 13*, 487–492.

[1] Buckelew, S. P., Conway, R., Parker, J., Deuser, W. E., Read, J., Witty, T. E. et al. (1998). Biofeedback/relaxation training and exercise interventions for fibromyalgia: a prospective trial. *Arthritis Care and Research, 11*, 196–209.

deCharms, R. C., Maeda, F., Glover, G. H., Ludlow, D., Pauly, J. M., Soneji, D. et al. (2005). Control over brain activation and pain learned by using real-time functional MRI. *Proceedings of the National Academy of Sciences, 102*, 18626–18631.

[3] Drexler, A. R., Mur, E. J. & Gunther, V. C. (2002). Efficacy of an EMG-biofeedback therapy in fibromyalgia patients. A comparative study of patients with and without abnormality in (MMPI) psychological scales. *Clinical and Experimental Rheumatology, 20*, 677–682.

[1] Ferraccioli, G., Ghirelli, L., Scita, F., Nolli, M., Mozzani, M., Fontana, S. et al. (1987). EMG-biofeedback training in fibromyalgia syndrome. *Journal of Rheumatology, 14*, 820–825.

Gabriel, S. E. & Bombardier, C. (1989). Clinical trials in fibrositis: a critical review and future directions. *Journal of Rheumatoloy, Suppl 19*, 177–179.

Hadhazy, V. A., Ezzo, J., Creamer, P. & Berman, B. M. (2000). Mind-body therapies for the treatment of fibromyalgia. A systematic review. *Journal of Rheumatology, 27*, 2911–2918.

³ Hassett, A. L., Radvanski, D. C., Vaschillo, E. G., Vaschillo, B., Sigal, L.H., Karavida, M. K., Buyske, S. & Lehrer, P. M. (2007). A pilot study of the efficacy of heart rate variability biofeedback in patients with fibromyalgia. *Applied Psychophysiology and Biofeedback, 32,* 1–10.

Holdcraft, L. C., Assefi, N. & Buchwald, D. (2003). Complementary and alternative medicine in fibromyalgia and related syndromes. *Best practice & research. Clinical Rheumatology, 17,* 667–683.

Karjalainen, K., Malmivaara, A., van Tulder, M., Roine, R., Jauhiainen, M., Hurri, H. et al. (1999). Multidisciplinary rehabilitation for fibromyalgia and musculoskeletal pain in working age adults. *Cochrane Database of Systematic Reviews, Issue 3. Art. No.: CD001984. DOI: 10.1002/14651858.CD001984.*

Lehrer, P.M., Vaschillo, E., Vaschillo, B., Lu, S.-E., Eckberg, D. L., Edelberg, R., Shih, W. J., Lin, Y., Kuusela, T. A., Tahvanainen, K. U. & Hamer, R. M. (2001). Heart rate variability biofeedback increases baroreflex gain and peak expiratory flow. *Psychosomatic Medicine, 65,* 796–805.

³ Mueller, H. H., Donaldson, C. C., Nelson, D. V. & Layman, M. (2001). Treatment of fibromyalgia incorporating EEG-Driven stimulation: a clinical outcomes study. *Journal of Clinical Psychology, 57,* 933–952.

³ Mur, E., Drexler, A., Gruber, J., Hartig, F. & Gunther, V. (1999). EMG-Biofeedback-Therapie bei Fibromyalgie. *Wiener Medizinische Wochenschrift, 149,* 561–563.

Price, D. D. & Staud, R. (2005). Neurobiology of fibromyalgia syndrome. *Journal of Rheumatology, Suppl 75,* 22–28.

Schwartz, M. S. (1995). *Biofeedback – A practitioner's guide (2nd ed).* (2nd ed.) New York: Guilford Press.

Sim, J. & Adams, N. (1999). Physical and other non-pharmacological interventions for fibromyalgia. *Baillière's best practice & research. Clinical rheumatology, 13,* 507–523.

Simms, R. W. (1994). Controlled trials of therapy in fibromyalgia syndrome. *Baillière's best practice & research. Clinical rheumatology, 8,* 917–934.

Task Force Promotion and Dissemination of Psychological Procedures (1995). Training in and dissemination of empirically-validated psychological treatments: report and recommendations. *Clinical Psychologist, 48,* 3–23.

Thieme, K., Gromnica-Ihle, E. & Flor, H. (2003). Operant behavioral treatment of fibromyalgia: a controlled study. *Arthritis and Rheumatism, 49,* 314–320.

¹ van Santen, M., Bolwijn, P., Verstappen, F., Bakker, C., Hidding, A., Houben, H. et al. (2002). A randomized clinical trial comparing fitness and biofeedback training versus basic treatment in patients with fibromyalgia. *Journal of Rheumatology, 29,* 575–581.

Wolfe, F., Smythe, H. A., Yunus, M. B. et al. (1990). The American College of Rheumatology 1990 criteria for the classification of fibromyalgia. Report of the Multicenter Criteria Committee. *Arthritis and Rheumatism, 33,* 160–172.

12.6
Temporomandibuläre Störungen und Gesichtsschmerz

Alexandra Martin

12.6.1
Störungsbild

Temporomandibuläre Störungen (TMS) sind hauptsächlich durch Schmerzen im Gesicht, v. a. im Bereich der Kiefermuskulatur und -gelenke gekennzeichnet. Der Schmerz kann auch in anderen Gesichtsbereichen (z. B. an den Schläfen, Augenregion) auftreten oder sogar in entfernte Areale des Kopfes, Nackens oder in den oberen Rückenbereich ausstrahlen. Außerdem beschreiben TMS-Patienten oft weitere Kieferbeschwerden wie eine eingeschränkte Kieferbeweglichkeit oder Kiefergelenkgeräusche (z. B. Knacken) bei Bewegungen des Unterkiefers bzw. beim Kauen. Insgesamt stellen TMS eine heterogene Störungsgruppe dar. Verwandte Bezeichnungen sind: Temporomandibulargelenksyndrom, Kraniomandibulardysfunktion oder «myofacial pain dysfunction syndrome». Circa 5 bis 10 % der Erwachsenen leiden an TMS, wobei Frauen etwa zweimal häufiger betroffen sind als Männer (Sherman & Turk 2001).

Das ätiologische Verständnis der TMS ist nach wie vor sehr begrenzt. Oftmals können keine pathophysiologischen Veränderungen der Temporomandibulargelenke festgestellt werden. Aktuell werden multifaktorielle Ätiologiemodelle angenommen. Es scheint ein Zusammenspiel von strukturellen, funktionellen und psychischen Faktoren bedeutsam zu sein. Verantwortlich gemacht werden z. B. Dysfunktionen des Kauapparates, Bissanomalien, erhöhte Muskelaktivität der betroffenen Muskeln, Stressreaktivität und andere psychische Faktoren. Psychische und emotionale Faktoren scheinen bei der Entstehung, Aufrechterhaltung und für die Therapie von TMS eine bedeutsame Rolle zu spielen. Verschiedene Studien identifizierten «Somatisierungstendenz» als einen relevanten Risikofaktor neben anderen wie gesichtsbezogenen Traumata (z. B. Verletzung, Schlag), Zähnepressen, Backenzahnentfernung und Lebensunzufriedenheit (Huang et al. 2002; Plesh et al. 2005; LeReche et al. 2007; Yap et al. 2002).

Bei der Behandlung von TMS werden im zahnmedizinischen Bereich häufig Aufbissschienen und Einschleiftherapien eingesetzt. Die Effektivität der Einschleiftherapie ist nicht belegt (Korn 2005). Die Wirksamkeit von Aufbissschienen zur Reduktion von Schmerzen bei TMS ist im Vergleich zu Nichtbehandlung schwach belegt. Insgesamt ist die Befundlage aus randomisiert kontrollierten Studien jedoch unzureichend, um den Einsatz von Aufbissschienen bei TMS befürworten oder ablehnen zu können (Cochrane-Review: Al Ani, Davies, Gray, Sloan, & Glenny, 2004).

Im psychotherapeutischen Bereich werden zur Behandlung von TMS häufig Biofeedback, Stressbewältigungstechniken oder kognitive Verhaltenstherapie eingesetzt.

12.6.2
Therapierational

Für die Anwendung von Biofeedback bei TMS ist besonders die dysfunktionale Muskelaktivität relevant. TMS Patienten zeigten sowohl unter Ruhebedingung als auch unter experimentellem Stress eine erhöhte Aktivität der Kaumuskulatur im Vergleich zu Kontrollpersonen (u. a. Mercuri 1979, Dahlström 1985). Außerdem wurde in einzelnen Experimenten gezeigt, dass durch wiederholtes Aufeinanderpressen der Zähne Gesichtsschmerzen induziert werden können. Somit scheint ein enger Zusammenhang zwischen Schmerz und EMG-Aktivität am äußeren Kaumuskel (M. masseter) zu bestehen (Glaros & Burton, 2004; Glaros, Forbes, Shanker, & Glass, 2000).

Zur Behandlung der TMS wird das EMG-Feedback eingesetzt. Die Ableitung erfolgt meist am äußeren Kaumuskel, gelegentlich am Stirnmuskel. Das Rational der Behandlung besteht darin, die propriozeptive Wahrnehmung zu verbessern, ineffektive Muskelaktivität schrittweise zu reduzieren und nach (willkürlichen) Kontraktionen die Rückkehr zu den Ausgangswerten zu beschleunigen.

Zum Teil wird dieses Vorgehen kombiniert mit der Rückmeldung weiterer physischer Funktionen (z. B. Temperatur-Feedback), um die generelle Fähigkeit zur Entspannung zu verbessern.

12.6.3
Evidenzbasierung

Es werden sieben Original-Arbeiten zur Biofeedbacktherapie bei temporomandibulären Störungen bzw. myofascialem Schmerzsyndrom vorgestellt. Außerdem werden eine Metaanalyse und ein Review vorgelegt. Die Darstellung der Studien erfolgt chronologisch nach Erscheinungsdatum.

Originalstudien

Dohrmann und Laskin (1978) verglichen in der randomisiert-kontrollierten Studie Biofeedback (N = 16) mit einer Placebotherapie (N = 8). Biofeedback bestand in der EMG-Rückmeldung von der Masseter-Muskulatur mit dem Ziel, die Muskelanspannung zu reduzieren. Den Patienten der Placebotherapie wurde ebenso an dieser Muskulatur Elektroden befestigt und vermittelt, dass eine Behandlung mit unterschwelliger elektrischer Spannung stattfindet. Beide Gruppen wurden angeleitet, zwischen den Sitzungen den Kiefer zu entspannen und das Aufeinanderpressen der Zähne zu vermeiden. Innerhalb von sechs Wochen fanden 9 bis 12 Therapiesitzungen (à 30 Minuten) statt. Die größere Wirksamkeit von Biofeedback zeigte sich darin, dass eine signifikant größere Anzahl behandelter Patienten ihre Schmerzen als gebessert einschätzten. Bei der klinischen Untersuchung am Ende der Behandlung wiesen 100 %

der Biofeedback-Patienten und 50 % der KG eine teilweise oder vollständige Verbesserung auf.

Dalen, Ellertsen, Espelid und Gronningsaeter (1986) verglichen in ihrer randomisiert-kontrollierten Studie EMG-Feedback (N = 10) mit einer Kontrollgruppe (KG) ohne Behandlung (N = 9) bei myofascialem Schmerzsyndrom. Das EMG wurde vom Frontalis- und Masseter-Muskel abgeleitet, und die Therapie erstreckte sich mit acht Sitzungen (à 13 Minuten) über vier Wochen. Sowohl die Biofeedback- als auch die KG wiesen bei der Post-Erhebungen Verbesserungen hinsichtlich der Schmerzen auf. Bis zur 6-Monats-Katamnese verbesserten sich Schmerzen in der Biofeedbackgruppe weiter, wobei der Gruppenvergleich – bei kleiner Stichprobengröße – statistisch nicht signifikant war.

In der kontrollierten Studie von **Hijzen, Slangen und van Houweligen (1986)** wurden eine fünfwöchige Biofeedbacktherapie (N = 16), eine Behandlung mit Aufbißschienen (N = 16) sowie eine unbehandelte KG (N = 16) verglichen (gematcht nach demographischen und symptomatischen Charakteristika). Die EMG-Feedbackgruppe wurde angeleitet, verschiedene Anspannungsgrade der Masseter-Muskulatur zu diskriminieren. Die Ergebnisse zeigten signifikant größere Verbesserungen in der Biofeedback- gegenüber beiden Kontrollbedingungen hinsichtlich subjektiver Schmerzintensität, Schmerzen bei klinischer Tastuntersuchung und Gelenkmobilität.

Die erste randomisiert-kontrollierte Studie von **Turk und Mitarbeitern (Turk, Zaki & Rudy, 1993)** diente dem Vergleich von drei Bedingungen: Kombinationstherapie aus EMG-Feedback vom Masseter-Muskel und Stressbewältigung (N = 30), Tragen einer Aufbissschiene (N = 20) und Warte-KG (N = 20). Die Biofeedback-Kombinationstherapie bestand aus sechs wöchentlich stattfindenden Sitzungen. Zu Behandlungsende wiesen beide aktiven Therapiegruppen signifikante Verbesserungen der Schmerzsymptomatik und der Depressivität auf, welche in der Warte-KG nicht beobachtet wurden. Die Katamnese nach sechs Monaten ergab in der Biofeedbackbedingung eine weitere signifikante Schmerzabnahme, wobei sich die Schwere der Schmerzen zwischen den aktiven Behandlungsgruppen nicht signifikant unterschied. Die Gruppe mit Aufbissschiene erlebte eine erneute Verschlechterung der Depressionsausprägung, während die Biofeedbackgruppe diesbezügliche Verbesserungen zur Katamnese aufrechterhalten konnte.

Turk, Rudy, Kubinski, Zaki und Greco (1996) untersuchten in einer weiteren randomisiert kontrollierten Studie zwei Therapiekombinationen bei TMS-Patienten (n = 41) mit hohem Stresserleben. Sie verglichen eine Kombination aus Aufbissschiene, Stressmanagement und Biofeedback mit derselben Therapiekombination und zusätzlicher kognitiver Therapie. Sie erhoben Outcome-Variablen aus verschiedenen Bereichen: Physische Maße wie mandibuläre Funktionen, psychosoziale Variablen wie Schmerzintensität, Depressivität, Katastrophisierung und subjektive Beeinträchtigung, sowie behaviorale Maße wie z. B. schmerzbezogene Inanspruchnahme des Gesundheitswesens und Medikamentengebrauch. Beide Interventionen wirkten sich positiv auf die erhobenen Variablen aus. Die Intervention mit der zusätzlichen kognitiven Therapie-Komponente zeigte sich erst im Follow-up (6 Monate) überlegen in ihrer Auswirkung auf die Depressivität, den Schmerz und den Medikamentengebrauch.

Der spezifische Beitrag von Biofeedback kann bei dieser Studie nicht abgeschätzt werden, da das Biofeedback in beiden Gruppen Bestandteil einer Kombinationstherapie war.

In der kontrolliert randomisierten Studie von **Mishra und Kollegen (2000)** wurde an insgesamt 94 Patienten mit chronischen temporomandibulären Störungen die Effektivität von Biofeedback (BF) verglichen mit der von kognitiver Verhaltenstherapie (KVT), einer Kombinationsbehandlung aus BF und KVT und einer unbehandelten Kontrollgruppe (KG). Die Behandlung verteilte sich auf 12 Sitzungen (à 1,5 Stunden in den Monotherapien bzw. 2 Stunden in der Kombinationstherapie). Die Biofeedback-Therapie setzte sich zusammen aus Frontalis-EMG-Feedback, Temperatur-Feedback und Entspannungsstrategien. Die KVT deckte die Vermittlung von Entspannungs- und Ablenkungsstrategien, Aufbau positiver Aktivitäten, soziales Kompetenztraining und kognitive Techniken mit Selbstinstruktionstraining ab. Die «unbehandelte» KG nahm an der zahnmedizinischen Standardversorgung teil. Alle Interventionen waren manualgestützt und wurden zur Abschätzung der Treatment-Integrität auf Band aufgezeichnet (mit audio-tapes).

Die Schmerzintensität verbesserte sich in allen drei aktiven Therapiegruppen, während in der KG keine Verbesserung verzeichnet wurde. In der Erhebung direkt nach Therapie-Ende zeigte die BF-Gruppe im Vergleich zur KG die stärkste Abnahme der Schmerzintensität. Die Stimmungslage verbesserte sich ebenfalls bei den drei Therapieformen, wohingegen die KG keine Stimmungsverbesserungen zeigte.

Ein Jahr nach Therapieabschluss (**Gardea, Gatchel, & Mishra, 2001**) erwiesen sich die Kombinationstherapie BF+KVT und die BF-Therapie im Hinblick auf die Schmerzreduktion der KG weiter überlegen. In der Kombinationstherapie-Gruppe zeigte sich darüber hinaus eine signifikante Verbesserung hinsichtlich schmerzrelevanter Beeinträchtigung. Die mandibulären Funktionen waren am stärksten in der Kombinationstherapie BF+KVT und der reinen KVT-Gruppe gebessert.

Eine Sonderstellung nimmt die jüngste randomisiert-kontrollierte Studie von **Gatchel, Stowell, Wildenstein, Riggs und Ellis (2006)** ein. Sie untersuchten den Effekt einer Behandlung bei Patienten mit akuten Gelenk- oder Gesichtsschmerzen von weniger als sechs Monaten Dauer auf das Chronifizierungsrisiko. Verglichen wurde eine Kombinationstherapie aus Biofeedback und kognitiver Verhaltenstherapie (N = 56) mit einer KG ohne Behandlung (N = 45). Dazu wurde die Kombinationstherapie aus Biofeedback und kognitiver Verhaltenstherapie aus der Studie von Mishra et al. (2000) von 12 auf 6 einstündige Therapiesitzungen gekürzt. Die Ergebnisse nach einem Jahr zeigten in der Therapiegruppe signifikant geringere Schmerzen und Depressivität. Im Einjahresverlauf suchten signifikant mehr Personen der KG wegen ihrer Beschwerden medizinische Hilfe auf, und ihr Risiko, an einer somatoformen, Angst- oder affektiven Störung zu leiden war um ein Mehrfaches erhöht im Vergleich zur Therapiegruppe (für alle Achse-1 Störungen OR 7.3; 95 %KI 3.0, 17.8; für somatoforme Störung OR 12.5; 95 %KI 4.4, 35.2).

Anzumerken ist, dass mit dieser Studie die relative Bedeutung von Biofeedback nicht bestimmbar ist, da es kombiniert wurde mit weiteren kognitiv-verhaltenstherapeutischen Interventionen.

Metaanalysen

Crider und Glaros (1999) führten eine Metaanalyse zur Beurteilung der Effektivität von Biofeedback im Vergleich zu Nichtbehandlung oder psychologischer Placebotherapie durch. Aufgenommen wurden insgesamt 13 Studien, von denen 6 kontrollierte Studien mit Vergleich zu unbehandelten KG oder Placebotherapie, 4 Therapievergleichsstudien und 3 unkontrollierte Studien aus den Jahren 1966 bis 1997 waren. Die Länge der Biofeedback-Therapie variierte zwischen 6 und 12 Sitzungen. In allen Biofeedback-Bedingungen wurde EMG-Feedback eingesetzt (in der Regel am M. masseter, seltener an der Frontalis-Muskulatur); in der Hälfte der Studien wurde Biofeedback als Monotherapie und in der anderen Hälfte in Kombination mit Entspannungs- oder Stressbewältigungstechniken eingesetzt.

Bei fünf der sechs kontrollierten Studien wurde ein statistisch signifikanter Unterschied zwischen den Kontrollgruppen und der EMG-Feedback-Behandlung in mindestens einem Veränderungsmaß gefunden. Vor allem bei der Schmerzintensität wurden Veränderungen berichtet. Die mittlere prä-post-Effektstärke war im Bereich der Schmerzreduktion in den Biofeedback-Gruppen (1.04) tendenziell höher als in den Kontrollgruppen (0.47) ($p < .10$). Ebenso waren die im Rahmen von klinischen Untersuchungen dokumentierten Verbesserungen bei Biofeedback (ES 1.33) größer als in den KG (ES 0.26) ($p < .01$). Während nach Biofeedback im Mittel 69 % der behandelten Personen als geheilt oder mindestens klinisch verbessert eingeschätzt wurden, waren es in den Placebobedingungen nur 35 % der Personen ($p < .05$). Die Effekte erwiesen sich über eine Zeitdauer von 3 bis 24 Monaten nach Therapieende als stabil (10 Studien mit Follow-ups).

Die Autoren stellten keinen Unterschied fest zwischen dem Einsatz von BF als Monotherapie (ES 1.23) und der kombinierten Anwendung von BF und Entspannungs- oder Stressbewältigungstechniken (ES 1.24), wobei die Autoren selbst auf die kleine Anzahl der zum Vergleich zur Verfügung stehenden Studien verweisen.

Zwei oben beschriebene neuere randomisiert-kontrollierte Studien (Gatchel, Stowell, Wildenstein, Riggs, & Ellis, 2006; Mishra, Gatchel, & Gardea, 2000) wurden in der Metaanalyse noch nicht berücksichtigt.

Kurz verwiesen sei auch auf das **systematische Review** von **Crider, Glaros und Gevirtz (2005)**, die nach Sichtung von sechs Studien mit randomisiertem Kontrollgruppendesign (RCT) und einer weiteren kontrollierten Studie die Evidenz nach Maßstäben der Association for Applied Psychophysiology and Biofeedback (AAPB) wie folgt einschätzen: Biofeedback (allein) wird als «wahrscheinlich effektiv» eingeschätzt (ein von zwei RCTs und eine kontrollierte Studie belegen Überlegenheit gegenüber Nichtbehandlung/Placebotherapie). Biofeedback in Kombination mit Entspannungstherapie wird als «wahrscheinlich wirksam» eingeschätzt (zwei RCTs belegen Überlegenheit gegenüber Nichtbehandlung/Placebotherapie, aber fehlende Methodenbeschreibungen erschweren Replikation). Biofeedback in Kombination mit kognitiver Verhaltenstherapie wird als «wirksam eingeschätzt» (zwei RCTs belegen Überlegenheit gegenüber Nichtbehandlung/Placebotherapie).

12.6.4
Zusammenfassende Bewertung

Insgesamt belegen alle sieben hier vorgestellten Studien, dass eine Therapie mit Biofeedback mit positiven Veränderungen, v. a. einer Abnahme der Schmerzsymptomatik, verbunden ist und in fünf von sechs Vergleichen gegenüber Placebotherapie bzw. Nichtbehandlung überlegen ist. Nur eine Studie (Dalen, Ellertsen, Espelid, & Grønningsaeter, 1986) wurde identifiziert, welche signifikante symptomatische Verbesserungen in beiden Untersuchungsbedingungen, aber keine signifikante Überlegenheit von Biofeedback feststellen konnte. Die hier vorgestellten Studien stammen aus fünf verschiedenen Arbeitsgruppen. Zu einem vergleichbaren Ergebnis kommen auch Crider und Glaros (1999) nach ihrer metaanalytischen Befundintegration kontrollierter und unkontrollierter Studien. Während nach Biofeedback im Mittel 69 % der behandelten Personen als geheilt oder mindestens klinisch verbessert eingeschätzt wurden, waren es in den Placebobedingungen nur 35 % der Personen. Dies spricht insgesamt für die Wirksamkeit von Biofeedback-gestützten Therapien.

Unterstrichen wird die Wirksamkeit von Biofeedback durch katamnestische Daten in drei Studien, welche mindestens sechs Monate nach Therapieabschluss erhoben wurden (Dalen, Ellertsen, Espelid, & Grønningsaeter, 1986; Gardea, Gatchel, & Mishra, 2001; Turk, Zaki, & Rudy, 1993).

Anzumerken ist, dass Biofeedback in vielen Studien kombiniert wurde mit Entspannungsstrategien (Mishra, Gatchel, & Gardea, 2000), Stressbewältigungsstrategien (Turk, Rudy, Kubinski, Zaki, & Greco, 1996; Turk, Zaki, & Rudy, 1993) oder kognitiver Verhaltenstherapie (Gatchel, Stowell, Wildenstein, Riggs, & Ellis, 2006; Turk, Rudy, Kubinski, Zaki, & Greco, 1996), so dass diese Studien nicht erlauben, die differenzielle Wirksamkeit von Biofeedback als Monotherapie zu beurteilen. Von den drei kontrollierten Studien zu reinem Biofeedback belegen zwei die Überlegenheit gegenüber Placebotherapie bzw. Nichtbehandlung (Dohrmann & Laskin, 1978; Hijzen, Slangen, & van Houweligen, 1986). Auch ergab die Metaanalyse von Crider und Glaros (1999) unter der Berücksichtigung kontrollierter und unkontrollierter Studien keinen signifikanten Wirksamkeitsunterschied zwischen Mono- und Kombinationstherapien. Allerdings ist die Anzahl der zur Verfügung stehenden Vergleichsstudien noch sehr begrenzt, so dass hier weiterer Klärungsbedarf besteht. Einzelne Ergebnisse liegen vor, dass die Wirksamkeit von Biofeedback und Entspannung zumindest in Teilbereichen noch durch kognitiv-verhaltenstherapeutische Elemente gesteigert werden kann (Gardea, Gatchel, & Mishra, 2001; Turk, Rudy, Kubinski, Zaki, & Greco, 1996). Weitere kontrollierte Studien mit hinreichend großen Stichproben sind aber wünschenswert, um die Bedeutung von Biofeedback als Monotherapie, kognitiver Verhaltenstherapie als Monotherapie und der Kombinationstherapie abschließend beurteilen zu können. Möglicherweise ist Biofeedback wichtig, um den TMS-Patienten einen Zugang zu weiteren psychotherapeutischen Interventionen zu erleichtern (Nanke & Rief, 2004).

Während die Effektivität von Biofeedback bei temporomandibulären Störungen inzwischen in einer Reihe an Studien nachgewiesen wurde, ist die Frage nach dem Wirkmechanismus bei diesem Störungsbild nicht eindeutig zu beantworten. Sowohl die Rolle der ungünstigen Muskelaktivität an der Entstehung des Störungsbildes als auch der Zusammenhang zwischen der Reduktion der EMG-Aktivität und der Schmerzabnahme sind noch nicht hinreichend geklärt (Dahlstrom, Carlsson, Gale, & Jansson, 1984). Auch hier sind weitere Studien mit Erhebung von Prozessvariablen erforderlich.

Literatur

[1] berücksichtigte kontrollierte Studien;
[2] Meta-Analysen

Al Ani, M. Z., Davies, S. J., Gray, R. J., Sloan, P., & Glenny, A. M. (2004). Stabilisation splint therapy for temporomandibular pain dysfunction syndrome. *Cochrane Database for Systematic Reviews, 1.*
[2] Crider, A. B., & Glaros, A. G. (1999). A meta-analysis of EMG biofeedback treatment of temporomandibular disorders. *Journal of Orofacial Pain, 13*(1), 29–37.
[2] Crider, A., Glaros, A., & Gevirtz, R. (2005). Efficacy of biofeedback-based treatments for temporomandibular disorders. *Applied Psychophysiology and Biofeedback, 30,* 333–345.
Dahlstrom, L., Carlsson, S. G., Gale, E. N., & Jansson, T. G. (1984). Clinical and electromyographic effects of biofeedback training in mandibular dysfunction. *Biofeedback and Self Regulation, 9*(1), 37–47.
Dahlström, L., Carlsson, S., Gale, E., & Jansson, T. (1985). Stress-inducted muscular activity in mandibular dysfunction: effects of biofeedback training. *Journal of Behavioral Medicine, 8,* 191–200.
[1] Dalen, K., Ellertsen, B., Espelid, I., & Grønningsaeter, A. G. (1986). EMG feedback in the treatment of myofascial pain dysfunction syndrome. *Acta Odontologica Scandinavica, 44*(5), 279–284.
[1] Dohrmann, R. J., & Laskin, D. M. (1978). An evaluation of electromyographic biofeedback in the treatment of myofascial pain-dysfunction syndrome. *Journal of the American Dental Association, 96*(4), 656–662.
[1] Gardea, M. A., Gatchel, R. J., & Mishra, K. D. (2001). Long-term efficacy of biobehavioral treatment of temporomandibular disorders. *Journal of Behavioral Medicine, 24*(4), 341–359.

[1] Gatchel, R. J., Stowell, A. W., Wildenstein, L., Riggs, R. & Ellis, E. (2006). Efficacy of an early intervention for patients with acute temporomandibular disorder-related pain: a one-year outcome study. *Journal of the American Dental Association, 137*(3), 339–347.

Glaros, A. G. & Burton, E. (2004). Parafunctional clenching, pain, and effort in temporomandibular disorders. *Journal of Behavioral Medicine, 27*(1), 91–100.

Glaros, A. G., Forbes, M., Shanker, J. & Glass, E. G. (2000). Effect of parafunctional clenching on temporomandibular disorder pain and proprioceptive awareness. *Cranio, 18*(3), 198–204.

[1] Hijzen, T. H., Slangen, J. L. & van Houweligen, H. C. (1986). Subjective, clinical and EMG effects of biofeedback and splint treatment. *Journal of Oral Rehabilitation, 13*(6), 529–539.

Korn, H.-J. (2005). Biofeedback und zahnmedizinische Behandlungsansätze bei temporomandibulären Störungen und Bruxismus. *Verhaltenstherapie, 15*, 94–102.

LeResche, L., Mancl, L.A., Drangsholt, M.T., Huang, G. & von Korff, M. (2007). Predictors of onset of facial pain and temporomandibular disorders in early adolescence. *Pain, 129*(3), 269–278.

Mercuri, L., Olson, R. & Laskin, D. (1979). The specifity of response to experimental stress in patients with myofascial pain dysfunction syndrome. *Journal of Dental Research, 58*, 1866–1871.

[1] Mishra, K. D., Gatchel, R. J. & Gardea, M. A. (2000). The relative efficacy of three cognitive-behavioral treatment approaches to temporomandibular disorders. *Journal of Behavioral Medicine, 23*(3), 293–309.

Nanke, A. & Rief, W. (2004). Biofeedback in somatoform disorders and related syndromes. *Current Opinion in Psychiatry, 17*(2), 133–138.

Plesh, O., Sinisi, S.E., Crawford, P. B. & Gansky, S. A. (2005). Diagnoses based on the Research Diagnostic Criteria for Temporomandibular Disorders in a biracial population of young women. *Journal of Orofacial Pain, 19*(1), 65–75.

Sherman, J. & Turk, D. (2001). Nonpharmacologic approaches to the management of myofascial temporomandibular disorders. *Current Pain and Headache Reports, 5*, 421–431.

[1] Turk, D. C., Rudy, T. E., Kubinski, J. A., Zaki, H. S. & Greco, C. M. (1996). Dysfunctional patients with temporomandibular disorders: Evaluating the efficacy of a tailored treatment protocol. *Journal of Consulting and Clinical Psychology, 64*(1), 139–146.

[1] Turk, D. C., Zaki, H. S. & Rudy, T. E. (1993). Effects of intraoral appliance and biofeedback/stress management alone and in combination in treating pain and depression in patients with temporomandibular disorders. *The Journal of Prosthetic Dentistry, 70*(2), 158–164.

Yap, A.U., Tan, K. B. Chua, E.K., Tan, H. H. (2002). Depression and somatization in patients with temporomandibular disorders. *The Journal of Prosthetic Dentistry, 88*, 479–84.

12.7
Tinnitus

Cornelia Weise

12.7.1
Störungsbild

Als Tinnitus werden Geräuschwahrnehmungen bezeichnet, denen keine akustischen Signale aus der Umwelt zugrunde liegen und die keinen Signal- oder Informationscharakter für den Betroffenen haben. Die Ohrgeräusche werden als Pfeifen, Zischen, Brummen oder Rauschen beschrieben und im Ohr oder im Kopf wahrgenommen. Der Tinnitus ist nicht physikalisch messbar, d. h. er ist subjektiv. Im viel selteneren Fall des objektiven Tinnitus sind die Geräusche im Ohr messbar. Im Folgenden wird jedoch nur auf den subjektiven Tinnitus eingegangen.

Tinnitus ist eines der häufigsten Symptome in der otologischen Praxis. Nach einer repräsentativen Untersuchung (Pilgramm et al., 1999) leiden allein in Deutschland 2,9 Millionen Menschen unter chronischem Tinnitus. Davon fühlen sich 1,5 Millionen Menschen durch die Ohrgeräusche mittelschwer bis zur Unerträglichkeit hin beeinträchtigt. Jährlich kommen ca. 250.000 Menschen als chronische Tinnituspatienten hinzu.

Je nach Schwere der Belastung unterscheidet man den kompensierten vom dekompensierten Tinnitus. Der Tinnitusfragebogen (Goebel & Hiller, 1998), der die mit dem Tinnitus einhergehende Belastung erfasst, unterteilt in vier Schweregrade (kompensiert: Schweregrad 1 = leicht, 2 = mittelgradig; dekompensiert: Schweregrad 3 = schwer, 4 = sehr schwer). Beim kompensierten Tinnitus wird das Ohrgeräusch zwar gehört, kann aber akzeptiert werden. Hierbei treten kaum Sekundärsymptomatik oder Komorbiditäten auf. Der dekompensierte Tinnitus hingegen wirkt sich massiv auf das subjektive Wohlbefinden der Betroffenen aus und beeinträchtigt verschiedenste Lebensbereiche. Häufig entwickelt sich eine Sekundärsymptomatik aus Hilflosigkeitsgefühlen, Schlaf- und Konzentrationsstörungen, Angstzuständen und erhöhter Anspannung. Nach Goebel und Fichter (1998) ist das dekompensierte Tinnitusleiden durch eine hohe Komorbidität mit affektiven Störungen, Angststörungen sowie somatoformen Störungen gekennzeichnet.

Man unterscheidet weiterhin den akuten vom chronischen Tinnitus. Je nach Klassifizierung wird ab einer Dauer von sechs bis 12 Monaten von einem chronischen Tinnitus gesprochen. Während der akute Tinnitus vorwiegend medikamentös behandelt wird, werden beim chronischen, dekompensierten Tinnitus auch verschiedene psychotherapeutische Verfahren wie beispielsweise Biofeedback angewendet.

Tinnitus wird im ICD-10 im Unterkapitel «Degenerative Erkrankungen des Innenohres» erfasst und mit H93.1 kodiert. Aus psychotherapeutischer Sicht kann vor allem der chronische, dekompensierte Tinnitus zusätzlich unter F54 (psychologische Faktoren und Verhaltensfaktoren bei andernorts klassifizierten Krankheiten) eingestuft werden.

12.7.2
Therapierational

Biofeedback wird bei chronischem Tinnitus eingesetzt, da dieser sehr häufig mit einem erhöhten Stress- und Anspannungsniveau einhergeht. Stress und körperliche Verspannungen können einerseits Tinnitus auslösen, andererseits zur Verschlimmerung des Tinnitus beitragen. Eine Anspannung kann sowohl auf psychischer als auch auf muskulärer Ebene vorliegen. Die muskuläre Anspannung zeigt sich bei Tinnituspatienten oft in der Schulter-, Nacken- und Halsmuskulatur sowie in der Stirn- und Kiefermuskulatur (Peroz, 2003; Rief et al., 2004). Biofeedback kann diese Anspannung einerseits direkt beeinflussen: Mit dem Patienten wird gezielt trainiert, die Anspannung im Schulter-Hals-Bereich (M. trapezius, M. sternocleidomastoideus) sowie im Kiefer- und Stirnbereich (M. masseter und M. frontalis) zu senken. Damit wird eine allgemeine Spannungsreduktion erreicht. Andererseits wirkt Biofeedback auch unterstützend, da durch das Erkennen psychophysiologischer Zusammenhänge assoziierte kognitive und emotionale Probleme bearbeitet werden können. Die Rückmeldung der physiologischen Parameter ist für die Betroffenen oftmals sehr eindrucksvoll, und kann in vielen Fällen den Übergang von einem eher somatischen Krankheitsverständnis hin zu einem eher psychosomatischen Modell erleichtern.

12.7.3
Evidenzbasierung

Originalarbeiten

Insgesamt konnten sieben Originalstudien mit randomisiertem, kontrolliertem Design identifiziert werden.

In einer der ersten randomisierten, kontrollierten Studien (**White, Hoffman & Gale, 1986**) wurde die Stirnentspannung mittels Frontalis-EMG-Biofeedback trainiert. Biofeedback wurde ergänzt durch das Erlernen von Stressbewältigungsstrategien und Muskelentspannung. 44 Patienten wurden zufällig zur Therapie- oder Kontrollgruppe zugeordnet. Die Kontrollgruppe erhielt keine Therapie. Bei 60 % der behandelten Patienten zeigte sich eine subjektiv wahrgenommene Verringerung der Tinnituslautheit sowie eine geringere Tinnitusbeeinträchtigung, während sich in der Kontrollgruppe nur bei 5 % der Patienten eine Besserung zeigte. Die Verbesserung konnte auch im Follow-Up nach neun Monaten noch nachgewiesen werden. Es fehlen

Angaben über die Anzahl der Sitzungen sowie multimodale Erfolgsmessungen, wodurch die Aussagekraft der Ergebnisse einschränkt ist.

Haralambous und Mitarbeiter (1987) untersuchten 26 Tinnituspatienten, die randomisiert zu einer von zwei Therapiegruppen (mit oder ohne die Instruktion, dass zu Beginn der Behandlung kein Erfolg zu erwarten sei) oder einer unbehandelten Kontrollgruppe zugewiesen wurden. Die Therapiegruppen trainierten Entspannung mittels Frontalis-EMG-Biofeedback. Die Ergebnisse zeigten eine signifikante Verringerung der Muskelanspannungswerte, d. h. Patienten lernten durch Biofeedback, die Muskelanspannung gezielt zu verringern. In den verschiedenen Tinnitusmaßen fanden sich jedoch keine signifikanten Unterschiede zwischen den Gruppen. Ein Rückgang der Tinnitusbelastung zeigte sich sowohl in den behandelten Therapiegruppen als auch in der unbehandelten Kontrollgruppe. Diese Studie kann somit keine eindeutigen Belege für die Wirksamkeit von Biofeedback in der Behandlung des chronischen Tinnitus erbringen. Jedoch ist kritisch anzumerken, dass die statistische Power aufgrund der kleinen Stichprobe (8 bis 9 Patienten pro Gruppe) zu gering ist, um kleine bis mittlere Effekte nachweisen zu können. Möglicherweise hätte sich bei einer größeren Stichprobe ein signifikanter Unterschied hinsichtlich der Tinnitusbelastung in den Gruppen statistisch nachweisen lassen.

In einer randomisierten Studie mit crossover-Design von **Erlandsson, Rubinstein und Carlsson (1991)** wurden 32 Patienten entweder zu einer Biofeedbacktherapie (EMG-Biofeedback am Frontalis- oder Masseterbereich) oder zu einer Zahnarztbehandlung zugeordnet. Nach der Therapie zeigte sich bei Patienten beider Gruppen eine leichte Verbesserung der Tinnitusintensität. Patienten der Biofeedbackgruppe zeigten zusätzlich eine signifikante Stimmungsverbesserung. Die stärkste Verbesserung hinsichtlich der Tinnitusintensität zeigte sich nach der Kombinationsbehandlung. Die Verbesserung konnte auch noch im Follow-Up nach sechs Monaten nachgewiesen werden.

Mit einer Studie von **Podoshin et al. (1991)** konnte die Wirksamkeit von Biofeedback gegenüber verschiedenen Kontrollbedingungen nachgewiesen werden. 58 Patienten wurden randomisiert zu einer von fünf Bedingungen zugeordnet (Biofeedback, Placebo-Biofeedback, Akupunktur, Pharmakotherapie, Placebo-Pharmakotherapie). Patienten der Biofeedbackbedingung trainierten die Entspannung der Frontalismuskulatur. Bei 50 % dieser Patienten zeigte sich nach der Behandlung eine Verbesserung der Tinnitusbelastung, während von der Akupunkturbehandlung bzw. der Pharmakotherapie nur 30 % bzw. 10 % profitierten. In den Placebogruppen zeigten sich keine Effekte. Die Aussagekraft der Ergebnisse muss auch hier durch die geringe Stichprobengröße pro Gruppe sowie fehlende Aussagen über die Dauerhaftigkeit der Erfolge eingeschränkt werden.

Eine weitere randomisierte, kontrollierte Studie von **de Camp-Schmidt und de Camp (1992)** untersuchte die Wirksamkeit von Biofeedback im Vergleich zu einer unspezifischen Behandlung. 44 Patienten wurden per Zufall einer spezifischen Behandlung (Biofeedback mit Progressiver Muskelrelaxation), einer unspezifischen

Behandlung (Tinnitustagebuch und Gesprächstherapie) oder eine Wartekontrollgruppe zugeordnet. In der spezifischen Behandlung zeigte sich eine signifikante Verringerung der Tinnitusbelastung, während dies in der unspezifischen Behandlungsgruppe und der Wartekontrollgruppe nicht nachgewiesen werden konnte. Eine vor Therapiebeginn induzierte Erwartungshaltung hinsichtlich des Therapieerfolgs (positiv vs. neutral) hatte keinen Einfluss auf den Therapieerfolg, was Placeboeffekte unwahrscheinlich erscheinen lässt. Die verringerte Tinnitusbelastung konnte über 2 Jahre aufrechterhalten werden.

Eine jüngere Interventionsstudie von **Rief, Weise, Kley und Martin (2005)** untersuchte die Wirksamkeit eines biofeedbackgestützten Bewältigungstrainings. 43 Tinnitusbetroffene wurden randomisiert zur Interventions- oder Wartekontrollgruppe zugeordnet. Die Biofeedbackintervention beinhaltete sieben Behandlungssitzungen und wurde nach einem standardisierten Manual durchgeführt. In den Sitzungen wurde mittels EMG-Biofeedback die Entspannung der Frontalis-, Masseter- und Trapeziusmuskulatur trainiert. Das Biofeedbacktraining wurde durch verhaltenstherapeutische Elemente (z. B. Vermittlung eines Störungsmodells, Aufmerksamkeitslenkung) ergänzt. Die Ergebnisse zeigten in der Interventionsgruppe eine signifikante Verringerung der allgemeinen Tinnitusbelastung (Tinnitus-Fragebogen) sowie eine bessere Kontrollierbarkeit des Tinnitus. In der Kontrollgruppe zeigte sich keine Verbesserung. Bei den physiologischen Parametern verbesserte sich die Entspannungsfähigkeit der Frontalis- und Massetermuskulatur in der Interventionsgruppe. Die Behandlungserfolge blieben über einen Zeitraum von sechs Monaten stabil oder verbesserten sich noch weiter.

In einer weiteren Studie von **Weise, Heinecke und Rief (2007)** wurde die Replizierbarkeit dieser Ergebnisse untersucht. Dazu wurden 65 Patienten mit chronischem, dekompensiertem Tinnitus randomisiert zur Interventions- oder Wartekontrollgruppe zugewiesen. Im Rahmen der manualisierten Behandlung über 12 Sitzungen wurden kognitiv-verhaltenstherapeutische Techniken mit Biofeedback kombiniert. Zur gezielten Entspannung der Kopf- und Schultermuskulatur wurde das EMG am M. frontalis, am M. masseter, am M. sternocleidomastoideus sowie am M. trapezius abgeleitet. Die Ergebnisse zeigten für die Interventionsgruppe, nicht aber für die Kontrollgruppe, eine deutliche Verringerung der verschiedenen Aspekte der Tinnitusbelastung im Tinnitusfragebogen und im Tinnitustagebuch. Des Weiteren konnte nachgewiesen werden, dass die biofeedbackgestützte Behandlung von den Patienten sehr gut akzeptiert wurde und nicht zu unerwünschten negativen Nebeneffekten führte. Auch die nachfolgende Analyse der Gesamtstichprobe von 130 Tinnituspatienten (**Weise et al., in press**) ergab bei den behandelten Patienten eine deutliche Verringerung der Tinnitusbelastung sowie eine starke Verbesserung von Copingfähigkeiten und Kontrollüberzeugungen. Zudem zeigte sich, dass die erzielten Verbesserungen auch nach einem Follow-up-Zeitraum von sechs Monaten noch nachweisbar waren, d. h. dass der Behandlungserfolg aufrechterhalten werden konnte.

In sechs der aufgeführten sieben Studien zeigte sich eine Verringerung der mit dem Tinnitus einhergehenden Belastung (de Camp-Schmidt & de Camp, 1992; Erlandsson et al., 1991; Podoshin et al., 1991; Rief et al., 2005; Weise et al., 2007; Weise et al., in press; White et al., 1986). Dies unterstützt die in früheren Einzelfall- oder Einzelgruppenstudien gefundenen Ergebnisse (Carmen & Svihovec, 1984; Grossan, 1976; House et al., 1977). Dagegen zeigten sich in den meisten Studien hinsichtlich der objektiven Lautheit des Tinnitus keine Verbesserungen.

In zwei Studien konnte zusätzlich eine signifikante Reduktion der Muskelanspannung nachgewiesen werden, d. h. durch Biofeedback konnte eine gezielte Muskelentspannung erlernt werden (Haralambous et al., 1987; Rief et al., 2005).

Weiterhin konnten die in fünf Studien durchgeführten Follow-Up-Messungen die Dauerhaftigkeit der erreichten Ergebnisse belegen.

Metaanalysen und systematische Reviews

Es liegen keine Metaanalysen vor, die dezidert die Effektivität von Biofeedback bei chronischem Tinnitus untersucht haben.

Ein meta-analytisches Review von **Andersson und Lyttkens (1999)** untersuchte 24 Studien zu verschiedenen psychologischen Behandlungsmöglichkeiten des Tinnitus. Im Bereich Biofeedback erfüllten jedoch nur die beiden bereits oben beschriebenen Originalstudien von Erlandsson et al. (1991) und Haralambous et al. (1987) die Einschlusskriterien der Metaanalyse. Weitere Studie mussten aufgrund unzureichender Ergebnisdarstellung ausgeschlossen werden. Aus den Ergebnissen der Metaanalyse lassen sich daher keine weiteren als die obigen Schlussfolgerungen über die Wirksamkeit von Biofeedback bei Tinnitus ableiten.

Des Weiteren geben zwei Reviews Überblick über verschiedene psychologische Behandlungen des Tinnitus (Andersson et al., 1995; Kirsch et al., 1989).

Das ältere Review von **Kirsch und Mitarbeitern (1989)** untersuchte sowohl kontrollierte als auch unkontrollierte Studien im Bereich Biofeedback bis zum Jahr 1987. Verbesserungen zeigten sich in den untersuchten Studien vor allem hinsichtlich der Tinnitusbelastung, der Aufdringlichkeit des Tinnitus sowie einer Verbesserung des Copings. Allerdings ist die Aussagekraft der Ergebnisse in einigen Studien durch methodische Probleme eingeschränkt. Beispielsweise fehlen größere Stichproben und Kontrollbedingungen. Häufig wurden nur globale Messungen der Tinnitusbelastung verwendet, die den Erfolg der Intervention gegenüber täglichen Einschätzungen aber möglicherweise überschätzen. Nach diesem Review sind Entspannung und Biofeedback hinreichend wirksam bei einer mittleren Tinnitusbelastung, während bei stärkerer Komorbidität mit Angst- und affektiven Störungen umfassendere Interventionen erforderlich zu sein scheinen.

Das Review von **Andersson et al. (1995)** gibt ebenfalls eine umfassende Übersicht über psychologische Therapien bei Tinnitus. Für den Bereich Biofeedback identifizierten sie drei kontrollierte Studien sowie mehrere Einzelgruppen- sowie Einzelfallstudien. Das Review zeigt die grundlegende Evidenz für die psychologische Behandlung von Tinnitus. Für den Bereich Biofeedback kommt dieses Review zu ähnlichen Schlussfolgerungen wie das von Kirsch et al. (1989).

12.7.4
Zusammenfassende Bewertung

Die berichteten Studien belegen die Wirksamkeit von EMG-Biofeedback bei Tinnitus. Eine Mehrzahl der Studien kann zeigen, dass durch die Biofeedbackbehandlung eine deutliche Abnahme der Tinnitusbelastung erreicht werden kann, wenngleich die euphorischen Ergebnisse der ersten unkontrollierten Studien wie z. B. der völlige Rückgang des Tinnitus (House et al., 1977) nicht repliziert werden konnten. Jedoch wird der Rückgang der akustischen Tinnitusintensität auch bei anderen psychologischen Interventionen nicht angestrebt. Vor allem in den älteren Studien zeigten sich methodische Mängel wie beispielsweise zu geringe Stichprobengrößen, fehlende oder ungenaue Angaben zum Therapieplan sowie fehlende multimodale Erfolgsmessungen. Neuere Studien mit höherer methodischer Qualität kommen jedoch zu ähnlichen Ergebnissen wie die älteren wenig kontrollierten Studien und zeigen eine deutliche Verringerung der Tinnitusbelastung. Die kontrollierten Studien sprechen zudem für die Aufrechterhaltung der erreichten Erfolge. Bei fünf der dargestellten Originalstudien wurden Follow-Up-Untersuchungen durchgeführt, die die Dauerhaftigkeit der Erfolge für 6 Monate bis 2 Jahre belegen. Des Weiteren zeigten sich in keiner der Studien negative Effekte der Biofeedbackbehandlung im Sinne einer Verschlechterung der Symptomatik.

Nach den Ergebnissen der dargestellten Studien stellt Biofeedback vor allem bei einer mittleren Tinnitusbelastung ein wirksames Verfahren dar. Bei einer stärkeren Beeinträchtigung durch den Tinnitus sollte Biofeedback nicht als singuläres Verfahren, sondern in Kombination mit weiteren verhaltenstherapeutischen Techniken eingesetzt werden.

Die Anzahl der Behandlungssitzungen variiert bei den verschiedenen Studien zwischen 6 und 15 Stunden. Die Biofeedbackintervention ist damit im Vergleich zu herkömmlichen psychotherapeutischen Behandlungen als äußerst effizient einzuschätzen.

Einige der dargestellten Studien belegen weiterhin, dass die Patienten durch Biofeedback gelernt haben, die Muskulatur gezielt zu entspannen. Durch die damit einhergehende stärkere Selbstkontrolle konnten die Betroffenen ihr allgemeines Wohlbefinden steigern. Als Biofeedbackinterventionen sind dabei vor allem die Entspannung der Frontalis- und Massetermuskulatur sowie der Trapeziusmuskulatur hilfreich. Die zusätzliche Rückmeldung der elektrodermalen Aktivität kann vor allem für die Demonstration psychophysiologischer Zusammenhänge hilfreich sein.

Für die Zukunft sind weitere, methodisch hochwertige Studien nötig, um die Ergebnisse der jüngeren Studien zu replizieren und mögliche Wirkfaktoren von Biofeedback bei Tinnitus zu identifizieren.

Literatur

[1] berücksichtigte kontrollierte Studien;
[2] Meta-Analysen;
[3] andere Studien

[2] Andersson, G. & Lyttkens, L. (1999). A meta-analytic review of psychological treatments for tinnitus. *British Journal of Audiology, 33*(4), 201–210.
Andersson, G., Melin, L., Hägnebo, C. & Scott, B. (1995). A review of psychological treatment approaches for patients suffering from Tinnitus. *Annals of Behavioral Medicine, 17*(4), 357–366.
[3] Carmen, R. & Svihovec, D. (1984). Relaxation-biofeedback in the treatment of Tinnitus. *American Journal of Otology, 5*(5), 376–381.
[1] de Camp-Schmidt, E. & de Camp, U. (1992). Tinnitus-Bewältigung durch Stressimmunisierung. In G. Goebel (Ed.), *Ohrgeräusche. Psychosomatische Aspekte des komplexen chronischen Tinnitus. Vorkommen, Auswirkungen, Diagnostik und Therapie* (pp. 179–190). München: Quintessenz.
[1] Erlandsson, S. I., Rubinstein, B. & Carlsson, S. G. (1991). Tinnitus: evaluation of biofeedback and stomatognathic treatment. *British Journal of Audiology, 25*(3), 151–161.
Goebel, G. & Fichter, M. (1998). Depression beim chronischen Tinnitus. *Münchener Medizinische Wochenschrift, 41*, 41–46.
Goebel, G. & Hiller, W. (1998). *Tinnitus-Fragebogen (TF). Ein Instrument zur Erfassung von Belastung und Schweregrad bei Tinnitus.* Göttingen: Hogrefe.
[3] Grossan, M. (1976). Treatment of subjective tinnitus with biofeedback. *Ear Nose and Throat Journal, 55*(10), 314–318.
[1] Haralambous, G., Wilson, P. H., Platt-Hepworth, S., Tonkin, J. P., Hensley, V. R. & Kavanagh, D. (1987). EMG biofeedback in the treatment of tinnitus: An experimental evaluation. *Behaviour Research and Therapy, 25*(1), 49–55.
[3] House, J. W., Miller, L. & House, P. R. (1977). Severe tinnitus: treatment with biofeedback training (results in 41 cases). *Transactions – American Academy of Ophthalmology and Otolaryngology, 84*(4 Pt 1), 697–703.
Kirsch, C. A., Blanchard, E. B. & Parnes, S. M. (1989). A review of the efficacy of behavioral techniques in the treatment of subjective tinnitus. *Annals of Behavioral Medicine, 11*(2), 58–65.
Peroz, I. (2003). Funktionsstörungen des Kauorgans bei Tinnituspatienten im Vergleich zu einer Kontrollgruppe. *HNO, 51*(7), 544–549.
Pilgramm, M., Rychlik, R., Lebisch, H., Siedentop, H., Goebel, G. & Kirchhoff, D. (1999). Tinnitus in der Bundesrepublik Deutschland – eine repräsentative epidemiologische Studie. *HNO aktuell, 7*, 261–265.
[1] Podoshin, L., Ben David, Y., Fradis, M., Gerstel, R. & Felner, H. (1991). Idiopathic subjective tinnitus treated by biofeedback, acupuncture and drug therapy. *Ear Nose and Throat Journal, 70*(5), 284–289.
[1] Rief, W., Weise, C., Kley, N. & Martin, A. (2005). Psychophysiologic treatment of chronic tinnitus: A randomized clinical trial. *Psychosomatic Medicine, 67*, 833–838.
Rief, W., Sander, E., Guenther, M., & Nanke, A. (2004). Aufmerksamkeitslenkung bei Tinnitus: Eine experimentelle psychophysiologische Untersuchung. *Zeitschrift für Klinische Psychologie und Psychotherapie, 33*(3), 230–236.

[1] Weise, C., Heinecke, K., & Rief, W. (2007). Biofeedback bei chronischem Tinnitus – Vorstellung eines Behandlungsleitfadens und vorläufige Ergebnisse zu Wirksamkeit und Akzeptanz der Therapie. *Verhaltenstherapie, 17,* 220–230.

[1] Weise, C., Heinecke, K., & Rief, W. (in press). Biofeedback-based behavioural treatment for chronic tinnitus – results of a randomised controlled trial. *Journal of Consulting and Clinical Psychology.*

[1] White, T. P., Hoffman, S. R. & Gale, E. N. (1986). Psychophysiological therapy for tinnitus. *Ear Hear, 7*(6), 397–399.

12.8
Hypertonie

Lutz Mussgay & Anke Reineke

12.8.1
Störungsbild

Hypertonie stellt einen bedeutsamen Risikofaktor für Morbidität und Mortalität dar. Besonders Erkrankungen des cerebrovaskulären Gefäßsystems, koronare Herzkrankheit und chronische Herzinsuffizienz sowie die Entstehung von chronischem Nierenversagen und peripheren Durchblutungsstörungen werden durch einen erhöhten Blutdruck begünstigt. Pro Jahr sterben mehr als 400 000 Menschen in der Bundesrepublik Deutschland an den Folgen dieser Erkrankung. Etwa 43 % davon sind Männer, über 50 % Frauen (Hochdruckliga 2003).

Relevant für die nachfolgende Betrachtung ist die essenzielle (primäre) Hypertonie (ICD 10: I 10). Die Diagnose schließt das Vorliegen von sekundären Hochdruckursachen aus. Der Grad der Blutdruckerhöhung wird von der Deutschen Hochdruckliga (2005) in mehrere Stufen eingeteilt (jeweils systolisch/diastolisch in mmHg): optimal (< 120/< 80); normal (< 130/< 85); «noch» normal (130 bis 139/85 bis 89); leichte Hypertonie (Schweregrad I) (140 bis 159/90 bis 99); mittelschwere Hypertonie (Schweregrad II) (160 bis 179/100 bis 109); schwere Hypertonie (Schweregrad III) (> 180/> 110); isolierte systolische Hypertonie (> 140/< 90). Die Anwendung dieser Definition gilt erst, wenn nach mehrfacher Messung bei unterschiedlichen Gelegenheiten die jeweiligen Grenzwerte überschritten werden. Sie gilt für Ruheblutdruckwerte im Sitzen oder Liegen und ohne blutdrucksenkende Medikamente. Eine zuverlässigere Bestimmung kann durch die ambulante 24 Stunden-Blutdruckmessung erreicht werden. Hierbei gelten andere Normalwerte. Der Tagesmittelwert darf 135/85 mmHg nicht überschreiten, der Mittelwert der Schlafphase muss unter 120/75 mmHg liegen und das 24 Stunden-Mittel muss < 130/80 mmHg betragen. Bei einem Wert > 140/90 mmHg bei Praxismessung wird generell eine weitere Abklärung und ggf. eine medikamentöse Behandlung empfohlen (Hochdruckliga 2003). Nach den Empfehlungen des US-amerikanischen Joint National Commitee (Chobanian et al. 2003) soll die Entstehung bzw. Verschlimmerung eines Bluthochdrucks möglichst verhindert werden. Dabei werden zunächst nicht medikamentöse Methoden empfohlen. Dementsprechend bietet sich neben Änderungen des Lebensstils die Biofeedback-Behandlung besonders bei Blutdruckwerten im Bereich zwischen 130 und 160 mmHg (systolisch) bzw. 85 bis 99 mmHg (diastolisch) an. Dies entspricht den Bereichen «noch» normal und Schweregrad I.

12.8.2
Therapierational

Die Behandlung mit Methoden des Biofeedbacks ist weder pharmakologisch noch invasiv. Neben den direkten Auswirkungen einer Biofeedbackbehandlung auf den Blutdruck wird gleichzeitig das Bewusstsein für die Bedeutung der Blutdruckkontrolle sowie für die Möglichkeit der Beeinflussbarkeit insgesamt erhöht. Generell unterscheidet man direkte und indirekte Biofeedbackmethoden:

Unter der **direkten Methode** versteht man die Rückmeldung des Blutdrucks selbst. Diese kann am Oberarm oder am Handgelenk in Selbst- oder Fremdmessung vorgenommen werden. Der Nachteil ist die vergleichsweise seltene Rückmeldung der Blutdruckwerte. Neuerdings ist jedoch die Möglichkeit einer kontinuierlichen Blutdruckmessung (zumeist nach der Penaz-Methode am Finger) gegeben, die eine unmittelbare Rückmeldung erlaubt. Erste Studien hierzu sind viel versprechend (Henderson et al. 1998). Unterformen dieser Vorgehensweise verlassen sich bezüglich der kontinuierlichen Rückmeldung auf Schätzungen des Blutdrucks, die z. B. von der Pulswellengeschwindigkeit abgeleitet werden (Rau et al. 2003).

Unter **indirekten Methoden** versteht man die Rückmeldung von Biosignalen, die als Indikatoren der Funktionsweise des autonomen Nervensystems gelten und die sich parallel zum Blutdruck verändern. Solche Parameter sind häufig die Hauttemperatur, die Muskelspannung (EMG), die Hautleitfähigkeit bzw. der Hautwiderstand (SCL oder SCR) sowie die Herzrate. Unterformen dieser indirekten Rückmeldemethode stellen neuere Entwicklungen dar, bei denen z. B. die Baroreflex-Sensitivität rückgemeldet wird (Reyes del Paso, 1999). Ein erster Anwendungsversuch (Overhaus et al., 2003) ergab jedoch keine Blutdruck senkenden Effekte. Eine zweite viel versprechende Entwicklung versucht mit Hilfe genau austarierter langsamer Bauchatmung autonome kardiovaskuläre Regulationsvorgänge positiv zu beeinflussen. Wesentliche Bezugsgröße ist hierbei die Herzratenvariabilität (Vaschillo et al., 2002; Del Pozo et al., 2004). Die Auswirkungen auf den Blutdruck sind bislang jedoch noch nicht ausreichend untersucht.

Einbindung in den Gesamtbehandlungsplan

Alle Empfehlungen zur Behandlung der Hypertonie stimmen darin überein, dass neben einer ggf. notwendigen medikamentösen Behandlung weitere Maßnahmen der **Lebensstiländerung** zur Anwendung kommen müssen. An erster Stelle stehen dabei eine verminderte Kochsalzzufuhr, eine Gewichtsreduktion bei Übergewicht, eine Senkung des Alkoholkonsums unter 30 g/Tag, eine Steigerung der körperlichen Aktivität vor allem der Ausdauerleistungsfähigkeit, die Einstellung des Rauchens sowie die Einbeziehung von Stressbewältigungsverfahren. Innerhalb dieses letztgenannten Bereichs werden vor allem Entspannungsmethoden empfohlen. Entsprechend dieser empfohlenen Bündelung von Maßnahmen findet die Biofeedbackbehandlung üblicherweise nicht isoliert, sondern in Kombination mit anderen parallelen Behandlungsstrategien statt.

12.8.3
Evidenzbasierung

Methodische Erfordernisse einer adäquaten Biofeedback-Behandlung bei Hypertonie

Vor allem die Studie von Jacob et al. (1991) konnte nachhaltig belegen, dass bei der Durchführung von Evaluationsstudien bestimmte Grundprinzipien zu beachten sind. Vor Beginn der Intervention sind in ausreichender Menge Baseline-Messungen durchzuführen. Diese helfen u. a. eine bestehende «white coat hypertention (Weisskittel-Hypertonie)» abzubauen. Von einer «Weisskittel-Hypertonie» wird gesprochen, wenn während eines Praxis- oder Klinikbesuches mehrfach deutlich erhöhte Blutdruckwerte gefunden werden, während der Mittelwert der 24-Stundenmessung im Normalbereich liegt. Selbstmessungen für evaluative Zwecke sind zu vermeiden, da sich hierbei unbeabsichtigte, aber deutliche Verfälschungstendenzen gezeigt haben. Für die Beurteilung von Transfereffekten in die Realität ist eine ausreichend lange Katamnesedauer vorzusehen. Leider sind diese Prinzipien nicht bei allen der nachfolgend einbezogenen Studien berücksichtigt.

Vorbemerkungen

Letztendlich ist die Einschätzung der reinen Biofeedbackwirkung dadurch erschwert, dass den Richtlinien der Behandlung entsprechend, üblicherweise Biofeedback in Kombination mit anderen, als wirksam geltenden Behandlungsmethoden (z. B. Entspannung oder Stressbewältigung) angewandt wird. Studien, in denen Biofeedback als alleiniges Interventionsverfahren angewandt wird, sind selten. Noch spärlicher sind solche Studien, die ein vermeintlich wirksames Biofeedbackprocedere mit falschem oder mit Placebo-Biofeedback vergleichen. Die absolute Ausnahme schließlich sind Studien, die zur Wirkungsprüfung der eingesetzten Biofeedback-Methode die methodisch noch überzeugendere Variante wählen, eine Steigerung des Blutdrucks zu erreichen. Da entsprechend der Richtlinien (Chobanian et al., 2003; Hochdruckliga, 2003) die Hypertoniebehandlung immer eine Kombination verschiedener Verfahren darstellt, wird auch zukünftig Biofeedback in der Behandlungsrealität nicht isoliert eingesetzt werden. Insofern haben wir uns entschieden, in der nachfolgenden Übersicht Konfundierungen mit anderen, zumeist Entspannungsverfahren, zuzulassen.

Eine zweite Vorbemerkung betrifft die Größe der zu erwartenden Effekte. Rein numerisch mag es unbedeutend erscheinen, wenn im Mittel durch ein Interventionsverfahren eine Blutdruckreduktion (systolisch) von 5–7 mmHg erzielt werden kann. Bezogen auf die Wahrscheinlichkeit einer nachfolgenden kardiovaskulären Komplikation bedeutet diese Veränderung jedoch eine deutliche Risikominderung. Laut dem Bericht des Joint National Committees (Chobanian et al., 2003) bewirkt eine Senkung des systolischen Blutdrucks um 5 mmHg immerhin eine Risikoreduktion von ca. 20 %. Auch ist zu berücksichtigen, dass auch mit medikamentöser Behandlung bei der hier betrachteten Hypertoniepopulation («noch normal» bzw. Schweregrad I) eine Blutdruckreduktion ebenfalls relativ gering ausfallen wird, da ein Bottom-Effekt wirksam wird. Dennoch sind psychologische Verfahren in der Lage Effekte zu erzielen, die in der Größenordnung von medikamentöser Behandlung liegen (Linden & Chambers, 1994).

Meta-Analysen

Einbezogen wurden die bislang vorliegenden Meta-Analysen zum Thema. Pro Autor bzw. Arbeitsgruppe wurde die neueste Analyse gewählt. Innerhalb jeder Meta-Analyse wurden nur diejenigen Studien gewertet, die Biofeedback einsetzten. Über Meta-Analysen hinweg kommt es so zu einer gewissen Überlappung. Manche Studien sind in mehreren Übersichten berücksichtigt.

Eine erste positive Sicht resultiert aus der Meta-Analyse von **Jacob et al. (1991)**. Sie konnten für indirekte Biofeedbackmethoden (EMG und Temperatur) jeweils in Kombination mit Entspannungsverfahren eine mäßiggradige Überlegenheit des Biofeedbacks im Vergleich zu den Kontrollbedingungen aufzeigen. Die direkte Rückmeldung des Blutdrucks erbrachte sogar leicht nachteilige Effekte. Dies war jedoch auf das besonders schlechte Abschneiden dieser Methode in einer Studie zurückzuführen. In der Meta-Analyse werden die verzerrenden Einflüsse von Verletzungen methodischer Standards betont. Diese betreffen insbesondere die Notwendigkeit mehrfacher Blutdruckmessungen vor Studienbeginn und den Einsatz adäquater Kontrollbedingungen. Auch wird auf das Problem verwiesen, das Medikationseinflüsse üblicherweise mit der Ausprägung der Blutdruckerhöhung konfundiert sind.

Eine weitere Meta-Analyse zum Effekt von Biofeedback auf Bluthochdruck wurde von **Eisenberg et al. (1993)** vorgelegt. Sie kamen zum Schluss, dass einzelne Studien durchaus die Überlegenheit der Biofeedbackbehandlung demonstrieren konnten. Diese wiesen jedoch zumeist den gravierenden methodischen Mangel auf, die Baselinewerte nicht ausreichend zuverlässig ermittelt zu haben. Bei Studien, die dies adäquat (d. h., ausreichend häufig über einen gewissen Zeitraum) vorgenommen hatten, war keine Überlegenheit des Biofeedbacks zu beobachten.

Im Jahre 2001 veröffentlichten **Yucha et al. (2001)** ihre Meta-Analyse. Aus dem Zeitraum bis 1996 genügten 23 randomisierte, kontrollierte Studien den Einschlusskriterien. Wenn Biofeedback in Kombination mit Entspannungsverfahren eingesetzt wird, ergeben sich im Vergleich zu «inaktiven» Kontrollgruppen (Warteliste, Placebobehandlung, falsches Biofeedback, Blutdruckmonitoring) signifikante Überlegenheiten. Diese zeigen sich im Vergleich zu «aktiven» Kontrollbedingungen (Stressbewältigungstraining u. a. als wirksam erkannten psychologischen Hochdruckbehandlungsverfahren) jedoch nicht. Bezüglich der Wirksamkeit spezifischer Biofeedbackverfahren zeigte sich die relative Überlegenheit von EDA und Temperaturbiofeedback gegenüber EMG- oder Blutdruck-Feedback.

In die neueste meta-analytische Zusammenschau von **Nakao et al. (2003)** gingen 22 Studien mit insgesamt 905 Patienten aus dem Zeitraum 1966–2001 ein. Die Analyse erbrachte sowohl für den systolischen (7.3 mmHg, 95 %KI: 2.6, 12.0) als auch den diastolischen Blutdruck (5.8 mmHg; 95 %KI: 2.9, 8.6) eine signifikante Überlegenheit der Biofeedbackbehandlung relativ zu den Nichtbehandlungs-Vergleichsbedingungen (z. B. Blutdruck Monitoring). Die Effekte auf den Blutdruck waren erneut dann besonders ausgeprägt, wenn das Biofeedbackverfahren in Kombination mit Entspannung dargeboten wurde. Diese Kombinationstherapien wiesen eine größere blutdrucksenkende Wirksamkeit auf als die nicht-spezifischen Behandlungen (z. B. reine Entspannungstherapie). Auch unter Kontrolle der Ausgangs-Blutdruck-Werte zeigte sich die Effektivität der Biofeedback-Behandlung.

Die Bedeutung der älteren meta-analytischen Studien lag vor allem darin, strenge methodische Standards etabliert zu haben. Insgesamt, wenn auch nicht durchgängig, ergeben sich in den jüngeren Übersichtsarbeiten Hinweise auf die Effizienz von Biofeedbackverfahren für die Bluthochdruckbehandlung.

Originalstudien

Hier sind Arbeiten mit einem randomisierten Kontrollgruppendesign aufgeführt, die noch nicht in den Meta-Analysen berücksichtigt wurden, jedoch zur Beurteilung der Wirksamkeit der Biofeedbackbehandlung bei Hypertonie relevant sind. Eine Ausnahme stellen die beiden Arbeiten von Nakao et al (1997, 1999) dar. Diese sind zwar bereits in der Meta-Analyse von Nakao et al. (2003) enthalten, werden aber wegen ihrer innovativen Ausweitung der Fragestellung hin auf Reaktivitätsaspekte bzw. auf die Beteiligung organischer Faktoren ausführlicher dargestellt.

Blanchard et al. (1996) untersuchten die Wirkung von *Temperaturfeedback* auf den Blutdruck. Sie verglichen seine Wirkung mit einer Wartelistenkontrollgruppe (mit Tagebuchführung des Blutdruckes). Die Patienten hatten einen durchschnittlichen diastolischen Blutdruck von 93.4 mm Hg (Temperaturfeedback, n = 21) oder 95.6 mm Hg (Wartelistenkontrollgruppe, n = 21). Das Ziel der Behandlung war es, den diastolischen Blutdruck unter 90 mm Hg zu erniedrigen. Das Feedbacktraining umfasste 7 Sitzungen mit Hand- und 9 Sitzungen mit Fußtemperaturfeedback. Die Effekte des Temperaturfeedbacks unterschieden sich insgesamt nicht signifikant von denen der Wartelistenkontrollgruppe. Über beide Gruppen hinweg konnte eine signifikante Erniedrigung des diastolischen Blutdruckes bei Frauen, nicht jedoch bei den Männern erzielt werden. Die Hälfte der erfolgreich Gebesserten (n = 22) erhielt eine intensive Follow-up Betreuung (häufige Visiten und Unterstützung durch Temperaturfeedback-Gerät), die andere eine reguläre Betreuung (Visiten alle 3 Monate). Bei 12 Patienten konnte so erreicht werden, dass die zum Zeitpunkt nach der ursprünglichen Therapie erreichten Werte konstant blieben. Die Art der Betreuung war dabei jedoch nicht ausschlaggebend.

Nakao et al. (1997) untersuchten bei 30 Patienten *Blutdruckfeedback* im Vergleich zu einer Wartelistenkontrollgruppe. Die Patienten der Blutdruckfeedbackgruppe wurden aufgefordert, sich zu entspannen, wenn der Blutdruckwert anstieg. In der Wartelistengruppe wurde nur der Blutdruck mehrmals gemessen. Es wurden in jeder Gruppe 4 Sitzungen durchgeführt. Ziel der Behandlung war es, den Blutdruck zu erniedrigen und während eines Stresstests eine Erhöhung des Blutdruckes zu verhindern. Es zeigten sich signifikante Unterschiede zwischen den Gruppen. Die Blutdruckfeedbackgruppe konnte den systolischen Blutdruckwert im Vergleich zu der Wartelistengruppe um 17 mmHg erniedrigen. Diese signifikanten Unterschiede konnten auch während des Stresstest beibehalten werden. Dabei blieb in der Blutdruckfeedbackgruppe der Blutdruckwert um 8 mmHg niedriger als in der Kontrollgruppe.

In einem ähnlichen Studiendesign bei **Nakao et al. (1999)** konnten vergleichbare Ergebnisse erreicht werden. Einbezogen waren Patienten mit Hypertonie, die entweder Endorgan-Schäden (n = 11) aufwiesen oder die ohne Endorgan-Schäden waren (n = 11). In beiden Patientengruppen konnten signifikante Verminderungen von 12 mmHg nach jeweils vier Blutduckbiofeedback-Sitzungen festgestellt werden. In der 3-Monats-Katamnese konnten diese Verminderungen in der Patientengruppe ohne Endorgan-Schäden beibehalten werden, während die Verbesserung in der Patientengruppe mit Endorgan-Schäden nicht weiter nachweisbar war.

In den letzten Jahren waren der kontinuierliche Blutdruck und das respiratorische Feedback die zur Behandlung der essenziellen Hypertonie am häufigsten eingesetzten Biofeedbackverfahren. Die Effektivität dieser Verfahren wurde in mehreren Studien überprüft. Das Blutduckbiofeedback untersuchten **Henderson et al. (1998)** in einer randomisierten, doppelt blinden, placebokontrollierten Studie. Die Probanden nahmen keine Blutdruck senkenden Medikamente ein. Die Patienten (n = 16) wurden zunächst mit einem kontinuierlichen Blutdruckmonitor in 8 Laborsitzungen und dann in weiteren 12 Trainingssitzungen zu Hause behandelt. Die Kontrollgruppe (n = 14) erhielt dabei eine systematische Fehlrückmeldung des Blutdruckes. Die Biofeedback-Gruppe erreichte eine signifikante Verminderung von 11 mmHg (systolisch) nach Ablauf des Trainings zu Hause, während die Verbesserungen in der Kontrollgruppe deutlich geringer ausfielen. Diese Ergebnisse verdeutlichen den Autoren zufolge zudem, dass sich dieses Biofeedbackverfahren auch kosteneffektiv in einer Heimbehandlung anwenden lässt.

In entsprechender Weise belegt die Studie von **Rau, Bührer und Weitkunat (2003)**, dass eine Senkung des Blutdruckes mit Biofeedback in kürzester Zeit möglich ist. In dieser Studie erhielten die Probanden eine Rückmeldung der Pulswellengeschwindigkeit als Schätzung des Blutdrucks. Eine Gruppe, die sich durch einen erhöhten Blutdruck (n = 12) auszeichnete, lernte diesen zu senken, während eine zweite Gruppe mit erniedrigtem Blutdruck (n = 10) diesen erhöhen sollte. Mit beiden Gruppen wurden 3 Einzelsitzungen innerhalb von zwei Wochen durchgeführt. In den Gruppen kam es entsprechend des Lernziels entweder zu einer signifikanten Erniedrigung (systolisch = − 15.3 mmHg, diastolisch = − 17.8 mmHg) bzw. Erhöhung des Blutdrucks (systolisch = 12.3 mmHg, diastolisch = 8.4 mmHg).

Das *respiratorische Feedback* stellt ein neueres Verfahren für die Biofeedback-Behandlung der Hypertonie dar. Hierbei erlernt der Patient durch die Rückmeldung der Atmung seinen Atemrhythmus zu verlangsamen, um so nicht nur ein Entspannungsgefühl zu erleben, sondern auch vermittelt durch eine veränderte autonome kardiovaskuläre Regulation den Blutdruck zu senken. In einer randomisierten Studie von **Franck et al. (1994)** erhielten die Probanden entweder 10 respiratorische Feedback-Sitzungen oder Entspannungssitzungen ohne Feedback. Die Ergebnisse zeigten, dass bei unmedizierten Patienten in der respiratorischen Feedbackgruppe signifikante Senkungen des systolischen Blutdruckes, die um 9 mmHg lagen, zu beobachten waren. Die Werte in der Kontrollgruppe sanken lediglich um 2 mmHg. Dieses Ergebnis konnte allerdings bei Patienten, die antihypertensive Medikamenten einnahmen, nicht beobachtet werden.

In drei methodisch anspruchsvoll angelegten Studien wurde gezeigt, dass durch eine Rückmeldung der verlangsamten Bauchatmung eine substantielle Reduktion des Blutdruckes erreicht werden kann. Hierbei lernt der Patient die Modifikation seiner Bauchatmung durch musikalisches Audiofeedback. Die Bauchatmung wird mit einem Atmungs-Sensor überwacht. Zunächst wird die niedrigste Atemfrequenz ermittelt, die für den Patienten noch angenehm ist. Dann trainiert der Patient nach einem vorgegebenen musikalischen Audiofeedbackrhythmus zu atmen, der etwas langsamer ist als die vorher bestimmte Atemrate des Patienten. Ziel des Atem-Feedbacks ist eine verlangsamte Atemfrequenz mit verlängerter Ausatmungsphase.

In der randomisierten Studie von **Grossman et al. (2001)** wird eine Bauchatmungsintervention (n = 18) mit einer Kontrollgruppe (n = 15) verglichen. Die Kontrollgruppe hörte entspannende Musik ohne musikalische Audiofeedbackrhythmen. Beide Behandlungen umfassten tägliche, 10-minütige Übungen zu Hause für insgesamt 8 Wochen (mit Tagebuchführung des Blutdruckes). Es zeigte sich, dass Patienten mit einer essenziellen Hypertonie mit oder ohne antihypertensive Medikation innerhalb von 8 Wochen signifikante Senkungen des systolischen (− 7.5 mmHg) und des diastolischen Blutdrucks (− 4.0 mmHg) erzielten, während die Verbesserung in der Kontrollgruppe (− 2.9/− 1.5 mmHg) geringer ausfiel. Diese Ergebnisse zeigten sich auch in den zu Hause gemessenen Blutdruckwerten.

Entsprechende Ergebnisse konnten auch bei einer Studie von **Elliot et al. (2004)** beobachtet werden. In dieser randomisierten, doppelt blinden Studie in fünf verschiedenen Kliniken wurden 149 Probanden mit Schweregrad I (77 % nahmen antihypertensive Medikamente) entweder in eine Gruppe eingeteilt, die mit musikalischem

Audiofeedback zur Verlangsamung der Atmung trainiert wurde, oder in die Kontrollgruppe (Messung des Blutdruckes). Beide Gruppen mussten über einen 8-wöchigen Zeitraum den Blutdruck zu Hause regelmäßig messen. Es zeigte sich eine signifikante Erniedrigung des Blutdruckes bei den Probanden in der Atem-Feedbackgruppe, die mindestens 180 Minuten (23 Minuten pro Woche) trainiert hatten. Die systolischen Blutdruckwerte sanken um 15 mmHg, während in der Kontrollgruppe nur eine Senkung um 9.2 mmHg beobachtet wurde. Ein Follow-up wurde nicht durchgeführt. Eine ähnliche Studie von **Schein et al. (2001)** zeigte ebenfalls eine signifikante Blutdrucksenkung (systolisch/diastolisch: − 15.2/− 10 mmHg Atembiofeedback vs. − 11.3/− 5.6 mmHg Walkman-Musik), die diastolisch in der Atembiofeedbackgruppe auch noch nach 6 Monaten nachweisbar war.

Obwohl die genauen physiologischen Mechanismen, die beim Atembiofeedback wirksam werden, noch aufzuklären sind, scheinen sie für die Behandlung der essenziellen Hypertonie sehr viel versprechend.

12.8.4
Zusammenfassende Bewertung

Für die Vergangenheit liegen nur wenige Studien vor, welche die Effekte einer ausschließlichen Biofeedbackbehandlung beleuchten. Inzwischen liegen neuere Studien vor, bei denen «reines» Biofeedback (ohne Konfundierung mit anderen Behandlungselementen wie Entspannung) zum Einsatz kam. Diese belegen die Effektivität auch dieser Biofeedbackbehandlung. Bezogen auf die eingesetzte Biofeedbackmethode sind die Befunde am überzeugendsten bei kontinuierlich gemessenem Blutdruck, bzw. bei einem Verfahren, das den Blutdruck kontinuierlich schätzt, sowie in besonders ausgeprägter Weise bei allen Arbeiten, die als Interventionsmethode auf die Intensivierung langsamer Bauchatmung abzielen.

Traditionelle Biofeedbackmethoden (so genannte indirekte Methoden) wurden üblicherweise in Kombination mit verschiedenen Entspannungsverfahren eingesetzt. Metaanalytische Befundintegrationen älteren Datums ließen hierbei zusammengenommen mäßige Erfolge erkennen. Sie legten jedoch den Grundstein für hohe methodische Standards bei der Durchführung entsprechender Studien. Jüngere Metaanalysen und einzelne neuere, randomisierte und kontrollierte Studien weisen auf eine positivere Befundlage hin.

Der gegenwärtige Erkenntnisstand legt somit zur Optimierung des Nutzens a) die Kombination der Biofeedbackbehandlung mit aktiven Entspannungsbedingungen nahe, sowie b) bzgl. der eingesetzten Biofeedback-Methode den Einsatz von entweder kontinuierlich gemessenem Blutdruck bzw. der unter Biofeedbacküberwachung vorgenommenen Etablierung langsamer, tiefer Bauchatmung. Stehen diese Methoden nicht zur Verfügung, ist aufgrund der Befundlage Temperatur- oder Hautleitfähigkeits-Biofeedback zu empfehlen.

Erste Ergebnisse wurden zu der Frage erarbeitet, ob bestimmte Persönlichkeitseigenschaften die Erfolgsrate einer Biofeedbackbehandlung positiv beeinflussen, sowie zu der nahe liegenden Überlegung, dass Hypertoniker mit einem besonders reagiblen sympathischen Nervensystem besonders profitieren müssten. Hier sind für die Zukunft weitere Entwicklungsmöglichkeiten zu erwarten.

Literatur

[1] berücksichtigte kontrollierte Studien;
[2] Meta-Analysen

[1] Blanchard, E. B., Eisele, G., Vollmer, A., Payne, A., Gordon, M., Cornish, P. & Gilmore L. (1996) Controlled evaluation of thermal biofeedback in treatment of elevated blood pressure in unmedicated mild hypertension. *Biofeedback and Self Regulation*, 21, 167–190.

Chobanian, A. V., Bakris, G. L., Black, H. R., Cushman, W. C., Green, L. A., Izzo, J.L., Jones, D. W., Materson, B. J., Oparil, S., Wright, J. T. & Roccella, E. J., and the National High Blood Pressure Education Program Coordinating Committee (2003) The Seventh Report of the Joint National Committee on Prevention, Detection, Evaluation, and Treatment of High Blood Pressure: the JNC 7 report. *Jornal of the American Medical Association*, 289, 2560–2572.

Del Pozo, J.M., Gevirtz, R.N., Scher, B. & Guarneri, E. (2004) Biofeedback treatment increases heart rate variability in patients with known coronary artery disease. *American Heart Journal*, 147, E11.

[2] Eisenberg, D.M., Delbanco, T.L., Berkey, C.S., Kaptchuk, T.J., Kupelnick, B., Kuhl, J. & Chalmers, T. C. (1993) Cognitive behavioral techniques for hypertension: are they effective? *Annals of Internal Medicine*, 118, 964–972.

[1] Elliot, W.J., Izzo, J. L., White, W. B., Rosing, D. R., Snyder, C. S., Alter, A., Gavish, B. & Black, H. R. (2004) Graded blood pressure reduction in hypertensive outpatients associated with use of a device to assist with slow breathing. *Journal of Clinical Hypertension*, 6, 553–559.

[1] Franck, M., Schäfer, H., Stiels, W., Wassermann, R. & Herrmann, J. M. (1994) Entspannungstherapie mit dem respiratorischen Feedback bei Patienten mit essenzieller Hypertonie (Respiratory feedback as relaxation therapy in patients with essenzial hypertension). *Psychotheraie, Psychosomatik und medizinische Psychologie*, 44, 316–322.

[1] Grossman, E., Grossman, A., Schein, M. H., Zimlichman, R. & Gavish, B. (2001) Breathing-control lowers blood pressure. *Journal of Human Hypertension*, 15, 263–269.

[1] Henderson, R. J., Hart, M. G., Saroj, K. L. Lal & Hunyor, S. N. (1998) The effect of home training with direct blood pressure biofeedback of hypertensives: a placebo-controlled study. *Journal of Hypertension*, 16, 771–778.

Hochdruckliga, D. (2003). «Leitlinien für die Prävention, Erkennung, Diagnostik und Therapie der arteriellen Hypertonie.» AWMF-Leitlinien-Register Nr. 046/001.

[2] Jacob, R. G., Chesney, M. A., Williams, D. M., Ding, Y. & Shapiro, A. P. (1991) Relaxation therapy for hypertension: design effects and treatment effects. *Annals of Behavioral Medicine*, 13, 5–17.

Linden, W. & Chambers, L. (1994) Clinical effectiveness of non-drug treatment for hypertension: a meta-analysis. *Annals of Behavioral Medicine*, 16, 35–45.

[2] Nakao, M., Yano, E., Nomura, S. & Kuboki, T. (2003) Blood pressure-lowering effects of biofeedback treatment in hypertension: a meta-analysis of randomized controlled trials. *Hypertension Research*, 26, 37–46.

[1] Nakao, M., Nomura, S., Shimosawa, T., Fujita, T. & Kuboki, T. (1999) Blood pressure biofeedback treatment, organ damage and sympathetic activity in mild hypertension. *Psychotherapy and Psychosomatics*, 68, 341–347.

[1] Nakao, M., Nomura, S., Shimosawa, T., Yoshiuchi, K., Kumano, H., Kuboki, T., Suematsu, H. & Fujita, T. (1997) Clinical effects of blood pressure biofeedback treatment on hypertension by autoshaping. *Psychosomatic Medicine*, 59, 331–338.

Overhaus, S., Rüddel, H., Curio, I., Mussgay, L. & Scholz, O. B. (2003) Biofeedback of baroreflex sensitivity in patients with mild Essenzial hypertension. *International Journal of Behavioral Medicine*, 10, 66–78.

Rau, H., Bührer, M. & Weitkunat, R. (2003) Biofeedback of R-wave-to-pulse interval normalizes blood pressure. *Applied Psychophysiology and Biofeedback*, 28, 37–46.

Reyes del Paso, G. A. (1999) A biofeedback system of baroreceptor cardiac reflex sensitivity. *Applied Psychophysiology and Biofeedback*, 24, 67–77.

Vaschillo, E., Lehrer, P., Rishe, N. & Konstantinov, M. A. (2002) Heart rate variability biofeedback as a method for assessing baroreflex function: a preliminary study of resonance in the cardiovascular system. *Applied Psychophysiology and Biofeedback*, 27, 1–27.

[2] Yucha, C. B., Clark, L., Smith, M., Uris, P., LaFleur, B. & Duval, S. (2001) The effect of biofeedback in hypertension. *Applied Nursing Research*, 14, 29–35.

12.9
Asthma bronchiale und chronisch obstruktive Lungenerkrankung

Franziska Einsle, Stephanie Bley & Michael Mück-Weymann

12.9.1
Störungsbild

Wiederkehrende oder chronische Atemnot und Husten sind klassische Symptome eines Asthma bronchiale, aber auch einer chronisch obstruktiven Lungenerkrankung (COPD). Beide sind gekennzeichnet durch eine Verengung der Bronchien, welche das Ausatmen behindern. Während das Asthma bereits im Kindesalter beginnen kann, tritt die COPD erstmals typischerweise um das 40-igste Lebensjahr auf.

Der Begriff **Asthma** bezeichnete ursprünglich den Zustand des beeinträchtigten Atmens und der Luftnot. Heute wird Asthma als eine entzündliche Krankheit der Atemwege definiert, die auch durch seelische Faktoren wie Angst oder Ärger getriggert und durch psychosoziale Einflüsse aufrechterhalten werden kann. Die Erkrankung betrifft – mit steigender Prävalenz – derzeit ca. 5 bis 10 % der Kinder und Jugendlichen und etwa 5 % der Erwachsenen (Petermann, 1999).

Unter dem Begriff **chronisch obstruktive Lungenkrankheit** (COPD) werden verschiedene Erkrankungen (z. B. chronisch obstruktive Bronchitis, Lungenemphysem, chronische Bronchitis mit asthmatischer Komponente) zusammengefasst, die eine ähnliche Symptomatik zeigen. Schätzungen gehen davon aus, dass in Deutschland 3 bis 5 Millionen Menschen von einer COPD betroffen sind, Tendenz ebenfalls steigend. Es wird angenommen, dass im Jahr 2020 die COPD die dritthäufigste Todesursache sein wird (Glaab et al., 2006).

Lungenfunktionstests: Zur Diagnostik, aber auch zur Evaluation des Behandlungserfolges, werden im Rahmen der Messung der Lungenfunktion verschiedene Parameter erhoben. Zu den wichtigsten gehören:

- Einsekundenkapazität (FEV_1), sie beschreibt das Volumen, welches in der ersten Sekunde bei forcierter Exspiration ausgeatmet werden kann.

- forcierte Vitalkapazität (FVC), sie beschreibt das gesamte Volumen, das nach maximaler Inspiration in einem forcierten Exspirationsmanöver maximal ausgeatmet werden kann.

- Spitzenfluss oder Peak Expiratory Flow (PEFR), dieser Parameter beschreibt den max. Fluss, der früh bei forcierter Exspiration erreicht wird.

- Atemzugsvolumen: Teilvolumen der Vitalkapazität, beschreibt das Volumen, welches in einem Atemzyklus ein- bzw. ausgeatmet wird.

12.9.2
Therapierational

Neben der medikamentösen Behandlung spielt die Anwendung von psychologischen Verfahren zur Verbesserung der Symptomwahrnehmung und Kontrolle über die Erkrankung eine wichtige Rolle. Seit den 1970-er-Jahren werden auch verschiedene Biofeedbacktechniken angewandt. Neben der Verringerung der Symptomhäufigkeit und der Verbesserung der Lungenfunktion wird dabei auch eine Verringerung der Medikamentendosen angestrebt.

Folgende Biofeedbacktechniken wurden bisher bei Patienten mit Asthma bzw. COPD eingesetzt:

- EMG-Biofeedback: Rückmeldung der Muskelanspannung verschiedener Muskelgruppen (meist Nacken- oder Stirnmuskulatur)
- Atemwiderstand-/FEV_1-Biofeedback: Rückmeldung der Verbesserung des Atemwiderstandes im Vergleich zur eigenen Baseline
- Atemfrequenz-Biofeedback: Rückmeldung des Atemrhythmus
- Herzratenbiofeedback: Rückmeldung der Variation der Zeitintervalle zwischen zwei Herzschlägen
- Respiratorische-Sinus-Arrhythmie/RSA-Biofeedback: Rückmeldung zu Pulsfrequenz und Atmung

12.9.3
Evidenzbasierung

Asthma bronchiale bei Kindern

Bei Asthma bronchiale im Kindesalter wurden bisher vornehmlich EMG- und FEV_1 – Biofeedbacktechniken evaluiert (siehe **Tab. 1**). Dabei wurden weniger die Methoden an sich als verschiedene Subgruppen bzw. unterschiedliche Techniken überprüft.

Insgesamt fanden sich vier Studien, die hinsichtlich der eingesetzten Methodik als gut zu bewerten sind. Die älteste Studie von **Davis et al. (1973)** verglich eine reine Entspannungsmethode mit einer biofeedbackgestützten Entspannungsmethode sowie einer Wartegruppe. Die Probanden lernten mit Hilfe der biofeedbackgestützten Methode sich v. a. schneller zu entspannen. Ab der fünften Sitzung wiesen aber auch die Probanden der reinen Entspannungsgruppe gleich hohe Entspannungswerte auf. Dabei profitierten ältere Kinder (11 bis 15 Jahre) deutlich mehr von der Biofeedbackmethode als die Jüngeren (6 bis 10 Jahre). Weiter zeigte sich, dass Probanden mit leichtem Asthma stärker hinsichtlich Lungenfunktion und muskulärer Entspannung

Tabelle 1: Studien zum Thema Biofeedback und Asthma bei Kindern

Autoren (Jahr)	Studiendesign	R	Behandlung	Stichprobe	Outcomekriterium	Ergebnisse
EMG – Biofeedback						
Davis, MH; Saunders, DR; Creer, TL; Chai H (1973)	5 Messzeitpunkte während Intervention	Matched pairs	BF1: EMG-BF + PMR BF2: nur PMR KG: schriftliche Anleitung (5 Sitzungen)	3 x 8 Probanden 2 Altersgruppen (6–10 u. 11–15) 2 Asthmaschweregrade (schwer u. nicht schwer)	PEFR EMG (Entspannungslevel)	*Gruppe mit «nichtschwerem Asthma»:* ■ Verbesserung PEFR → BF1 > BF2 > KG + signifikanter Alterseffekt ■ Verbesserung des Entspannungslevels → BF1 > BF2 > KG + signifikanter ■ *Alterseffekt:* Ältere profitieren von BF1, Jüngere nicht; Interaktion zwischen Tag x Treatment: BF1 profitiert schneller; BF2 am 5. Tag = gleich wie BF1 *Gruppe mit «schwerem Asthma»:* ■ Verbesserung PEFR → kein signifikanter Unterschied ■ Verbesserung des Entspannungslevels → BF1 > BF2 > KG
Kotses, H; Glaust, KD; Crawford, PL; Edwards, JE; Scherr, MS (1976)	3 Messzeitpunkte während Intervention	Matched pairs	BF1: EMG-BF (kontingent) BF2: EMG-BF (nicht kontingent) KG: keine Behandlung (3x/Woche à 3 Wochen)	3 x 12 Probanden	PEFR EMG	*Verbesserung – EMG:* ■ signifikanter Interaktionseffekt – BF1 > BF2 *Verbesserung PEFR:* ■ signifikanter Gruppeneffekt: BF1 > BF2 und KG1 (tendenziell = Interaktionseffekt) ■ signifikant verbesserten sich mehr Probanden von BF1 um PEFR > 10 l/min als bei BF2 und KG1

Autoren (Jahr)	Studien-design	R	Behandlung	Stichprobe	Outcome-kriterium	Ergebnisse
Kotses, H; Glaus, KD; Bricel, SK; Edwards, JE; Crawford, PL (1978)	Prä – Post	Matched pairs	BF1: EMG-BF (frontalis; kontingent) BF2: EMG-BF (brachioradialis; konting.) KG1: EMG-BF (frontalis; nicht-konting.) KG2: EMG-BF (brachioradialis nicht-kontingent) (3x/Woche à 3 Wochen)	4 x 10 Probanden	PEFR EMG	*Verbesserung – PEFR:* ■ signifikante Verbesserung BF1 im Vergleich zu KG1 ■ kein Unterschied zwischen BF2 und KG2 *Verbesserung – EMG:* ■ signifikante Verbesserung BF1 im Vergleich zu KG1 (signifikanter Zeit- und Gruppeneffekt) ■ kein Unterschied zwischen BF2 und KG2 (nur signifikanter Zeiteffekt)
Kotses H; Harver, A; Segreto, J; Glaus, KD; Creer, TL; Young, GA (1991)	4 Messzeitpunkte (Baseline; Training; Kurz-Follow-up; Lang-Follow-up)	R	BF: EMG-BF (Rückmeldung der Entspannung des M. fasziales) KG: EMG-BF (Rückmeldung der Stabilität des M. fasziales) (wöchentlich über 8 Wochen)	BF1 = 15; BF2 = 14 Asthma mild bis schwer (meist moderat)	FEV₁/FVC PEFR EMG Medikamentenverbrauch Asthma-symptome +-attacken Asthma Attitude Survey of children and for adults STAI Piers-Harris Children's self concept Scale	*FEV₁/FVC:* signifikanter Zeiteffekt (beide Gruppen ↑) *PEFR:* keine Unterschiede *EMG:* signifikanter Interaktionseffekt (BF zunehmende Verbesserung; KG starke Schwankung) *Medikamentenverbrauch:* signifikanter Zeiteffekt (beide Gruppen ↓); KG stärkere Abnahme *Asthmasymptome + -attacken:* signifikanter Zeiteffekt (beide Gruppen ↓) *Asthma Attitude Survey of children and for adults:* signifikanter Zeiteffekt (beide Gruppen ↑); bei differenzierter Betrachtung nur BF signifikanter Zeiteffekt *STAI:* signifikanter Zeiteffekt (beide Gruppen ↓) Piers-Harris Children´s self concept Scale: signifikanter Zeiteffekt (beide Gruppen ↑);

FEV₁ - Biofeedback

Khan, AU (1977)	4 Messzeitpunkte während Intervention	R	BF1: FEV₁-BF (reaktibel bzgl. Allergenen) BF2: FEV₁-BF (nicht-reaktibel bzgl. Allergenen) KG1: Routinebehandlung (reaktibel bzgl. Allergenen) KG2: Routinebehandlung (nicht-reaktibel bzgl. Allergenen (15–18 Wochen)	4 x 20 Probanden keine Geschlechtsangabe	Anzahl und Dauer der Asthmaattacken Medikamentenverbrauch Notfallbehandlungen Stationäre Aufnahme Stärke des Asthmas	*Anzahl und Dauer der Asthmaattacken:* ■ BF2 signifikant besser als KG2 *Medikamentenverbrauch:* keine Unterschiede *Notfallbehandlungen:* keine Unterschiede *Stationäre Aufnahme:* keine Unterschiede *Stärke des Asthmas* ■ BF2 signifikant besser als KG2; aber auch BF 1 und KG 1 verbessert

R = Randomisierung; BF = Biofeedback; KG = Kontrollgruppe
FEV₁ = Einsekundenkapazität; FVC = forcierte Vitalkapazität; PEFR = Spitzenfluss; EMG = Elektromyographie

(EMG – m.frontalis) profitierten. Zwei weitere Studien der Arbeitsgruppe um **Kotses et al. (1976 sowie 1979)** überprüften ein EMG-Biofeedback bei kontingenter (genaue Rückmeldung des Entspannungsgrades) vs. nicht-kontingenter Rückmeldung (nicht passende Rückmeldung des Entspannungsgrades). Kotses et al. (1976) zeigten dabei, dass Probanden durch ein kontingentes Biofeedback einen signifikant besseren Entspannungsgrad (EMG) erreichten und sich häufiger klinisch relevant in ihrer Lungenfunktion (Verbesserung PEFR > 10 l/min bei n = 8 bis 9 Probanden) verbesserten als durch nicht-kontingentes Biofeedback (Verbesserung PEFR > 10 l/min bei n = 4 bis 6 Probanden). Am schlechtesten schnitten hier Probanden der Warteliste ab (Verbesserung PEFR > 10 l/min bei n = 1 bis 3 Probanden).

In einer Weiterführung dieser Untersuchung (**Kotses et al., 1978**) wurde die Reaktion zweier verschiedener Muskelgruppen überprüft. Probanden, bei denen der M. frontalis für das kontingente EMG-Biofeedback verwendet wurde, wiesen eine signifikant stärkere Verbesserung der PEFR-Werte auf als Probanden der Gruppe mit nicht-kontingenten Rückmeldung (Mittelwertsdifferenz der PEFR-Werte: 11 vs. 1,5). Dieser Effekt ließ sich nicht für das Biofeedback des M. brachioradialis finden (Mittelwertsdifferenz der PEFR-Werte: – 2 vs. – 0,5). In einer Folgestudie (**Kotses et al., 1991**) wurde dann der Effekt der Aufgabenstellung für das Biofeedback – starke Veränderung versus Stabilität – überprüft. Hier zeigte sich, dass nur die «Variabilitäts-Gruppe» bessere EMG-Werte erreichte. In den Parametern der Lungenfunktion und der Symptomatik des Asthmas inkl. Medikamentenverbrauch ergaben sich Zeiteffekte, bei denen beide Gruppen sich über die Zeit der Intervention verbessern.

Eine Studie von **Khan (1977)** evaluiert ein FEV_1-Biofeedback. Dabei wurden Probanden unterschieden, die auf Allergene mit Asthma reagierten (reagibel) bzw. nicht reagierten (nicht-reagibel). Nur bei den nicht-reagiblen Probanden verbesserte sich die klinische Symptomatik (Häufigkeit, Dauer und Stärke von Asthmaattacken) im Vergleich zur Kontrollgruppe.

Zusammenfassung: Hinsichtlich der Wirkung von Biofeedbacktechniken bei Kindern mit Asthma ist festzustellen, dass sich nur sehr wenige kontrollierte Studien diesem Thema bisher gewidmet haben. Die dargestellten Studien sprechen aber dafür, dass es eine spezifische Wirkung des Biofeedbacks gibt. Für weitere Forschungen gilt es noch gezielter bestimmte Subgruppen zu berücksichtigen. So scheinen v. a. Kinder höheren Alters, Betroffene mit eher leichtem klinischen Schweregrad sowie Kinder mit allergen-unabhängigem Asthma stärker zu profitieren. Neben diesen Subgruppenbesonderheiten sind in weiterführenden größeren kontrollierten Studien v. a. die Art des Biofeedbacks (z. B. EMG-, FEV_1-Biofeedback), die Form der Rückmeldung und die Aufgabenstellung zu untersuchen.

Asthma bronchiale bei Erwachsenen

Bezüglich der Evaluation von Biofeedbacktechniken bei erwachsenen Asthmatikern liegen mehr Studien vor, die teilweise aber keine hinreichende methodische Güte aufweisen (siehe Tab. 2). Eine interessante, aber methodisch weniger ausgereifte Studie stammt von **Mussell & Harley (1988)**, die Asthmatiker ihr Luftröhrengeräusch mittels Biofeedback zurückmeldeten. Hierbei gab es zwei Behandlungsgruppen mit Biofeedback (richtiges vs. falsches *Luftröhrengeräusch-Biofeedback*) sowie drei Kontrollgruppen (adrenergischer vs. Placebo-Inhalator sowie unbehandelte Gruppe). Die Patienten mit einem aktiven Bronchodilator (Kontrollgruppe) wiesen im FEV_1 signifikant bessere Werte auf als alle anderen Gruppen. Es zeigte sich kein Effekt des Biofeedbacks.

Methodisch etwas besser qualifizierte Studien finden sich bei der Anwendung des *Atemwiderstand-Biofeedbacks*. So kommen Erskine-Milliss & Cleary (1987) in einer unkontrollierten Verlaufsbeobachtung zu dem Ergebnis, dass Biofeedback auch bei längerer Anwendung keine zusätzlichen Effekte zur Benutzung eines Bronchodilators hat, und die Wirkung einer einzelnen Sitzung nur kurzfristig Lungenfunktionsparameter beeinflusst. Zwei andere Studien vergleichen das Atemwiderstand-Biofeedback jeweils mit einer unbehandelten Kontrollgruppe, wobei Steptoe et al. (1981) auf eine Gruppe von deutlich jüngeren Nicht-Asthmatikern und Dahme et al. (1996) auf Asthmatiker ohne konkrete Alters- und Geschlechtsangaben zurückgreifen. Bezüglich der Wirkung des Atemwiderstand-Biofeedbacks finden **Steptoe et al. (1981)** bei Nicht-Asthmatikern, nicht aber bei Asthmatikern, eine Verbesserung von Lungenfunktionsparametern (Atemwiderstand; Peak flow), wobei allerdings keine statistischen Vergleiche der beiden Biofeedbackgruppen berichtet werden. **Dahme et al. (1996)** überprüften mögliche Effekte des Atemwiderstandsbiofeedback auf die Interozeptionsfähigkeit, konnten aber keine signifikanten Einflüsse nachweisen.

Harding und Maher (1982) vergleichen eine Gruppe von Asthmatikern mit *Herzratenbiofeedback*, die ihre Herzrate möglichst stark variieren sollten (variables HR-BF) mit zwei Kontrollgruppen. Die Kontrollen bestanden zum einen aus Probanden ohne Asthma, welche die Herzrate ebenfalls möglichst stark variieren sollten, zum anderen aus Probanden mit Asthma, die ihre Herzrate möglichst stabil halten sollten (stabiles HR-BF). Zu den wichtigsten Ergebnissen gehört, dass sich die Interventionsgruppe (variables HR-BF) im Vergleich zur Gruppe mit stabilem HR-Biofeedback signifikant hinsichtlich der Herzrate (BF: 75,4 ± 9,4 auf 89,7 ± 4,7; KG 79,2 ± 11,2 auf 74,4 ± 10,7), ihrer Lungenfunktion (PEFR-BF: 374,1 ± 106,8 auf 408,1 ± 96,0; PEFR-KG 474,0 ± 126,6 auf 464,4 ± 135,4) und der Symptomatik (Verringerung der Asthmaattacken und des Medikamentenverbrauchs) verbesserte.

Lehrer et al. (1997) untersuchten die Wirksamkeit des *Respiratorische Sinus Arrhythmie (RSA)-Biofeedback* auch bei erwachsenen Asthmatikern im Vergleich zum EMG-Biofeedback sowie zu einer Wartelistenkontrollgruppe. Sie konnten zeigen, dass die Respiratorische Impedanz und Lungenfunktion nur in der RSA-Gruppe sig-

Tabelle 2: Studien zum Thema Biofeedback und Asthma bei Erwachsenen

Autoren (Jahr)	Studiendesign	R	Behandlung	Stichprobe	Outcomekriterium	Ergebnisse
Atemwiderstands – Biofeedback						
Steptoe, A; Phillips, J; Harling, J (1981)	4 Messzeitpunkte während der Intervention	matched pairs	BF1: 4 Sitzungen Atemwiderstands-BF – keine Asthmatiker BF2: 4 Sitzungen Atemwiderstands-BF – Asthmatiker KG: 2 Sitzungen ohne BF + 2 Sitzungen Atemwiderstands-BF – keine Asthmatiker	jeweils n = 8 Alter – Asthmatiker: 18–58 Alter – keine Asthmatiker: 18–20 Jahre	R_t (Atemwiderstand) Peak flow FEV_1	*BF 1 vs. KG*: signifikante Unterschiede in der Verringerung von R_t und Peak flow Keine signifikanten Unterschiede bezüglich FEV_1 *BF2*: nur 4 Patienten = keine signifikante Veränderung über die Zeit; Verringern von R_t (4 = gleich geblieben oder schlechter) Keine signifikante Veränderung von Peak flow und FEV_1
Erskine-Milliss, JM; Cleary, PJ (1987)	14 Sitzungen (8 während Interventionen; 3 prä; 3 post)	nur eine Gruppe	BF 1: Atemwiderstands-BF + Bronchodilator (8 Wochen à 2 Sitzungen/Woche)	n = 9 15–60 Jahre	PEFR FEV_1 FVC TRR	*durch Bronchodilator*: signifikante Verbesserung von PEFR und FEV_1; signifikante Reduktion von TRR; keine Veränderung von FVC *durch BF*: keine zusätzliche Veränderung der Lungenfunktion
	vor und nach BF sowie nach Bronchodilator	nur eine Gruppe	BF 2: Atemwiderstands-BF (1 Sitzung)	n = 10 15–60 Jahre	PEFR FEV_1 FVC TRR	*durch BF*: signifikante Verbesserung von FEV_1; keine signifikante Veränderung von PEFR, FVC und TRR; vorübergehend 19 % Zunahme von TRR
Dahme, B; Richter, R; Mass, R (1996)	Prä – Post	matched pairs	BF: Atemwiderstands-BF (3x/Woche à 4 Wochen) KG: normale ambulante Behandlung (nur prä – post)	jeweils n = 15 keine Angaben zu Alter und Geschlecht	Fähigkeit zur Interozeption (= Korrelation zwischen Atemwiderstand und subjektiver Einschätzung)	*Interospektionsfähigkeit*: kein signifikanter Wechselwirkungseffekt; aber signifikanter Gruppeneffekt (BF1 > KG) + signifikanter Zeiteffekt (beide Gruppen bessern sich über die Zeit)

12. Psychische und soziale Faktoren bei somatischen Krankheiten

Herzraten(variabilitäts)-Biofeedback

Autor	Design	Randomisierung	Intervention	Stichprobe	Zielparameter	Ergebnisse
Harding, AV; Maher, KR (1982)	Prä – Post	matched pairs	BF1: Herzraten-BF variabel (HR möglichst stark variieren) – Asthmatiker (2–5 Sitzungen) KG1: Herzraten-BF stabil (HR möglichst stabil halten) – Asthmatiker (2–5 Sitzungen) KG2: Sitzung Herzraten-BF variabel (HR möglichst stark variieren) – keine Asthmatiker	jeweils 12 pro Gruppe bronchiales Asthma keine Altersangaben	Herzrate Atemfrequenz PEFR	*signifikante Unterschiede zwischen BF1 und KG1:* gegenläufige Veränderungen der Herzrate (BF1 ↑; KG1 ↓) und der PEFR (BF1 ↑; KG1 ↓); Verringerung der Asthmaattacken und des Medikamentenverbrauchs in BF1 im Vgl. zu KG1 *Asthmatiker und Nicht-Asthmatiker:* signifikante Unterschiede bezüglich PEFR; keine Unterschiede in Herzrate
Lehrer, PM; Vaschillo, E; Vaschillo, B; Lu, S-E; Scardella, A; Siddique, M; Habib, RH (2004)	4 Messzeitpunkte während der Intervention (Session 1–4–7–10)	R	BF1: HRV-BF + Bauchatmung (1x/Woche à 10 Wochen) BF2: HRV-BF (allein) (1x/Woche à 10 Wochen) KG1: Placebo EEG-BF (1x/Woche à 10 Wochen) KG2: Warteliste (Kontakt im 3 Wochenintervall)	BF1: n = 23 BF2: n = 22 KG1: n = 24 KG2: n = 25 Alter: 18–65 Jahre	Asthma-Symptome; Peak-Flow; Lungenfunktion; Spirometrie Medikation	*Signifikante Therapieeffekte zwischen BF1 und BF2 =* signifikant weniger Medikamente (auch in Placebogruppe); Verringerung des Atemwiderstandes (kontrolliert für Alter, Gewicht, Größe); Verbesserung des Atemzugsvolumens und der Atemfrequenz; Verringerung der Asthma-Symptome (auch in Placebogruppe); Verbesserung der Lungenfunktion *keine signifikanten Effekte:* Spirometrie; Baroreflex

EMG – Biofeedback

Autor	Design	Randomisierung	Intervention	Stichprobe	Zielparameter	Ergebnisse
Lehrer, PM; Hochron, SM; McCann B; Swartzman, L;	Prä – Post	nicht berichtet	BF: multimodales Konzept (EMG-BF; Entspannung; Systematische Desensibilisierung)	BF: n = 11 (5 dropouts) KG: n = 9 (2 dropouts)	Lungenfunktion (Metacholin; Spirometrie FEV$_1$); EMG;	*signifikante Therapieeffekte:* BF = größere Änderung im Metacholin-Test; bessere Entspannung EMG – trapezius;; signifikante Änderung emotionaler Vorläufer

Autoren (Jahr)	Studien-design	R	Behandlung	Stichprobe	Outcome-kriterium	Ergebnisse
Reba, P (1986)			KG: «progressive Meditation» + verschiedene Placebotechniken (u. a. falsches EEG-BF) (2x/Woche à 8 Wochen)	Intrinsisches Asthma	SCL-93-R; Vorzeichen einer Asthmaattacke; Symptom-FB Häufigkeit von Asthmaattacken + Luftnot	für Asthmaattacke; Verringerung der Asthmaattacken, Verringerung der Stärke und Häufigkeit von Luftnot *keine signifikanten Effekte:* FEV_1; EMG – frontalis; Skalen der SCL-90; wöchentlicher Symptom-Fragebogen; Arztkontakte; Häufigkeit der Hausaufgaben; nächtliches Erwachen
Kern-Buell, CL; McGrady AV; Conran, PB; Nelson, LA (2000)	Prä – Post	R	BF: Entspannung + EMG Biofeedback (4 x BF von insgesamt 8 Sitzungen) KG: Warteliste – wöchentlicher Telefontermin (Tests nur prä – post)	BF: n = 9 KG: n = 7 Alter: 13–30 Jahre	Psychphysiologische Variablen (EMG; Hauttemperatur; Herzrate; Blutdruck); Lungenfunktion ($PEFR$; FEV_1; FVC, FEF); Angst & Depressivität; Schwere des Asthmas	*signifikante Therapieeffekte:* BF = geringere Muskelanspannung; besseres Verhältnis von FEV_1/FVC *keine signifikanten Effekte:* psycho-physiologische Variablen; Angst & Depressivität; PEFR; Schwere des Asthmas (prozentuale Verbesserung: BF 68 %; KG 42 %); Nutzung des Inhalators (prozentualer Rückgang: BF –46 %; KG –1,8 %)

Luftröhrengeräusch-Biofeedback

Autoren (Jahr)	Studien-design	R	Behandlung	Stichprobe	Outcome-kriterium	Ergebnisse
Mussell, MJ; Hartley, JP (1988)	Prä – Post	Teilweise R	BF1: Luftröhrengeräusch-BF (5 Sitzungen) BF2: Luftröhrengeräusch-BF – falsch informiert (5 Sitzungen) KG1: adrenergischer Inhalator KG2: Placebo Inhalator	N = 16 (Verteilung unklar) Alter: 22–44 Jahre Nichtraucher	FEV_1	*signifikanter Therapieeffekt:* FEV_1 in KG1 besser als in allen anderen Gruppen *keine Therapieeffekte:* in allen anderen Gruppen

Autoren	Design	R	Intervention	Stichprobe	Messung	Ergebnisse
Peper, E.; Tibbetts, V (1992)	Prä – Post – Follow-up	nur eine Gruppe	BF: multimodales Konzept (EMG-BF; systematische Desensibilisierung; Inspirometer-BF) [5 Sitzungen] KG3: keine Behandlung	N = 21 Alter: 22–46 Jahre Keine Geschlechtsangaben	Atemmessung EMG Inhalationsvolumen	*Atemmessung + EMG + Inhalationsvolumen*: signifikante Zeiteffekte (Verringerung zu Post; zum 15 Monats follow-up leichte Rückentwicklung) *Subjektives Befinden*: weniger Notfallbehandlungen, weniger Episoden von Luftnot; höheres Gefühl von Selbstkontrolle; geringer Medikamentenverbrauch

Respiratorische Sinus Arrhythmie (RSA) – Biofeedback

Autoren	Design	R	Intervention	Stichprobe	Messung	Ergebnisse
Lehrer, PM; Carr, E; Smetankine, A; Vaschillo, E; Peper, E; Porges, S; Edelberg, R; Hamer, R; Hochron, S (1997)	3 Messzeitpunkte während der Intervention	R	BF1: RSA – BF (1 x/Woche à 6 Wochen) BF2: EMG – BF (1 x/Woche à 6 Wochen) KG1: Warteliste (3 Sitzung aller 14 Tage)	BF1: n = 6 BF2: n = 5 KG: n = 6 Wiederkehrendes Asthma Alter:18–65 - Jahre	Respiratorische Impedanz Sekundär: Herz-THM-Wellen; PETCO₂; EMG; Atemfrequenz; Lungenfunktion; Medikamentenverbrauch; subjektive Symptomatik	*Respiratorische Impedanz*: nur BF1 Abnahme der RI (–23 %); kontinuierliche Verbesserung über die Sitzungen Signifikante sekundäre Therapieeffekte: BF1 = Abnahme der Atemfrequenz; Zunahme der Atemtiefe (abdominale Messung); höhere Ausatemwerte; größeres Atemminutenvolumen; bessere Herzratenvariabilität Keine Therapieeffekte: Atemtiefe (thorakale Messung); PETCO₂;subjektiver Entspannungsgrad; Asthmasymptome

R = Randomisierung; BF = Biofeedback; KG = Kontrollgruppe
FEV₁uEinsekundenkapazität; FVC = forcierte Vitalkapazität; PEFR = Spitzenfluss; EMG = Elektromyographie; PETCO₂ = Anteil des Kohlendioxids in der ausgeatmeten Luft

nifikant verbessert werden konnten. Jedoch ließ sich kein signifikanter Effekt auf die klinische Symptomatik nachweisen. Eine aktuellere Studie von **Lehrer et al. (2004)** zeigt, dass Probanden der Herzratenvariabilitäts-Biofeedbackgruppen eine signifikante Verbesserung der klinischen Symptomatik im Vergleich zur Wartegruppe zeigten. Des Weiteren fand sich in dieser Studie, dass Patienten, die neben dem Herzratenvariabilitäts-Biofeedback auch noch in die Bauchatmung eingeführt wurden, in den meisten untersuchten Parametern (u. a. Medikamentenverbrauch, Atemwiderstands- und Tidal-Volumen; Atemfrequenz) signifikant besser abschnitten, als die Gruppe des reinen Herzratenvariabilitäts-Biofeedback.

Das *EMG-Biofeedback* wird bei Asthmatikern vor allem im Kontext multimodaler Behandlungen bzw. gemeinsam mit Entspannungsverfahren evaluiert. Methodisch weniger gut konstruierte Studien zu dieser Fragestellung (Lehrer et al., 1986; Peper et al. 1992) berichten teilweise Erfolge des EMG-Biofeedbacks auf den Entspannungszustand der Probanden sowie Verbesserungen in der klinischen Symptomatik (u. a. Häufigkeit von Attacken, Medikamentenverbrauch). Eine methodisch ausgefeilte Studie zum EMG-Biofeedback kommt aus der Arbeitsgruppe von **Kern-Buell et al. (2000)**, die eine biofeedbackgestützte Entspannungsmethode mit einer Wartelistengruppe verglichen. Die Studie berichtet nur wenige signifikante Effekte der Intervention auf die vorliegende Muskelspannung (BF: 1,9 ± 0,66 µV auf 1,3 ± 0,28 µV; KG 2,0 ± 0,79 µV auf 1,8 ± 0,35 µV) sowie auf das Verhältnis von FEV_1/FVC (BF: 78,7 ± 12,2 % auf 83,06 ± 9,5 %; KG 78,9 ± 11,4 auf 79,2 ± 9,8 %). Die Biofeedbackgruppe zeigte aber dennoch eine Symptomverbesserung um 68 % (KG: 42 %) sowie eine Verringerung der Inhalatorverwendung um 46 % (KG: 2 %). Die erhobenen psychophysiologischen Parameter (u. a. Herzrate) werden durch die biofeedbackgestützten Entspannungsmethode nicht beeinflusst.

Zusammenfassung: Betrachtet man die gut kontrollierten Studien von Lehrer et al. (1997 & 2004), Harding und Maher (1982) sowie Kern-Buell et al. (2000), so zeigt sich, dass mittels Biofeedbacktechniken (vor allem HRV- und RSA- Biofeedback) wichtige Parameter der Lungenfunktion und zum Teil auch die Symptomatik bei Asthmatikern verbessert werden können. Allerdings sind die Stichprobengrößen teilweise sehr klein und es fehlen Replikationen der Studien. Darüber hinaus sollte überprüft werden, für welche Subgruppen Biofeedbacktechniken möglicherweise besonders hilfreich sind und ob verschiedene Rückmeldetechniken eventuell zu besseren Erfolgen beitragen können.

Biofeedback bei COPD

Es existieren nur sehr wenige Studien zum Biofeedback bei Patienten mit chronisch obstruktiver Lungenkrankheit (COPD). Diese sind in Tabelle 3 dargestellt.

Drei Studien untersuchen Gruppen mit *Atemwiderstands- und Atemfrequenz-Biofeedback*. Eine methodisch weniger ausgereifte Studie von **Sitzmann et al. (1983)**

beschreibt nur deskriptiv die Verbesserung der Lungenfunktion von vier männlichen Probanden, die mit Atemfrequenz-Biofeedback behandelt wurden. Eine Untersuchung von **Estève et al. (1996)** evaluierten klassische stationäre Rehabilitation mit vs. ohne Atemfrequenz-Biofeedback, wobei allerdings die Probanden der Biofeedbackgruppe initial schon eine signifikant bessere Lungenfunktion aufwiesen. **Belmann (1988)** überprüfte zwei Atemwiderstandtechniken miteinander, wobei bei der einen Gruppe der Zielwert individuell stetig an einen Maximalwert angepasst wurde (HI), während in der zweiten Gruppe der Zielwert stabil auf einem niedrigen Level festgelegt wurde (LI). Hinsichtlich der Lungenfunktion ergaben sich hierbei keine signifikanten Unterschiede, aber die Atemmuster unterschieden sich signifikant voneinander. Dabei zeigten Probanden aus der Gruppe mit Maximalwerte eine Verbesserung des maximalen Einatemdrucks (HI: $68,0 \pm 2,0$ cmH$_2$O auf $89,3 \pm 5,5$ cmH$_2$O; LI: $63,0 \pm 5,0$ cmH$_2$O auf $68,0 \pm 5,1$ cmH$_2$O), des höchsten Munddrucks (HI: $23,1 \pm 2,2$ cmH$_2$O auf $29,9 \pm 2,1$ cmH$_2$O; LI: $18,4 \pm 1,3$ cmH$_2$O auf $22,3 \pm 1,6$ cmH$_2$O) sowie des mittleren Munddrucks (HI: $37,9 \pm 3,0$ cmH$_2$O auf $50,0 \pm 3,1$ cmH$_2$O; LI: $35,1 \pm 3,0$ cmH$_2$O auf $35,7 \pm 2,9$ cmH$_2$O).

Als weitere Technik wurde kürzlich von **Giardino et al. (2004)** das *Herzratenvariabilität-Biofeedback* bei COPD-Patienten – leider aber ohne Kontrollgruppe – evaluiert. Das HRV-Biofeedback hatte hierbei Auswirkungen auf einige Aspekte der Lungenfunktion und auf die Selbstwirksamkeit der Probanden.

Zusammenfassung: Die Wirksamkeit des Biofeedbacks bei COPD-Patienten lässt sich aufgrund der geringen Stichprobenzahl nicht abschließend beurteilen. Die ersten Ergebnisse weisen aber für einige Aspekte der Lungenfunktion und Symptomatik dieser Patientengruppe durchaus auf eine Wirksamkeit der Technik hin. Es fehlen aber kontrollierte Studien zur Wirksamkeit an größeren Stichproben, mit verschiedenen Biofeedbacktechniken und der Analyse von Subgruppen.

12.9.4
Zusammenfassende Bewertung

Die prinzipiell hohen methodischen Anforderungen an gute Psychotherapieforschung lassen sich bei begrenztem Budget häufig nicht erfüllen. So weist auch ein weiter Teil der hier vorgestellten Arbeiten methodische Mängel auf, so dass derzeit keine abschließende Einschätzung zur Wirksamkeit von Biofeedback bei Asthma und COPD möglich erscheint. Die Literaturübersicht zeigt aber in verschiedenen Studien, dass Patienten mit Asthma – aber auch mit COPD – von Biofeedbackanwendungen klinisch durchaus profitieren können. Angesicht der hohen klinischen wie volkswirtschaftlichen Relevanz dieser Lungenerkrankungen und der immer kosteneffizienter wie auch «multimodaler» verfügbaren Techniken dürfte sich die weitere Evaluation besonders lohnen.

Tabelle 3: Studien zum Thema Biofeedback und COPD

Autoren (Jahr)	Studien-design	R	Behandlung	Stichprobe	Outcome-kriterium	Ergebnisse	Bewertung (1–6)
HRV – Biofeedback							
Giardino, ND; Chan, L; Borson, S (2004)	Prä – Post	eine Gruppe	BF: HRV – (4 Sitzungen) und Pulsoximeter-BF (5 Sitzungen)	N = 20	FEV_1 St Georges Respiratory Questionaire HADS COPD Self Efficacy Scale Pulmonary Functional Staus & Dyspnoe Questionnaire RSA 6MWD	*Signifikante Verbesserungen:* ■ subjektive Lebensqualität und 6MWD → 18 von 20 Patienten klinisch bedeutsame Verbesserung ■ COPD-Selbstwirksamkeit ■ alltägliche Aktivität ■ Luftnot – Disstress ■ RSA bei spontanem Atmen *keine signifikanten Verbesserungen:* ■ FEV_1 ■ Ängstlichkeit und Depressivität ■ Luftnot – Intensität ■ RSA bei vorgegebener Atemfrequenz	4
Atemfrequenz – Biofeedback							
Sitzmann, J; Kamiya, J; Johnston, J (1983)	Prä – Post	eine Gruppe	BF: Atemfrequenz-BF (19–22 Sitzungen)	N = 4 Männliche COPD-Patienten Moderate – schwere COPD	Atemfrequenz Tidal-Volumen Atem-Minuten-Volumen	Nur deskriptive Beschreibung: ■ Verbesserung der Atemfrequenz und des Tidal-Volumens ■ Effekte auch noch 1 Monat nach Intervention sichtbar	5

Estève, F; Blanc-Gras, N; Gallego, J; Benchetrit, G (1996)	Prä – Post	R	BF: Atemfrequenz-BF (während traditioneller stationärer Rehabilitation) 30–35 Sitzungen während der 4wöchigen Rehabilitation KG: nur stationäre Rehabilitation	BF = 9; KG = 10 COPD = stabil ($FEV_1 < 1,5l$)	FEV_1 FVC	FEV_1: ■ signifikanter Interaktionseffekt (unter Kontrolle des Alterseffektes): BF besser als KG; BF verbessert sich signifikant um 22 % (KG n.s.); in BF-Gruppe 6 von 9 Leuten gebessert, KG nur 2 von 10 FVC ■ BF verbessert sich signifikant um 19 % (KG n.s.); in BF-Gruppe 4 von 9 Leuten mind. 15 % gebessert, KG nur 2 von 10	2

Atemwiderstand – Biofeedback

Belmann, MJ; Shadmehr, R (1988)	Prä – Post	Matched Pairs	BF1: Atemwiderstands-BF (mit individuell Zielwert – maximal über Zeit angepasst) BF2: Atemwiderstands-BF (mit konstant niedrigem Zielwert) 6 Wochen (1x/Woche)	BF1 = 8; BF2 = 9 COPD = moderat bis schwer	Lungenfunktion (FVC; FEV_1; FRC; MW; PA_{O2}; PA_{CO2}) Atemmuster: (Pm_{max}; MIP; MSVC; Einatemzeit; PIFR in erster und letzter Min.)	Lungenfunktion: keine Unterschiede Atemmuster: ■ BF1 prozentual signifikant besser als BF2 bezüglich: max. Einatemdruck (MIP), max. angehaltener Einatemkapazität (MSVC); max. Munddruck (Pm_{max}), PIFR	2

R = Randomisierung; BF = Biofeedback; KG = Kontrollgruppe
FEV_1 = Einsekundenkapazität; FVC = forcierte Vitalkapazität; PEFR = Spitzenfluss; RSA = Respiratorische Sinus Arrhythmie

Literatur

[1] berücksichtigte kontrollierte Studien;
[2] Meta-Analysen;
[3] andere Studien

[3] Belman M. J., Shadmehr R. (1998). Targeted resistive ventilatory muscle training in chronic obstructive pulmonary disease. *Journal of Applied Physiology*, 65(6), 2726–35.

[1] Dahme B., Richter R., Mass R. (1996). Interoception of respiratory resistance in asthmatic patients. *Biological Psychology*, 42(1–2), 215–29.

[1] Davis M. H., Saunders DR, Creer T. L., Chai H (1973). Relaxation training facilitated by biofeedback apparatus as a supplemental treatment in bronchial asthma. *Journal of Psychosomatic Research*, 17(2), 121–8.

Dikel W., Olness K. (1980). Self-hypnosis, biofeedback, and voluntary peripheral temperature control in children. *Pediatrics*, 66(3), 335–40.

[3] Erskine-Milliss J. M., Cleary P. J. (1987). Respiratory resistance feedback in the treatment of bronchial asthma in adults. *Journal of Psychosomatic Research*, 31(6), 765–75.

[1] Esteve F., Blanc-Gras N, Gallego J, Benchetrit G. (1996). The effects of breathing pattern training on ventilatory function in patients with COPD. *Biofeedback and Self-Regulation*, 21(4), 311–21.

Gaab T., Hohlfeld J. M., Jorres R. A., Krug N., Welte T. (2006). Pathomechanismus der Chronisch Obstruktiven Lungenerkrankung (COPD). *Medizinische Klinik*, 101(12), 951–956.

[3] Giardino N. D., Chan L., Borson S. (2004). Combined heart rate variability and pulse oximetry biofeedback for chronic obstructive pulmonary disease: preliminary findings. *Applied Psychophysiology and Biofeedback*, 29(2), 121–33.

[1] Harding A. V., Maher K. R. (1982). Biofeedback training of cardiac acceleration; effects on airway resistance in bronchial asthma. *Journal of Psychosomatic Research*, 26(4), 447–54.

[1] Khan A. U. (1977). Effectiveness of biofeedback and counter-conditioning in the treatment of bronchial asthma. *Journal of Psychosomatic Research*, 21(2), 97–104.

[1] Kern-Buell C. L., McGrady AV, Conran PB, Nelson LA (2000). Asthma severity, psychophysiological indicators of arousal, and immune function in asthma patients undergoing biofeedback-assisted relaxation. *Applied Psychophysiology and Biofeedback*, 25(2), 79–91.

[3] Kotses H., Glaus K. D., Bricel S. K., Edwards J. E., Crawford P. L. (1978). Operant muscular relaxation and peak expiratory flow rate in asthmatic children. *Journal of Psychosomatic Research*, 22(1), 17–23.

[1] Kotses H., Glaus K. D., Crawford P. L., Edwards J. E., Scherr M. S. (1976). Operant reduction of frontalis EMB activity in the treatment of asthma in children. *Journal of Psychosomatic Research*, 20(5), 453–9.

[3] Kotses H., Harver A., Segreto J., Glaus K. D., Creer T. L., Young G. A. (1991). Long-term effects of biofeedback-induced facial relaxation on measures of asthma severity in children. *Biofeedback and Self-Regulation*, 16(1), 1–21.

[1] Lehrer P., Carr R. E., Smetankine A., Vaschillo E., Peper E., Porges S., Edelberg R., Hamer R., Hochron S. (1997). Respiratory sinus arrhythmia versus neck/trapezius EMG and incentive inspirometry biofeedback for asthma: a pilot study. *Applied Psychophysiology and Biofeedback*, 22(2), 95–109.

Lehrer P. M., Hochron S. M., McCann B., Swartzman L., Reba P. (1986). Relaxation decreases large-airway but not small-airway asthma. *Journal of Psychosomatic Research*, 30(1), 13–25.

[1] Lehrer P. M., Vaschillo E., Vaschillo B., Lu S. E., Scardella A., Siddique M., Habib R. H. (2004). Biofeedback treatment for asthma. *Chest*, 126(2), 352–61.

[1] Mussell M. J., Hartley J. P. (1988). Trachea-noise biofeedback in asthma: a comparison of the effect of trachea-noise biofeedback, a bronchodilator, and no treatment on the rate of recovery from exercise- and eucapnic hyperventilation-induced asthma. *Biofeedback and Self-Regulation*, 13(3), 219–34.

[3] Peper E., Tibbetts V. (1992). Fifteen-month follow-up with asthmatics utilizing EMG/incentive inspirometer feedback. *Biofeedback and Self-Regulation*, 17(2), 143–51.

Petermann, F. (1999). Asthma bronchiale. Fortschritte der Psychotherapie, Band 5. Hogrefe: Göttingen.

[3] Sitzman J., Kamiya J., Johnston J. (1983). Biofeedback training for reduced respiratory rate in chronic obstructive pulmonary disease: a preliminary study. *Nurse Researcher*, 32(4), 218–23.

[1] Steptoe A., Phillips J., Harling J. (1981). Biofeedback and instructions in the modification of total respiratory resistance: an experimental study of asthmatic and non-asthmatic volunteers. *Journal of Psychosomatic Research*, 25(6), 541–51.

12.10
Harninkontinenz

Alexandra Martin

In diesem Kapitel werden die Biofeedbackanwendungen bei Harninkontinenz und die Wirksamkeitsnachweise getrennt nach den Formen der Stress- und Dranginkontinenz und der Harninkontinenz nach Prostatektomie dargestellt.

12.10.1
Störungsbild

Unter Harninkontinenz wird das Unvermögen verstanden, den Harn willkürlich zurückzuhalten. Die International Continence Society definiert Harninkontinenz als Zustand, bei dem der unwillkürliche Harnabgang ein soziales und hygienisches Problem darstellt und objektiv festgestellt werden kann. Harninkontinenz stellt keine Diagnose dar, sondern das Symptom verschiedener Störungen des Harnblasen-Verschlussapparates. Eine einheitliche Definition bezüglich der Schwere, Dauer oder Häufigkeit der Episoden existiert nicht. Die beiden Hauptformen, bei denen Biofeedback zur Behandlung eingesetzt wird, sind die Stressinkontinenz und die Dranginkontinenz. Die *Stressinkontinenz* (auch Belastungsinkontinenz) ist durch unwillkürlichen Abgang von Harn bei Erhöhung des intraabdominellen Drucks, z. B. beim Husten, Niesen oder körperlicher Belastung, gekennzeichnet. Zu den Ursachen und Risikofaktoren zählen u. a. eine Schwächung des Beckenbodens (durch z. B. Geburtstraumen oder Operationen), Senkung der Harnblase oder Vagina, Östrogenmangel oder Übergewicht. Von *Dranginkontinenz* (auch Urge-Inkontinenz) spricht man bei intensivem Harndrang, welcher verbunden ist mit unkontrolliertem, unfreiwilligem Harnabgang. Das Schließmuskelsystem ist intakt, jedoch kommt es zu vermehrten Miktionsimpulsen im Bereich der Blasenwandmuskulatur (ungehemmte Detrusor-Kontraktionen; Detrusor-Hyperaktivität). Typische Begleiterscheinungen sind häufige Miktionen und Harndrang bei geringer Blasenfüllung. Oftmals ist keine spezifische Ursache feststellbar (idiopathische Dranginkontinenz). Bei Männern tritt die Harninkontinenz häufig als Folge einer Prostata-Operation (v. a. nach radikaler *Prostatektomie* bei Prostatakrebs) auf. Harninkontinenz tritt mit steigendem Lebensjahr gehäuft auf, kann mit beachtlichen Einschränkungen der Lebensqualität einhergehen und wird von vielen Betroffenen als beschämendes Problem erlebt. Folgen können z. B. die Einschränkung sportlicher und sozialer Aktivitäten und Vermeidung sexueller Beziehungen sein.

12.10.2
Therapierational

Die Beckenbodenmuskulatur (BBM) hat bei der Erhaltung der Kontinenz zwei Funktionen: Erstens sichert sie (besonders der M. levator ani) die anatomische Lage von Blasenhals und Urethra (passive Drucktransmission), und zweitens steigt die Aktivität der BBM reflektorisch mit zunehmender Blasenfüllung und bei Erhöhung des intraabdominellen Drucks an (aktive Drucktransmission). Dementsprechend zielen die meisten Behandlungsansätze mit Biofeedback auf die Stärkung der BBM ab. Die Biofeedbackanwendung geht auf Kegel (1948) zurück, der seine spezielle Beckenbodengymnastik mittels «Perineometer», einem intravaginalen Ballon zur Druckerfassung, überprüfte. Das *Biofeedback der BBM* hat zum Ziel, die Kontraktionsstärke zu erhöhen, einen ausreichenden Plateaudruck zu erlangen und die Latenz bis zur maximalen Anspannung zu verkürzen. Die typischen Übungen bestehen aus einem Wechsel muskulärer An- und Entspannungen, wobei eine Kontraktionsdauer von wenigen Sekunden bis zu 10 Sekunden oder länger trainiert wird. Zur selektiven Stärkung der BBM wird beim *bimodalen Biofeedback* simultan das Feedback der BBM und der abdominellen Aktivität gegeben, um letztere zu kontrollieren (und ggf. zu reduzieren). In der Regel wird die Kontrolle in ruhenden Haltungen (im Sitzen, Liegen, Stehen) erworben. Einige Biofeedbackprotokolle sehen dezidiert vor, die Strategien im Verlauf vermehrt in alltäglichen «Risikosituationen», d. h. bei körperlichen Belastungen, einzusetzen.

Verschiedene *Messmethoden* werden unterschieden: Zur Erfassung der BBM-Aktivität werden am häufigsten Oberflächen-EMG-Sonden (Vaginal- oder Rektalsonden), zum Teil auch Manometrie-Katheter, Ballonkatheter und Mikrotransducer eingesetzt. Die Kontrolle des intraabdominellen Druck erfolgt mit Hilfe eines intrarektalen Manometriekatheters oder eines Oberflächen-EMGs der Abdominalmuskulatur. Die Verwendung eines Zystometrie-Katheters ermöglicht die direkte Rückmeldung der Detrusoraktivität, wird aber zu Trainingszwecken kaum eingesetzt. In einigen Manualen ist der Einsatz von tragbaren EMG-Geräten zur Unterstützung der täglichen häuslichen Übungen zur Stärkung der BBM vorgesehen.

Das primäre *Ziel* von Biofeedback bei Harninkontinenz besteht in der Wiederherstellung der Kontinenz bzw. wesentlichen Verbesserung der Inkontinenzsymptomatik – gemessen an Menge und Häufigkeit von Inkontinenzepisoden. Sekundäre Ziele sind die Reduktion von Sicherheitsstrategien oder die Wiederaufnahme von körperlichen Aktivitäten. Daher wird Biofeedback häufig mit Hinweisen zur Normalisierung des Miktions- und Trinkverhaltens kombiniert.

12.10.3
Evidenzbasierung bei Stress- und Dranginkontinenz

Originalstudien

Vorgestellt werden die kontrollierten Evaluationsstudien mit randomisierter Gruppenzuweisung (Abweichungen im Text angemerkt) zu Biofeedback bei Stress-, Drang oder gemischter Harninkontinenz (siehe auch Tab. 1).

Dougherty, Dwyer, Pendergast et al. (2002) verglichen Biofeedback (BF) mit einer unbehandelten Kontrollgruppe (KG) bei älteren Frauen. Primäres Erfolgsmaß stellte die Inkontinenzschwere objektiviert mit dem Einlagenwiegetest (g/24h) dar. Im 2-Jahres-Katamnesezeitraum zeigte sich in der BF-Gruppe eine 61 %ige Abnahme, während sich in der KG eine Verschlechterung um 184 % abzeichnete. Damit ist der klinische Erfolg von BF signifikant und zeitlich stabil. Keine Überlegenheit von BF zeigte sich hinsichtlich der Miktionsfrequenz und Länge der Intermiktionsintervalle.

McDowell, Engberg, Sereika et al. (1999) verglichen BF mit einer Warte-KG bei älteren Patienten, welche eine Inkontinenzgeschichte von durchschnittlich 7 Jahren und erhebliche medizinische Komorbiditäten berichteten. Die Behandlung bestand aus acht wöchentlichen Hausbesuchen mit Einsatz von tragbarem EMG-BF. Die Warte-KG wurde zur Kontrolle unspezifischer Effekte von Aufmerksamkeitszuwendung im Vergleichszeitraum 4 bis 8 Mal zum Gespräch aufgesucht. Die im Tagebuch berichteten Inkontinenzepisoden nahmen in der BF-Gruppe signifikant stärker als in der KG ab. Die Abnahme von täglich 4.0 Episoden (SD 3.5) auf 1.8 (2.9) entspricht einer mittleren Verbesserung um 75 % (Median) bei BF, während die Abnahme von 4.1 Episoden (SD 3.8) auf 3.5 (SD 3.0) einer Verbesserung um 6.4 % (Median) in der KG entspricht.

In der Studie von **Burns, Pranikoff, Nockajski et al. (1993)** wurde BF mit einer Warte-KG und einem reinen BBM-Training bei älteren Frauen mit urodynamisch abgesicherter Stressinkontinenz verglichen. Die BF-Therapie umfasste acht wöchentliche Sitzungen mit EMG-Feedback abgeleitet über eine Vaginalsonde. Die Anzahl der Inkontinenzepisoden nahm in der BF-Gruppe um 61 %, in der BBM-Gruppe um 54 % und in der Warte-KG um 6 % ab. Eine vollständige Remission wurde bei 23 % der BF-Gruppe, 16 % der BBM-Gruppe und 3 % der Warte-KG angegeben. Damit ist die BF-Therapie der Warte-KG signifikant überlegen, während die beiden aktiven Behandlungen keine symptomatischen Erfolgsunterschiede aufwiesen. Die EMG-Kontraktionsamplitude war nach der BF-Therapie signifikant höher als nach reinem BBM-Training. Die 6-Monats-Katamnese ergab stabile Therapieerfolge bei mäßig bis schwer ausgeprägter, nicht aber bei mild ausgeprägter Harninkontinenz.

Aksac, Aki, Karan et al. (2003) untersuchten die Wirkung eines achtwöchigen EMG-BF mit drei wöchentlichen Therapiesitzungen à 20 Minuten, eines BBM-Trainings mit verbaler Rückmeldung nach manueller Austastung und einer nicht behan-

Tabelle 1: Kontrollierte Therapiestudien zur Biofeedback-Behandlung von Stress-, Drang- oder gemischter Harninkontinenz (UI)

	Studie	Zielgruppe	Art der Therapien Stichprobengröße Completer	Wirksamkeit Therapieende	Katamnese ≥ 6 Monate
Unbehandelte KG als Vergleichsbedingung	Dougherty et al. 2002[1]	Stress-, Drang-, gem. UI bei Frauen ≥ 55 Jahre	EMG-BF (N = 94) Nicht-Behandlung (N = 84)	▪ UI-Episoden: BF > KG ▪ Lebensqualität: BF > KG	2 Jahre: BF 61 % UI-Verbesserung; KG 184 % Verschlechterung
	McDowell et al. 1999[1]	Stress-, Drang-, gem. UI; ≥ 60 Jahre, 90 % w	EMG-BF (N = 48) Warte-KG (N = 45)	▪ UI-Episoden, Verbesserung: BF 75 % > KG 6,4 %	–
Unbehandelte KG und Beckenbodentraining als Vergleichsbedingungen	Burns et al. 1993[1]	Stress-, gem. UI bei Frauen ≥ 55 Jahre	EMG-BF (N = 40) Warte-KG (N = 39) BBM-T (N = 43)	▪ UI-Episoden, Verbesserung: BF 61 % = BBM 54 % > KG 6 % ▪ Kontraktionsstärke (EMG): BF > KG, BBM	6 Monate: stabil bei mittel-/schwerer UI
	Aksac et al. 2003[1]	Stress-UI bei Frauen	EMG-BF (N = 20) Nicht-Behandlung (N = 10) BBM-T (N = 20)	▪ UI-Episoden, UI-Schwere: BF > KG; BF = BBM ▪ Kontraktionsstärke (Perineometer): BF > KG, BBM ▪ soziale Aktivitäten: BF > KG; BF = BBM	–
Beckenbodentraining als Vergleichsbedingung	Aukee et al. 2002[1]	Stress-UI bei Frauen	EMG-BF (N = 15) BBM-T (N = 15)	▪ UI-Symptomatik: BF ≥ BBM ($p = 0{,}07$) ▪ UI-Schwere (Einlagen- gewiegetest): BF = BBM ▪ EMG liegend: BF > BBM; EMG stehend: BF = BBM	1 Jahr (Aukee et al. 2004) OP-Rate: BF 31,3 %, BBM 47,4 %, ns.

Studie	Zielgruppe	Art der Therapien Stichprobengröße Completer	Wirksamkeit Therapieende	Katamnese ≥ 6 Monate
Berghmans et al. 1996[1]	Stress-UI bei Frauen	EMG-BF (N = 20) BBM-T (N = 20)	UI-Schwere (Einlagenwiegetest), Verbesserung: 55 % BF = BBM, BF-Erfolg bereits nach 6 Sitzungen UI-Symptomatik: BF = BBM	–
Burgio et al. 1986	Stress-UI	EMG-BF (N = 13) BBM-T (N = 11)	UI-Episoden, Verbesserung um: BF 76 % > BBM 51 % Kontraktionsstärke: BF > BBM	–
Burton et al. 1988	Drang-, Stress-UI	Blasen-Sphincter-BF (N = 13) BBM-T (N = 14)	UI-Episoden, Verbesserung um: BF 79 % = BBM 82 %	6 Monate: stabil bei 22 von 25 Patienten
Glavind et al. 1996[1]	Stress-UI bei Frauen	EMG-BF+BBM-T (N=19) BBM-T (N = 15)	UI-Schwere (Einlagenwiegetest), Verbesserung: B= 88,4 %, BBM 54 %, U zu Behandlungsende: B= < BBM	2,5 Jahre: gebesserte UI BF 68 %, BBM 29 %
Morkved et al. 2002[1]	Stress-, gem. UI bei Frauen	Vaginaldruck-BF (N = 48) BBM-T (N = 46)	UI-Schwere BF = BBM Heilung (Einlagewiegetest): BF 58 %, BBM 46 %, ns.; bei reiner Stress-UI: BF 69 %, BBM 50 %, $p <.097$	–
Pages et al. 2001[1]	Stress-UI bei Frauen	EMG-BF (N = 13) BBM-T (N = 27)	UI-Episoden: Heilung (subj.) BF 62 % > BBM 28 % Kontraktionsstärke (Manometrie): BF > BBM	–

Beckenbodentraining als Vergleichsbedingung

Studie	Bedingung	Gruppen	Ergebnisse	
Sherman et al. 1997[1]	Stress-, gem. UI bei Frauen	EMG-BF (N = 23) BBM-T (N = 16)	■ UI-Episoden, Verbesserung: BF = BBM	–
Sung et al. 2000	Stress-UI bei Frauen	EMG-BF+ES (N = 30) BBM-T (N = 30)	■ UI-Episoden; UI-Schwere: BF > BBM ■ Kontraktionsstärke (Perineometrie): BF > BBM soziale Aktivitäten/LQ: BF > BBM	–
Wang et al. 2004[1]	Drang-UI bei Frauen	EMG-BF (N = 34) BBM-T (N = 34) ES (N = 35)	■ UI-Symptomatik, subj. Verbesserung bei: BF 50 %, BBM 38 %, ES 51 %, ns. Vaginaldruck: BF = BBM, BF > ES LQ (Kings Health Questionnaire): BF>BBM, BF=ES	–
Weitere Vergleichsbedingungen				
Burgio et al. 1998[1]	Drang-UI bei Frauen ≥55 Jahre	Anorektales BF (N = 61) Medikation (N = 55) Placebo-Medikation (N = 53)	■ UI-Episoden, Verbesserung um: BF 81 % > Med 69 % > Placebo 39 % ■ Zufriedenheit mit Erfolg: BF > Med > Placebo	–
Burgio et al. 2002[1]	Drang-UI bei Frauen ≥55 Jahre	BF (N = 73) Verbal-Feedback (N = 74) SH-Instruktion (N = 75)	■ UI-Episoden, Verbesserung: BF 63 %, Verbal-FB 69 %, SH 59 %, ns. ■ Zufriedenheit mit Erfolg BF, Verbal-FB > SH	–

Anmerkung: BBM-T Beckenbodenmuskeltraining, BF Biofeedback, EMG Elektromyographie, ES Elektrostimulation, KG Kontrollgruppe, LQ Lebensqualität, SH Selbsthilfe, UI Urininkontinenz; [1] Studie mit randomisiert-kontrolliertem Design delten KG bei Patientinnen mit Stressinkontinenz. Erfasst wurden die Veränderungen bezüglich Episodenfrequenz, Inkontinenzschwere im Einlagenwiegetest, Muskelkontraktionsstärke und sozialen Aktivitäten. BF erwies sich in allen Erfolgsmaßen der unbehandelten KG als signifikant überlegen. Verglichen mit dem BBM-Training zeigte sich in der BF-Gruppe eine größere Zunahme der Muskelkontraktionskraft, während die sonstigen symptomatischen Verbesserungen vergleichbar ausfielen. Die Remissionsraten (Einlagenwiegetest) lagen bei 80 % bei BF, 75 % bei BBM und 0 % in der unbehandelten KG.

In einigen Studien stand der direkte Vergleich von Biofeedback mit reinem Beckenbodenmuskeltraining im Vordergrund: **Aukee, Immonen, Penttinen, Laippala und Airaksinen (2002)** untersuchten bei Frauen mit Stressinkontinenz die Wirkung eines zwölfwöchigen Heimtrainings zur Stärkung der BBM entweder mit EMG-BF oder ohne direkte Rückmeldung der Kontraktionsstärke. Alle Patientinnen wurden insgesamt fünf Mal zu Hause aufgesucht zur Messung der Muskelkontraktionsstärke. Sie wurden instruiert, die Muskelkontraktionen an fünf Tagen der Woche über 20 Minuten durchzuführen – sowohl unter entspannten Bedingungen als auch bei alltäglichen Aktivitäten. Die Stressinkontinenz (bei 13 verschiedenen physischen Aktivitäten) verbesserte sich in der BF-Bedingung tendenziell mehr als in der reinen BBM-Gruppe ($p = 0.07$). Der Zuwachs der Kontraktionsamplitute in liegender Haltung war in der BF-Gruppe größer als in der KG, während beide Gruppen in stehender Haltung eine Verbesserung erlangten. Der 24-h-Einlagenwiegetest wies keine Überlegenheit der BF- gegenüber der BBM-Bedingung auf. In der Einjahreskatamnese (**Aukee et al., 2004**) berichteten 5 von 16 Patientinnen (31.3 %) der BF-Gruppe und 9 von 19 Patientinnen (47.4 %) der BBM-Gruppe, sich wegen der fortbestehenden Inkontinenz einer Operation unterzogen zu haben. Dieser numerische Unterschied ist nicht signifikant, wobei die Stichprobengröße ein power-Problem nahelegt.

Berghmans, Frederiks, de Bie, Weil, Smeets et al. (1996) verglichen die Wirkung von EMG-BF mit reinem BBM-Training bei Frauen mit reiner Stressinkontinenz. Die Therapien erstreckten sich über 4 Wochen (bei 3 wöchentlichen Sitzungen à 25 bis 35 Minuten). Die Symptomatik verbesserte sich in beiden aktiven Behandlungsgruppen signifikant in subjektiven und objektiven Erfolgsindikatoren – insgesamt um 55 % im Einlagenwiegetest. Die BF-Gruppe wies die Verbesserungen bereits nach 6 Sitzungen auf, wobei nach 12 Sitzungen keine Gruppenunterschiede fortbestanden.

Burgio, Robinson und Engel (1986) zeigten in ihrer kontrollierten Studie eine Überlegenheit von EMG-BF gegenüber BBM-Training mit verbalem Feedback nach manueller Austastung. Nur bei BF nahm die Muskelkontraktionsstärke zu. Die mittlere Abnahme der Inkontinenzepisoden betrug 76 % in der BF-Gruppe und 51 % in der BBM-Gruppe.

In der kontrollierten, aber nicht-randomisierten Studie von **Burton, Pearce, Burgio, Engel & Whitehead (1988)** wurde ein Blasen-Sphinkter-BF (mit Blasen- und analen Kathetern) angewandt. Sowohl in der BF- als auch der BBM-Gruppe zeigten sich signifikante symptomatische Verbesserungen: die Episoden nahmen um 79 % in BF-Gruppe und 82 % in BBM-Gruppe nach 6 Sitzungen ab. Die 6-Monats-Katamnese weist auf eine weitgehende Aufrechterhaltung der Therapieeffekte hin.

Morkved und Kollegen (2002) verglichen BF des Vaginaldrucks (Ballon-Katheter) im Vergleich zu BBM-Training, bei dem verbale Rückmeldung durch einen Physiotherapeuten nach manueller Palpation erfolgte. In der Folge der sechsmonatigen Therapien verbesserte sich die Symptomatik in beiden Gruppen signifikant in objektiven und subjektiven Erfolgsmaßen, ohne eine Überlegenheit von BF zu zeigen. Ein Trend zugunsten von BF zeigte sich hinsichtlich der Heilungsquote im Einlagenwiegetest bei der Teilstichprobe mit reiner Stressinkontinenz.

Pages et al. (2001) fanden, dass nach drei Trainingsmonaten die subjektiven Erfolge (Abwesenheit von Inkontinenzsymptomen) in der BF-Gruppe (62 %) größer ausfielen als in der reinen BBM-Gruppe (28 %). Auch zeigten sich in der BF-Gruppe die größeren Kontraktionsamplituden in der manometrischen Messung.

Sherman et al. (1997) berichteten, dass bei weiblichen Soldatinnen mit Stress- oder gemischter Stress-Drang-Inkontinenz, sowohl EMG-BF als auch reines BBM-Training zu symptomatischen Verbesserungen beitrug und BF nicht signifikant überlegen war.

In der kontrollierten (aber nicht randomisierten) Studie verglichen **Sung, Hong, Choi et al (2000)** die Wirkung einer sechswöchigen Kombination aus BF und Elektrostimulation mit reinem BBM-Training bei Stressinkontinenz. Sie fanden, dass die BF-Kombinationstherapie mit größeren Verbesserungen hinsichtlich der Inkontinenzepisodenhäufigkeit, -schwere und verschiedenen Indikatoren der Aktivitäten und Lebensqualität einherging als die reine BBM-Gruppe. Allerdings ist die Wirkung von BF von der gleichzeitig angewandten Elektrostimulation nicht zu isolieren.

Wang, Wang & Chen (2004) verglichen EMG-BF mit reinem BBM-Training und mit Elektrostimualtionstherapie bei Frauen mit Destrusorhyperaktivität und Dranginkontinenz. Die Symptomatik schätzen 50 % der BF-, 51 % der ES- und 38 % der BBM-Patientinnen als gebessert ein (nicht signifikant). Im Vergleich mit der BBM-Gruppe zeigte die BF-Gruppe keine Unterschiede im Zuwachs der Vaginaldruckwerte, jedoch gab sie eine höhere Lebensqualität an.

Um den Effekt von Biofeedback abzuschätzen, führten **Glavind, Nohr und Walter (1996)** eine Studie zum Vergleich von reinem BBM-Training (2 bis 3 Sitzungen) zur Kombinationstherapie aus BBM-Training und zusätzlichem BF (4 Sitzungen) bei Frauen mit Stressinkontinenz durch. BF bestand aus simultaner Rückmeldung der BBM-Aktivität über EMG-Vaginalsonden und des abdominalen Drucks über rektale Katheter. Die Verbesserungen im Einlagenwiegetest betrugen nach 3 Monaten 88.4 % in der BF-Gruppe und 54 % in der reinen BBM-Trainingsgruppe. Die Inkontinenz war in der BF-Gruppe nach Behandlungsende weniger schwer ausgeprägt als in der BBM-Gruppe. In der Katamnese nach 2.5 Jahren (Median) wurde die Symptomatik über Fragebögen erfasst: Als gebessert schätzten sich weiter 68 % (13/19 Patientinnen) der BF-Gruppe gegenüber 29 % (4/14) der BBM-Gruppe ein.

Die Gruppe um Burgio und Kollegen überprüfte die Biofeedback- und andere verhaltensorientierte Kurztherapien insbesondere bei Dranginkontinenz. **Burgio, Locher, Goode, Hardin et al. (1998)** setzten eine vier Sitzungen umfassende behaviorale Therapie mit Biofeedback und Verhaltenstraining im Umgang mit Miktionssymptomen ein und verglichen deren Wirksamkeit mit der einer medikamentösen Behandlung (Oxybutynin-Chlorid) und einer Placebomedikation. Den Patientinnen der behavioralen Therapie wurden BBM-Übungen zur Anwendung als Hausaufgabe vermittelt. Biofeedback fand an maximal zwei der vier Termine statt. Die Inkontinenzepisoden nahmen in der BF-Bedingung um 81 % und signifikant stärker ab als bei Medikation (69 %) bzw. Placebomedikation (39 %). In allen abhängigen Variablen zur subjektiven Zufriedenheit mit den Behandlungsfortschritten zeigte die BF-Gruppe die höchsten Werte. In der BF-Gruppe schätzten signifikant mehr Patientinnen (74 %) ihre Beschwerden als «sehr viel gebessert» ein als in der Medikations- (51 %) und als in der Placebo-Gruppe (27 %).

In der Folgestudie verglichen **Burgio, Goode, Locher et al. (2002)** die Wirkung des Verhaltenstrainings mit Biofeedback vs. Verhaltenstraining ohne Biofeedback, aber mit verbaler Rückmeldung nach manueller Palpation. Eine weitere Kontrollgruppe erhielt für den achtwöchigen Therapiezeitraum ein Selbsthilfebuch zum Umgang mit der Drangsymptomatik. Bereits die Selbsthilfegruppe zeigte beachtliche Reduktionen der Inkontinenzepisoden (59 %). Die diesbezüglichen Verbesserungen in den beiden Therapiegruppen fielen nicht signifikant höher aus (BF 63 %, Verbal-Feedback 69 %). Die Überlegenheit der beiden aktiven Therapiegruppen zeigte sich demgegenüber in diversen Angaben zur subjektiven Zufriedenheit mit den Therapieerfolgen. So beschrieben z. B. 62 % der Bio- und 63 % der Verbal-Feedbackgruppe ihre Symptomatik als «sehr gebessert», während dies nur 31 % der Selbsthilfemanual-Gruppe taten.

Metaanalysen und systematische Reviews

Glazer und Laine (2006) identifizierten insgesamt 28 randomisiert kontrollierte Studien aus den Jahren 1975 bis 2005 bei Harninkontinenz im Erwachsenenalter für ihr systematisches Review zur Wirksamkeit von Biofeedback. Für verschiedene Vergleiche wird dargestellt, in wie vielen Studien sich BF der Kontrollbedingung überlegen, gleichwertig oder unterlegen erwies. Die Ergebnisse weisen auf signifikante Verbesserungen der Symptomatik durch BF (z. B. in 6 von 7 Vergleichen mit unbehandelten KGs erwies sich BF als wirksamer). In der Mehrzahl der Vergleiche ist BF den Alternativbehandlungen überlegen. Keine einzige Studie ergab eine Unterlegenheit von BF gegenüber der KG.

Bei der hier vorgelegten Beurteilung zur Effektivität von Biofeedback bei Harninkontinenz wird hier jedoch den Originalstudien ein stärkeres Gewicht gegeben, da die Befunde für Stress-Drang-Inkontinenz und die Inkontinenz als Folge einer Prostatektomie teilweise zusammengefasst werden, während eine Differenzierung der beiden

Störungsgruppen u. a. aufgrund der sehr unterschiedlichen Prognosen im unbehandelten Zustand sinnvoll erscheint.

In dem systematischen Review von **Berghmans et al. (1998)** steht die Evaluation konservativer Therapien bei Stressinkontinenz im Vordergrund (22 randomisiert kontrollierte Behandlungsstudien aus den Jahren 1980 bis 1998). Ihre Ergebnisse legen nahe, dass es eine starke Evidenz für die Wirksamkeit von Beckenbodentraining gibt. Drei von vier Studien zum direkten Vergleich von BF und reinem BBM-Training würden vergleichbare Effektivität nahe legen, und eine weitere Studie würde eine größere Effektivität von BF nahe legen. Aus dieser Befundsichtung schließen die Autoren, dass die Kombinationstherapie einem reinen BBM-Training nicht überlegen sei.

Weatherall (1999) führte eine Metaanalyse zum Vergleich von BF und reiner BBM-Gymnastik auf der Basis der drei Vergleichsstudien durch (Berghmans et al., 1996; Burns et al., 1993; Glavind, Nohr & Walter, 1996), welche in dem vorangegangenen Review berücksichtigt wurden. Kriterium ist ausschließlich die Heilungsrate nach Behandlungsende. Es zeigte sich eine Tendenz, dass diese Heilungswahrscheinlichkeit bei BF größer ist als bei reinem BBM-Training (OR 2.1, 95 %KI 0.99–4.4).

In den letzten Jahren wurden einige weitere kontrollierte Studien vorgelegt, welche in diesen Vergleichen noch nicht berücksichtigt wurden (s. Tab. 1).

Zusammenfassung bei Stress-/Dranginkontinenz

Die Ergebnisse von vier randomisiert-kontrollierten Studien dokumentieren die Überlegenheit von Biofeedback gegenüber unbehandelten oder Warte-Kontrollgruppen (Aksac et al., 2003; Burns et al., 1993; Dougherty et al., 2002; McDowell et al., 1999), eine weitere Studie die Überlegenheit gegenüber Placebomedikation (Burgio et al., 1998). In jeder dieser Studien zeigte sich die Effektivität von Biofeedback in einer Verbesserung der Symptomatik (Abnahme Episodenhäufigkeit, Abnahme der abgehenden Harnverlustmenge im Einlagenwiegetest). Zusätzlich belegen zwei Studien eine signifikant stärkere Zunahme der Kontraktionsstärke der BBM und zwei Studien eine stärkere Abnahme der Beeinträchtigung, welche sich in höherer Lebensqualität und vermehrten sozialen Aktivitäten ausdrückt.

Insgesamt wurden zwölf Studien zum direkten Vergleich von Biofeedback und reinem BBM-Training berichtet. In allen Vergleichen erwies sich Biofeedback als mindestens genauso effektiv wie die Vergleichstherapien. Einige Studien belegten sogar eine Überlegenheit von Biofeedback, die sich in größeren symptomatischen Verbesserungen (Burgio et al., 1986; Glavind et al., 1996; Pages et al., 2001; Sung et al., 2000; Tendenzen bei Aukee et al., 2002; Morkved et al., 2002) oder Zunahme der gewünschten Muskelaktivität (Aksac et al., 2003; Aukee et al., 2003; Burgio et al., 1986; Burns et al., 1993; Pages et al., 2001; Sung et al., 2000) ausdrückte. Allerdings weisen die Stichprobengrößen der meisten vergleichenden Therapiestudien auf eine nicht ausreichende statistische Power hin, um differenzielle Therapieeffekte nachweisen zu können.

In einer randomisiert-kontrollierten Studien wurde gezeigt, dass die Biofeedback-Therapie mit nur sehr wenigen Sitzungen der rein medikamentösen Therapie bei Dranginkontinenz überlegen ist (Burgio et al., 1998). Dies zeigte sich auch in der Abnahme der nachts auftretenden Episoden unwillkürlichen Harnverlusts (Johnson, Burgio, Redden, Wright & Goode, 2005). Anzumerken ist, dass bei Dranginkontinenz auch das Verhaltenstraining mit verbalem Feedback zu umfassenden Verbesserungen führte (Burgio et al., 2002).

Einige Studien berichten darüber hinaus Katamnesen von mindestens 6 Monaten, welche überwiegend auf eine Aufrechterhaltung der Therapieerfolge schließen lassen (s. Tab. 1). Insgesamt wäre es wünschenswert, dass noch weitere Studien die Aufrechterhaltung der Effektivität von Biofeedback über längere Messzeiträume überprüfen und dabei die gleichen Erfolgsvariablen herangezogen werden wie zu Behandlungsende.

In den Studien wurden die Ein- und Ausschlusskriterien gut dokumentiert. Die Einschlusskriterien zur Schwere der Symptomatik variierten, wobei urodynamische Absicherungen der Diagnose in der Regel stattfanden. Einschränkend ist anzumerken, dass in der weit überwiegenden Anzahl der Studien ausschließlich Frauen rekrutiert wurden.

In allen Studien bestand das Therapierational von Biofeedback in einer Stärkung der Beckenbodenmuskulatur. Gewisse Variationen weisen die Behandlungsmanuale hinsichtlich der Behandlungdauer, -Intensität, Messtechnik, Verwendung von tragbaren EMG-Heimgeräten und Umfang der häuslichen Übungseinheiten auf: Die Gesamtdauer der BF-Therapie schwankte beispielsweise zwischen vier Wochen und sechs Monaten, die Intensität der Behandlung zwischen 2 und 20 Sitzungen von unterschiedlicher Länge.

Der Einfluss der möglichen Variationen auf die Effektivität von Biofeedback kann ohne systematische Moderatoranalyse derzeit nicht beurteilt werden.

Zusammenfassend betrachtet spricht diese Befundlage für eine starke Evidenz für die Wirksamkeit von Biofeedback bei Stress- und/oder Dranginkontinenz bei Frauen. Beobachtet werden symptomatische Verbesserungsquoten zwischen 55 und 88 %, erfasst mittels subjektiver Angaben in Symptomtagebüchern oder Fragebögen und objektiviert mit Durchführung von Einlagenwiegetests.

Die Harninkontinenz stellt gerade bei geriatrischen Patienten ein häufiges und wesentliches Problem dar (mit Häufigkeiten von 50 % bei Heimbewohnern). Daher ist besonders hervorzuheben, dass der Nachweis der positiven Wirkung auch bei dieser Zielgruppe erbracht wurde. Die Befundlage spricht dafür, die Behandlung bestehender Inkontinenzprobleme bei jüngeren und älteren Frauen mit den verhaltensorientierten Verfahren Biofeedback, Beckenbodengymnastik und Miktionstraining zu beginnen.

Wirkfaktoren: In mehreren Studien wurde gezeigt, dass es im Rahmen der Biofeedback-Therapie zu einer tatsächlichen Veränderung der trainierten physischen Funktionen kommt: Zunahme der EMG-Kontraktions-Amplitude (Aukee et al., 2002; Burns et al., 1990) oder der manometrisch erfassten Kontraktionsstärke (Pages et al., 2001). Trotzdem ist die Frage noch nicht abschließend zu beantworten, worauf die Wirksamkeit von Biofeedback bei Inkontinenz zurückzuführen ist. Nach Susset und Kollegen (1995) ist die Compliance des Patienten der bedeutendste Erfolgsprädiktor. So erwies sich die Anzahl tatsächlich durchgeführter häuslicher Kontraktionsübungen (mindestens 30 Übungen pro Woche) als positiver Prädiktor des Therapieerfolgs (McDowell et al., 1999).

12.10.4
Harninkontinenz nach Prostatektomie

Originalstudien und Metaanalysen

In insgesamt fünf randomisiert kontrollierten Studien mit insgesamt 348 männlichen Patienten nach Prostatektomie wurde die Effektivität von Biofeedback-gestütztem Beckenbodenmuskeltraining im Vergleich zu Nicht-Behandlung, Placebotherapie oder Standardbehandlung überprüft (Burgio et al., 2006; Franke et al., 2000; Mathewson Chapman, 1997; Parekh et al., 2003; Van Kampen et al., 2000). In drei weiteren randomisiert kontrollierten Studien wurde BF verglichen mit reinem BBM-Training an insgesamt 281 Patienten (Bales et al., 2000; Floratos et al., 2002; Wille, Sobottka, Heidenreich, & Hofmann, 2003).

Ein aktuelles systematisches Review von **MacDonald, Fink, Huckabay et al. (2007)** berücksichtigt alle vorgenannten Originalstudien zur Befundintegration von BBM-Trainings bei Harninkontinenz nach Prostatektomie. Daher werden sich die folgenden Ausführungen an diesen Ergebnissen orientieren.

a) Vergleich BF vs. Nicht-Behandlung, Placebo oder Standardversorgung: Vier von fünf Studien konnten herangezogen werden, um kurzfristige Effekte nach 1 bis 2 Monaten zu berechnen. Hier zeigte BF eine signifikant höhere Kontinenzrate (57 %) im Vergleich zu den KGen (37 %) – relativer Gewinn 1.54, 95 %KI 1.01–2.34. Alle fünf Studien machten Angaben zum Zustand nach 3 bis 4 Monaten nach der Prostatektomie. Der Vorteil von BF erwies sich hier nicht mehr als signifikant (1.19; 0.82–1.72; Kontinenzrate 87 % vs. 69 %).

In einzelnen Vergleichen erwies sich BF als signifikant wirksamer als die Kontrollbedingungen zumindest in den ersten postoperativen Monaten (Burgio et al., 2006; Parekh et al., 2003; Van Kampen et al., 2000), während andere Studien keine Unterschiede fanden (Franke et al., 2000; Mathewson Chapman, 1997).

b) Vergleich BF vs. reines BBM-Training mit verbalen oder schriftlichen Instruktionen: Keine der drei Studien ergab signifikante Unterschiede zu irgendeinem Messzeitpunkt zwischen den beiden Behandlungsformen. Die Kontinenzraten lagen bei 83 bis 96 % sechs bis zwölf Monate nach Operation (Bales et al., 2000; Floratos et al., 2002; Wille et al., 2003).

Zusammenfassung bei Harninkontinenz nach Prostatektomie

Nach Prostatektomie erlangten die mit Biofeedback behandelten Männer mit höherer Wahrscheinlichkeit nach 1 bis 2 Monaten die Kontinenz als Betroffene, welche keine gesonderte Behandlung für die Inkontinenzproblematik erhielten. Nach drei bis vier Monaten postoperativ fanden sich keine signifikanten Unterschiede der Kontinenzrate. In keiner Studie wurde gezeigt, dass BF gegenüber BBM-Training unterschiedliche Effekte aufwies.

Die Befundlage ist insgesamt noch zu inkonsistent, um den relativen Nutzen von Biofeedback bei Inkontinenz nach Prostatektomie beurteilen zu können. Anzumerken ist, dass eine Spontanremissionen bei Inkontinenz nach Prostatektomie häufig ist und noch ein bis zwei Jahre nach der Operation auftreten kann.

Auch bei dieser Form der Inkontinenz variieren die Behandlungsmanuale mit unterschiedlichen Biofeedback-Formen, Intensitäten und Dauer der Behandlung und Zeitpunkt der Behandlung (prä- vs. post-operativ). Die Datenlage reicht derzeit nicht aus, um die Effektivität in Abhängigkeit von der Art des operativen Vorgehens zu ermitteln (MacDonald et al., 2007).

12.10.5
Zusammenfassende Bewertung

Bei Stress- und/oder Dranginkontinenz erwies sich Biofeedback als weit wirksamer als Nichtbehandlungs-, Wartekontroll- oder Placebobehandlungsgruppen sowohl in randomisiert-kontrollierten als auch in weiteren kontrollierten Studien. Im Vergleich mit konventioneller Beckenbodengymnastik, welche eine der konservativen Standardbehandlungsmethoden der Stressinkontinenz darstellt, erwies sich die Biofeedbackbehandlung als mindestens vergleichbar effektiv oder sogar effektiver. Die Datenlage in den Katamnesen spricht – trotz mangelnder Differenzierung der Ergebnismaße – für die weitgehende Aufrechterhaltung der symptomatischen Verbesserungen.

Die Befundlage bei männlicher Harninkontinenz nach Prostatektomie ist insgesamt inkonsistent. Anzumerken ist die hohe Spontanremissionsrate im ersten Jahr nach der Operation. Die momentane Datenlage spricht dafür, dass die Heilung postoperativ beschleunigt wird.

Literatur

[1] berücksichtigte kontrollierte Studien;
[2] Meta-Analysen

[1] Aksac, B., Aki, S., Karan, A., Yalcin, O., Isikoglu, M. & Eskiyurt, N. (2003). Biofeedback and pelvic floor exercises for the rehabilitation of urinary stress incontinence. *Gynecol Obstet Invest, 56*(1), 23–27.
[1] Aukee, P., Immonen, P., Laaksonen, D. E., Laippala, P., Penttinen, J. & Airaksinen, O. (2004). The effect of home biofeedback training on stress incontinence. *Acta Obstet Gynecol Scand, 83* (10), 973–977.
[1] Aukee, P., Immonen, P., Penttinen, J., Laippala, P. & Airaksinen, O. (2002). Increase in pelvic floor muscle activity after 12 weeks' training: a randomized prospective pilot study. *Urology, 60*(6), 1020–1023.
Aukee, P., Penttinen, J. & Airaksinen, O. (2003). The effect of aging on the electromyographic activity of pelvic floor muscles. A comparative study among stress incontinent patients and asymptomatic women. *Maturitas, 44*(4), 253–257.
[1] Bales, G. T., Gerber, G. S., Minor, T. X., Mhoon, D. A., McFarland, J. M., Kim, H. L., et al. (2000). Effect of preoperative biofeedback/pelvic floor training on continence in men undergoing radical prostatectomy. *Urology, 56*(4), 627–630.
[1] Berghmans, L. C., Frederiks, C. M., de Bie, R. A., Weil, E. H., Smeets, L. W., van Waalwijk van Doorn, E. S. et al. (1996). Efficacy of biofeedback, when included with pelvic floor muscle exercise treatment, for genuine stress incontinence. *Neurourol Urodyn, 15*(1), 37–52.
[2] Berghmans, L. C., Hendriks, H. J., Bo, K., Hay Smith, E. J., de Bie, R. A. & van Waalwijk van Doorn, E. S. (1998). Conservative treatment of stress urinary incontinence in women: a systematic review of randomized clinical trials. *Br J Urol, 82*(2), 181–191.
[1] Burgio, K. L., Goode, P. S., Locher, J. L., Umlauf, M. G., Roth, D. L., Richter, H. E., et al. (2002). Behavioral training with and without biofeedback in the treatment of urge incontinence in older women: a randomized controlled trial. *JAMA-Journal of the American Medical Association, 288*(18), 2293–2299.
[1] Burgio, K. L., Goode, P. S., Urban, D. A., Umlauf, M. G., Locher, J. L., Bueschen, A., et al. (2006). Preoperative biofeedback assisted behavioral training to decrease post-prostatectomy incontinence: a randomized, controlled trial. *J Urol, 175*(1), 196–201.
[1] Burgio, K. L., Locher, J. L., Goode, P. S., Hardin, J. M., McDowell, B. J., Dombrowski, M. et al. (1998). Behavioral vs drug treatment for urge urinary incontinence in older women: A randomized controlled trial. *Journal of the American Medical Association, 280*(23), 1995–2000.
[1] Burgio, K. L., Robinson, J. C. & Engel, B. T. (1986). The role of biofeedback in Kegel exercise training for stress urinary incontinence. *American Journal of Obstetrics and Gynecology, 154*(1), 58–64.
[1] Burns, P. A., Pranikoff, K., Nochajski, T., Desotelle, P. et al. (1990). Treatment of stress incontinence with pelvic floor exercises and biofeedback. *Journal of the American Geriatrics Society, 38*(3), 341–344.
[1] Burns, P. A., Pranikoff, K., Nochajski, T. H., Hadley, E. C., Levy, K. J. & Ory, M. G. (1993). A comparison of effectiveness of biofeedback and pelvic muscle exercise treatment of stress incontinence in older community-dwelling women. *J Gerontol, 48*(4), M167–174.
[1] Burton, J. R., Pearce, K. L., Burgio, K. L., Engel, B. T. & et al. (1988). Behavioral training for urinary incontinence in elderly ambulatory patients. *Journal of the American Geriatrics Society, 36*(8), 693–698.
[1] Dougherty, M. C., Dwyer, J. W., Pendergast, J. F., Boyington, A. R., Tomlinson, B. U., Coward, R. T. et al. (2002). A randomized trial of behavioral management for continence with older rural women. *Res Nurs Health, 25*(1), 3–13.

[1] Floratos, D. L., Sonke, G. S., Rapidou, C. A., Alivizatos, G. J., Deliveliotis, C., Constantinides, C. A. et al. (2002). Biofeedback vs verbal feedback as learning tools for pelvic muscle exercises in the early management of urinary incontinence after radical prostatectomy. *BJU International, 89*(7), 714–719.

[1] Franke, J. J., Gilbert, W. B., Grier, J., Koch, M. O., Shyr, Y. & Smith, J. A. J. (2000). Early post-prostatectomy pelvic floor biofeedback. *J Urol, 163*(1), 191–193.

[1] Glavind, K., Nohr, S. B. & Walter, S. (1996). Biofeedback and physiotherapy versus physiotherapy alone in the treatment of genuine stress urinary incontinence. *Int Urogynecol J Pelvic Floor Dysfunct, 7*(6), 339–343.

[2] Glazer, H. I.. & Laine, C. D. (2006). Pelvic floor muscle feedback in the treatment of urinary incontinence: a literature review. *Appl Psychophysiol Biofeedback, 31*, 187–201.

[1] Johnson, T. M., Burgio, K. L., Redden, D. T., Wright, K. C. & Goode, P. S. (2005). Effects of behavioral and drug therapy on nocturia in older incontinent women. *J Am Geriatr Soc, 53*(5), 846–850.

[2] MacDonald, R., Fink, H. A., Huckabay, C., Monga, M. & Wilt, T. J. (2007). Pelvic floor muscle training to improve urinary incontinence after radical prostatectomy: a systematic review of effectiveness. *BJU Int, 100*, 76–81.

[1] Mathewson Chapman, M. (1997). Pelvic muscle exercise/biofeedback for urinary incontinence after prostatectomy: an education program. *J Cancer Educ, 12*(4), 218–223.

[1] McDowell, B. J., Engberg, S., Sereika, S., Donovan, N., Jubeck, M. E., Weber, E. et al. (1999). Effectiveness of behavioral therapy to treat incontinence in homebound older adults. *Journal of the American Geriatrics Society, 47*(3), 309–318.

[1] Morkved, S., Bo, K. & Fjortoft, T. (2002). Effect of adding biofeedback to pelvic floor muscle training to treat urodynamic stress incontinence. *Obstet Gynecol, 100*(4), 730–739.

[1] Pages, I. H., Jahr, S., Schaufele, M. K. & Conradi, E. (2001). Comparative analysis of biofeedback and physical therapy for treatment of urinary stress incontinence in women. *American Journal of Physical Medicine and Rehabilitation, 80*(7), 494–502.

[1] Parekh, A. R., Feng, M. I., Kirages, D., Bremner, H., Kaswick, J. & Aboseif, S. (2003). The role of pelvic floor exercises on post-prostatectomy incontinence. *Journal of Urology, 170*(1), 130–133.

[1] Sherman, R. A., Davis, G. D. & Wong, M. F. (1997). Behavioral treatment of exercise-induced urinary incontinence among female soldiers. *Military Medicine, 162*(10), 690–694.

[1] Sung, M. S., Hong, J. Y., Choi, Y. H., Baik, S. H. & Yoon, H. (2000). FES-biofeedback versus intensive pelvic floor muscle exercise for the prevention and treatment of genuine stress incontinence. *J Korean Med Sci, 15*(3), 303–308.

Susset, J., Galea, G., Manbeck, K. & Susset, A. (1995). A predictive score index for the outcome of associated biofeedback and vaginal electrical stimulation in the treatment of female incontinence. *J Urol, 153*(5), 1461–1466.

[1] Van Kampen, M., De Weerdt, W., Van Poppel, H., De Ridder, D., Feys, H. & Baert, L. (2000). Effect of pelvic-floor re-education on duration and degree of incontinence after radical prostatectomy: a randomised controlled trial. *Lancet, 355*(9198), 98–102.

[1] Wang, A. C., Wang, Y. Y. & Chen, M. C. (2004). Single-blind, randomized trial of pelvic floor muscle training, biofeedback-assisted pelvic floor muscle training, and electrical stimulation in the management of overactive bladder. *Urology, 63*(1), 61–66.

[2] Weatherall, M. (1999). Biofeedback or pelvic floor muscle exercises for female genuine stress incontinence: a meta-analysis of trials identified in a systematic review. *BJU Int, 83*(9), 1015–1016.

[1] Wille, S., Sobottka, A., Heidenreich, A. & Hofmann, R. (2003). Pelvic floor exercises, electrical stimulation and biofeedback after radical prostatectomy: results of a prospective randomized trial. *Journal of Urology, 170*(2 Pt 1), 490–493.

12.11 Stuhlinkontinenz

Alexandra Martin

12.11.1 Störungsbild

Die Stuhlinkontinenz ist gekennzeichnet durch die unwillkürliche Passage von Darminhalt durch den After. Nach einem internationalen Konsensus wird Stuhlinkontinenz als «unwillkürlicher Verlust von flüssigem oder festem Stuhl, welcher ein soziales oder hygienisches Problem darstellt» definiert (Norton, Cody & Hosker, 2006). Sie geht bei einigen Betroffenen mit außerordentlichen Einschränkungen der Lebensführung einher, da viele soziale Aktivitäten aus Scham und Angst vermieden werden. Bei der normalen Kontinenzreaktion füllt sich das Rektum durch die ankommende Dickdarmperistaltik, hierdurch steigt der intrarektale Druck und der innere Schließmuskel erschlafft reflektorisch (Distensionsreflex), so dass der Rektuminhalt in den Analkanal gelangt. Einer Entleerung wirkt die – reflektorische oder willkürliche – Kontraktion des äußeren Schließmuskels und der Beckenbodenmuskulatur entgegen. Neben zahlreichen anderen Ursachen können eine reduzierte Sensibilität für Füllung und Dehnung des Rektums, eine geschwächte Kontraktionskraft der Beckenbodenmuskulatur oder eine mangelnde Koordination zwischen der Relaxation des inneren Schließmuskels und Kontraktion des äußeren Schließmuskels zum Auftreten einer Stuhlinkontinenz führen.

12.11.2 Therapierational

Vor dem Hintergrund der ursächlichen Faktoren werden drei typische Biofeedback-Behandlungsansätze unterschieden.

Sensorisches Training (Diskriminationstraining): Mit Hilfe eines intrarektalen Ballonkatheters und Variation der Ballon-Füllmengen wird der Patient angeleitet, seine Wahrnehmung für die Füllmengen zu verbessern. Kombiniert wird die Methode in der Regel mit einem der beiden folgenden Biofeedback-Ansätze.

Stärkung der Beckenbodenmuskulatur: Ähnlich dem Vorgehen bei der Harninkontinenz wird eine Stärkung der Beckenbodenmuskulatur durch einen Wechsel von Anspannungs- und Entspannungszyklen erreicht. Die Rückmeldung basiert entweder auf intraanalem EMG oder Manometrie des Analkanals. Ziel ist, die zeitliche Latenz bis zur maximalen Willküranspannung zu verkürzen, die maximale Kontraktionskraft zu steigern und eine ausreichend lange Plateau-Anspannung zu erlangen.

Koordinationstraining: Hierzu werden simultan ein rektal platzierter flüssigkeitsperfundierender Ballonkatheter und eine EMG- oder Manometrie-Sonde zur Kontraktions-Rückmeldung des äußeren Schließmuskels eingesetzt. Der Patient wird instruiert, sofort, ausreichend stark und anhaltend den äußeren Schließmuskel anzuspannen, wenn er eine Dehnung des Rektums wahrnimmt. Ziele des Biofeedbacks sind hier, die Wahrnehmung für die Füllung des Rektums zu steigern, sowie die Schnelligkeit, Kraft und Ausdauer der Sphinkteranspannung zu steigern.

12.11.3 Evidenzbasierung

Originalstudien

Vorgestellt werden fünf randomisiert-kontrollierte Studien, in denen die Wirksamkeit von Biofeedback im Vergleich zu einer Kontrollgruppe bei Stuhlinkontinenz im Erwachsenenalter untersucht wurde. Nicht berücksichtigt werden Studien, in denen ausschließlich verschiedene Biofeedback-Methoden miteinander verglichen wurden.

Miner, Donnelly und Read (1990) führten eine randomisiert-kontrollierte Studie in zwei Phasen durch. Aufgenommen wurden insgesamt 25 Personen (17 bis 76 Jahre alt) mit unterschiedlichen mit der Stuhlinkontinenz in Verbindung stehenden Diagnosen. Sie verglichen in der ersten Therapiephase die Wirkung eines sensorischen Biofeedbacks (N = 13) mit einem Scheintraining (N = 12). Dafür fanden drei Sitzungen (à 20 Minuten) statt. In der Biofeedback-Gruppe verbesserte sich die Wahrnehmungsschwelle, und die wöchentlichen Inkontinenzepisoden nahmen signifikant ab. In der Scheintherapiegruppe wurde eine mäßige aber signifikante Verbesserung der Wahrnehmungsschwelle, aber keine Abnahme der Inkontinenzepisoden gefunden. In der zweiten Phase nahmen die Patienten an einem Koordinationstraining und Muskelstärkungstraining in alternierender Reihenfolge teil (Daten hier nicht berichtet).

In der Vergleichsstudie von **Norton, Chelvanayagam, Wilson Barnett, Redfern und Kamm (2003)** wurden insgesamt 171 Patienten mit Stuhlinkontinenz (Alter 26 bis 85) vier verschiedenen Behandlungsarmen zugeordnet:

Gruppe 1. Standardversorgung bestehend aus Information und generellen Verhaltensempfehlungen (bis zu sechs Sitzungen);
Gruppe 2. Standardversorgung und Anleitung zu Beckenbodenübungen;
Gruppe 3. Standard-versorgung, Beckenbodenübungen und Biofeedback (Muskelstärkung);
Gruppe 4. Standardversorgung, Beckenbodenübungen, Biofeedback und Heim-EMG-Übungsgerät.

Signifikante Verbesserungen zeigten sich hinsichtlich symptomatischer, psychischer und physiologischer Erfolgsvariablen in allen Behandlungsgruppen. Allerdings konnte keine Überlegenheit der Biofeedback- oder Beckenbodenübungs-Gruppen (Gruppen 2 bis 4) gegenüber der Standardversorgung (Gruppe 1) festgestellt werden. Die Verbesserungen bestanden weitgehend auch noch in der 1-Jahres-Katamnese. Insgesamt liegen die Erfolgsraten in dieser Studie niedriger als in den meisten unkontrollierten Studien. Angaben zum genauen Biofeedback-Protokoll und zur Sitzungsanzahl wurden nicht berichtet.

Solomon und Kollegen (2003) verglichen ein Beckenbodentraining mit digitaler Austastung mit einem Manometrie-Biofeedback und einem neuen Biofeedback-Ansatz zur Muskelstärkung, der auf transanalem Ultraschall basierte. Insgesamt wurden 120 Patienten mit milder bis mittelschwerer Stuhlinkontinenz (mittleres Alter 62 Jahre) den drei Behandlungsarmen randomisiert zugeordnet. Die Behandlungen fanden über je fünf Sitzungen (à 30 Minuten) innerhalb von vier Monaten statt. Zusätzlich wurden alle Patienten aufgefordert, die erlernten Übungen zwei Mal täglich zu Hause fortzusetzen. Signifikante Verbesserungen zeigten sich in den symptomatischen, physiologischen und psychischen Ergebnisvariablen in allen Behandlungsgruppen, ohne Überlegenheit der Biofeedback-unterstützten Verfahren. Insgesamt berichteten 70 % aller Patienten eine Verbesserung ihrer Symptomatik und 69 % eine Steigerung ihrer Lebensqualität. Anzumerken ist, dass in der reinen Beckenboden-Trainingsgruppe die digitale Austastung eine Rückmeldefunktion ähnlich dem computerunterstützten Biofeedback übernommen haben könnte.

Ilnyckyj, Fachnie und Tougas (2005) untersuchten die Wirksamkeit von Biofeedback in Kombination mit Edukation und Anleitung zu Beckenbodenmuskelübungen im Vergleich zu einer Edukations-Kontrollgruppe mit verbalen Anleitungen zu Beckenbodenmuskelübungen (ohne Biofeedback) an insgesamt 23 Frauen mit regelmäßiger idiopathischer Stuhlinkontinenz (mindest eine Episode pro Woche). Beide Behandlungen erstreckten sich über vier Sitzungen (erste Sitzung 45 Minuten, übrige 30 Minuten), von denen die ersten drei wöchentlich stattfanden und die abschließende Sitzung nach einer Heimübungsphase von zwei Wochen stattfand. Tagebuchdaten zu Inkontinenzepisoden lagen abschließend für 18 Frauen vor. Das einzige symptomatische Ergebnismaß stellte die Anzahl Personen dar, welche innerhalb der Post-Therapiephase keine Inkontinenzepisode erlebte. Das vollständige Fehlen von Inkontinenzepisoden zeigte sich bei 6 von 7 Personen der Biofeedback-Therapie (86 %) und bei 5 von 11 Personen der Gruppe ohne Biofeedback (45 %). Dieser Unterschied ist statistisch nicht signifikant, wobei die sehr kleinen Stichproben ein Power-Problem nahe legen.

Eine Sonderstellung nimmt die Studie von **Davis, Kumar und Poloniecki (2004)** ein, da sie die Wirkung von Biofeedbacks nach Schließmuskeloperation mit der Wirkung der Operation allein bei 38 Frauen mit Stuhlinkontinenz bei diagnostiziertem Schließmuskeldefekt verglichen. Biofeedback (Koordinationstraining mit Ballon-Katheter) umfasste sechs wöchentliche Sitzungen und begann drei Monate nach der Operation. Längsschnittdaten lagen von 14 Patientinnen der Biofeedback-Gruppe und von 17 Patientinnen der Kontrollgruppe vor. Drei Monate nach der Operation beschrieben insgesamt 77.4 % der Patientinnen eine Verbesserung der Symptomatik. Nach neuen Monaten unterschieden sich die beiden Gruppen weder hinsichtlich Kontinenz noch Lebensqualität. Insgesamt berichten 13 von 14 Biofeedback-Patientinnen (93 %) und 11 von 17 Kontrollgruppen-Patientinnen (65 %) symptomatische Verbesserungen.

Metaanalysen und systematische Reviews

In mehreren Arbeiten wurden in den letzten Jahren die Evaluationsergebnisse von Biofeedback bei Stuhlinkontinenz integriert (Heymen, Jones, Ringel, Scarlett & Whitehead, 2001; Norton & Kamm, 2001; Palsson, Heymen & Whitehead, 2004). In diesen Befundübersichten wurden kontrollierte und unkontrollierte Studien zusammengefasst, und zum Teil wurde zwischen Studien an Kindern und Erwachsenen nicht differenziert. Berichtet wird die Erfolgswahrscheinlichkeit gemessen an dem Anteil behandelter Patienten mit klinisch relevantem Erfolg, wobei die zugrunde liegenden Kriterien der Studien durchaus variieren und nicht immer eindeutig definiert sind. **Norton und Kamm (2001)** identifizierten insgesamt 46 Studien mit 1364 Patienten. 72 % der mit Biofeedback behandelten Patienten (617 von 861 Patienten) wurden als mindestens verbessert und 49 % (275 von 566 Patienten) als geheilt eingeschätzt. Auch **Heymen und Kollegen (2001)** und **Palsson und Kollegen (2004)** berichten vergleichbare Erfolgswahrscheinlichkeiten (67 bis 70 %). Einschränkend ist anzumerken, dass die weit überwiegende Zahl der vorliegenden Evaluationsstudien auf einem unkontrollierten Design beruht.

Heymen und Kollegen (2001) verglichen die Effektivität von Biofeedback in Abhängigkeit vom eingesetzten Behandlungsrational und Rückmeldesignal durch Befundintegration aus insgesamt 35 Studien zu BF bei Stuhlinkontinenz. Der Anteil gebesserter Patienten unterschied sich zwischen Muskel-Koordinationstraining (67 %, 228 von 339 Patienten) und Muskelstärkungstraining (70 %, 247 von 355 Patienten) nicht. Im Rahmen des Muskelstärkungstrainings wurden jedoch signifikant höhere Erfolgsraten bei Verwendung des EMG-Feedbacks (74 %) gegenüber dem Manometrie-Feedback (64 %) berichtet. Klinisch sinnvoll erscheint es, die Wahl des Biofeedback-Vorgehens nach den identifizierten Ursachen der Inkontinenz zu richten. Dies wurde allerdings bislang nur in den wenigsten der Evaluationsstudien gemacht (Martinez Puente, Pascual Montero, & Garcia Olmo, 2004).

Norton, Cody und Hosker (2006) untersuchten in dem Cochrane Review kürzlich die Effektivität von Biofeedback und/oder Beckenbodenmuskeltraining bei Stuhlinkontinenz im Erwachsenenalter auf der Basis randomisiert- oder quasi-randomisiert kontrollierten Studien. Eine quantitative Auswertung der 11 identifizierten Studien war den Autoren nicht möglich, da in keinen zwei Studien vergleichbare Erfolgsmaße verwandt wurden. Die Studien zeigten durchgängig symptomatische Verbesserungen in den Behandlungsgruppen, ohne dass jedoch eine einzige Studie zeigte, dass Biofeedback im Vergleich zu einer anderen Therapie wirksamer sei. Eine Studie (Miner, Donnelly & Read, 1990) wurde als Hinweis gewertet, dass sensorisches Training zumindest kurzfristig hilfreich ist, um Stuhlinkontinenz zu verbessern.

12.11.4
Zusammenfassende Bewertung

Vor dem Hintergrund zahlreicher unkontrollierter Studien, welche symptomatische Verbesserungen bei 67–70 % der mit Biofeedback behandelten Patienten mit Stuhlinkontinenz zeigten, spricht viel für die Wirksamkeit dieser Behandlungsmethode. Jedoch könnten auch unspezifische Faktoren einer Intervention zur Verbesserung führen, so dass nur kontrollierte Studien erlauben, den Wert einer spezifischen Intervention abzuschätzen. Die Anzahl der randomisiert-kontrollierten Studien zu Biofeedback bei Stuhlinkontinenz ist klein. Nur eine Studie erlaubt die Einschätzung im Vergleich zu einer Placebotherapie, und diese weist auf die Vorteile eines sensorischen Biofeedbacks hin. Keine weitere Studie liegt vor, um die Effekte im Vergleich zu unbehandelten Kontrollgruppen zu beurteilen.

In drei Studien (Ilnyckyj, Fachnie & Tougas, 2005; Norton, Chelvanayagam, Wilson Barnett, Redfern & Kamm, 2003; Solomon, Pager, Rex, Roberts & Manning, 2003) wurde Biofeedback mit anderen konservativen Behandlungsmethoden verglichen; und alle Studien zeigten symptomatische Besserungen in den Behandlungsbedingungen. Eine größere Effektivität von Biofeedback zeigte sich in keiner dieser Studien. Die Befundlage aus randomisiert-kontrollierten Studien erlaubt demnach noch nicht, den spezifischen Beitrag von Biofeedback an den verzeichneten symptomatischen Verbesserungen beurteilen zu können. Weitere Vergleichsstudien sind nach wie vor dringend erforderlich.

Diese sollten längere Katamnesen einschließen, um die mittel- bis langfristige Wirksamkeit einschätzen zu könne. Aus einer kontrollierten (Norton et al., 2003) und mehreren unkontrollierten Studien (Chiarioni, Bassotti, Stegagnini, Vantini & Whitehead, 2002; Enck, Daublin, Lubke & Strohmeyer, 1994; Pager, Solomon, Rex & Roberts, 2002; Ryn, Morren, Hallbook & Sjodahl, 2000) existieren bereits Hinweise, dass die Biofeedback-Behandlung auch zu nachhaltigen Erfolgen führt.

Zukünftige Therapievergleichsstudien sollten größere Stichproben auf der Basis von Powerkalkulationen rekrutieren. Von den vorliegenden Studien scheinen die wenigsten über eine ausreichende Power zu verfügen, um Unterschiede zwischen zwei Therapien statistisch absichern zu können. Weitere Vergleichsstudien erscheinen sinnvoll, um beispielsweise die Wirkung der verschiedenen Behandlungsrationale von Biofeedback beurteilen zu können. Die Befundintegration von Heymen et al. (2001)

liefert erste Hinweise, dass die Erfolgswahrscheinlichkeit von Muskelstärkungs- und Koordinationstraining nicht unterschiedlich hoch ist, während von den Muskelstärkungstrainings EMG-Feedback erfolgreicher war als Manometrie-Feedback. Die wenigen Studien zum direkten Vergleich verschiedener Biofeedbackmethoden wiesen keine signifikanten Unterschiede nach (Mahony et al., 2004; Solomon et al., 2003).

Die Anzahl der vorliegenden kontrollierten Studien ist auch zu klein, um vor dem Hintergrund des heterogenen Störungsbildes Aussagen zur differenziellen Indikation zu machen. Zum Beispiel wurden Schließmuskelschäden oder Reizdarmsyndrom in einigen Studien als Ausschlusskriterien und in anderen als Einschlusskriterien vorausgesetzt. Nur wenn die Befundlage breiter wird, kann abgeschätzt werden, ob Biofeedback bei bestimmten Formen und Ursachen der Stuhlinkontinenz wirksamer ist als bei anderen.

Die vorliegenden unkontrollierten und die wenigen kontrollierten Studien zeigten im Therapieverlauf, dass sich die Inkontinenz bei vielen Behandelten in klinisch relevantem Umfang verbesserte. Weitere randomisiert-kontrollierte Studien sind aber nötig, um den spezifischen Beitrag von Biofeedback beurteilen zu können.

Literatur

[1] berücksichtigte kontrollierte Studien;
[2] Meta-Analysen;
[3] andere Studien

[3] Chiarioni, G., Bassotti, G., Stegagnini, S., Vantini, I. & Whitehead, W. E. (2002). Sensory retraining is key to biofeedback therapy for formed stool fecal incontinence. *American Journal of Gastroenterology, 97*(1), 109–117.

[1] Davis, K. J., Kumar, D. & Poloniecki, J. (2004). Adjuvant biofeedback following anal sphincter repair: a randomized study. *Aliment Pharmacol Ther, 20*(5), 539–549.

[3] Enck, P., Daublin, G., Lubke, H. J. & Strohmeyer, G. (1994). Long-term efficacy of biofeedback training for fecal incontinence. *Diseases of the Colon & Rectum, 37*(10), 997–1001.

[2] Heymen, S., Jones, K. R., Ringel, Y., Scarlett, Y. & Whitehead, W. E. (2001). Biofeedback treatment of fecal incontinence: a critical review. *Dis Colon Rectum, 44*(5), 728–736.

[1] Ilnyckyj, A., Fachnie, E. & Tougas, G. (2005). A randomized-controlled trial comparing an educational intervention alone vs education and biofeedback in the management of faecal incontinence in women. *Neurogastroenterol Motil, 17*(1), 58–63.

[3] Mahony, R. T., Malone, P. A., Nalty, J., Behan, M., O'Connell, P. R. & O'Herlihy, C. (2004). Randomized clinical trial of intra-anal electromyographic biofeedback physiotherapy with intra-anal electromyographic biofeedback augmented with electrical stimulation of the anal sphincter in the early treatment of postpartum fecal incontinence. *Am J Obstet Gynecol, 191*(3), 885–890.

Martinez Puente, M. C., Pascual Montero, J. A. & Garcia Olmo, D. (2004). Customized biofeedback therapy improves results in fecal incontinence. *Int J Colorectal Dis, 19*(3), 210–214.

[1] Miner, P. B., Donnelly, T. C. & Read, N. W. (1990). Investigation of mode of action of biofeedback in treatment of fecal incontinence. *Dig Dis Sci, 35*(10), 1291–1298.

[1] Norton, C., Chelvanayagam, S., Wilson Barnett, J., Redfern, S. & Kamm, M. A. (2003). Randomized controlled trial of biofeedback for fecal incontinence. *Gastroenterology, 125*(5), 1320–1329.

[2] Norton, C., Cody, J. D. & Hosker, G. (2006). Biofeedback and/or sphincter exercises for the treatment of faecal incontinence in adults. *Cochrane Database Syst Rev, 3*.
[2] Norton, C. & Kamm, M. A. (2001). Anal sphincter biofeedback and pelvic floor exercises for faecal incontinence in adults–a systematic review. *Aliment Pharmacol Ther, 15*(8), 1147–1154.
[3] Pager, C. K., Solomon, M. J., Rex, J. & Roberts, R. A. (2002). Long-term outcomes of pelvic floor exercise and biofeedback treatment for patients with fecal incontinence. *Diseases of the Colon & Rectum, 45*(8), 997–1003.
[2] Palsson, O. S., Heymen, S. & Whitehead, W. E. (2004). Biofeedback treatment for functional anorectal disorders: A comprehensive efficacy review. *Applied Psychophysiology and Biofeedback, 29*(3), 153–174.
[3] Ryn, A. K., Morren, G. L., Hallbook, O. & Sjodahl, R. (2000). Long-term results of electromyographic biofeedback training for fecal incontinence. *Dis Colon Rectum, 43*(9), 1262–1266.
[1] Solomon, M. J., Pager, C. K., Rex, J., Roberts, R. & Manning, J. (2003). Randomized, controlled trial of biofeedback with anal manometry, transanal ultrasound, or pelvic floor retraining with digital guidance alone in the treatment of mild to moderate fecal incontinence. *Diseases of the Colon & Rectum, 46*(6), 703–710.

13 Persönlichkeitsstörungen

Winfried Rief

13.1 Störungsbild

Persönlichkeitsstörungen sind zeitlich feste Verhaltens- und Erlebensmuster, die sowohl bei den Betroffenen als auch oftmals in der Umwelt immer wieder zu Unzufriedenheit und Enttäuschung führen. Gerade im Bereich des Selbstbildes und in der Befriedigung sozialer Bedürfnisse kommt es zu wiederholten Konfliktsituationen bzw. -erfahrungen. Es wird diskutiert, ob Persönlichkeitsstörung nicht einfach Extremausprägungen auf dem Kontinuum der Persönlichkeitszüge darstellen (s. a. Diskussionen zur Vorbereitung von DSM-V). Sowohl Persönlichkeitszüge als auch Persönlichkeitsstörungen scheinen eine substantielle genetische Komponente zu haben.

13.2 Therapierational

Das veränderte Verhalten und Erleben von Personen mit Persönlichkeitsstörungen hat eindeutig ein zentralnervöses Korrelat, so dass an den Einsatz von Neurofeedback gedacht werden kann. Mit dem Ansatz des Neurofeedbacks wird angestrebt, direkt auf physiologische Aktivitätsmuster des Gehirns einzuwirken. Dem Autor liegen jedoch bisher keine Studien vor, die direkt eine Beeinflussung von klinisch-diagnostizierten Persönlichkeitsstörungen mittels Neurofeedbacks oder anderen Biofeedbackverfahren untersucht hätten. Aus diesem Grund bauen bisherige Vermutungen zur Beeinflussbarkeit von Persönlichkeitszügen und Persönlichkeitsstörungen auf die Verwendung von Persönlichkeitstests zur Evaluation.

13.3
Evidenzbasierung

Bereits **Saxby und Peniston (1995)** beschreiben in ihrer unkontrollierten Studie am Beispiel von 14 Personen mit Alkoholproblemen, dass diese nach Teilnahme an einem Alpha-Theta Neurofeedback Training eine Verbesserung auf verschiedenen Skalen des Millon Clinical Multi Axial Inventory-1 zeigen; dies betrifft vor allem schizoide, vermeidende, abhängige, histrionische, passiv-aggressive, schizotypische, borderline-, ängstliche, somatoforme und andere Persönlichkeitszüge. Auch 21 Monate nach Behandlung blieben diese Veränderungen in den Persönlichkeitszügen bei der mit Neurofeedback behandelten Gruppe konstant.

Eine neuere Studie von **Raymond und Kollegen (2005)** setzte ebenfalls Alpha-Theta-Neurofeedback ein, diesmal bei 12 Personen mit erhöhtem Rückzugsverhalten. Sie verglichen dabei Untersuchungsbedingungen mit direkter Rückmeldung des Neurofeedback- Signals versus eine Bedingung mit Pseudofeedback. Nach realen Feedback-Behandlungsphasen beschreiben die Teilnehmer, dass sie sich energiegeladener fühlen als nach den ihnen nicht bekannten Phasen mit Pseudofeedback. Weiterhin beschreiben sie deutliche Verbesserungen in den Zügen «Angenehmheit» und «Zuversichtlichkeit». Nach Sitzungen mit Pseudofeedback fühlten sich demgegenüber die Teilnehmer eher müde. Nach Ansicht der Autoren legen diese Ergebnisse nahe, dass eine 9 Sitzungen umfassende Behandlung mit Alpha-Theta-Neurofeedback ggf. noch nicht ausreichend ist, um komplette Persönlichkeitszüge zu ändern, aber doch die mit Persönlichkeitszügen assoziierten Stimmungen substantiell beeinflussen kann.

In manchen Arbeiten wird auch der sogenannte «locus of control» als Persönlichkeitszug gesehen, da dieses Merkmal eine hohe zeitliche Stabilität aufweist. **Sharp und andere (1997)** konnten zeigen, dass der internale Locus of Control deutlich ansteigt, wenn Personen an einer Kombinationsbehandlung mit Autogenem Training und Biofeedback teilnahmen. Sie zeigten dies an einer Stichprobe von 25 Personen mit Alkoholproblemen. Eine ähnliche Einzelfallstudie liegt auch von **Fahrion und anderen (1992)** vor, die Verbesserungen bei einer Person anhand des MMPI-2 beschreiben, als diese an einer Neurofeedback-Behandlung teilnahm.

13.4
Zusammenfassende Bewertung

Zusammenfassend gibt es zwar einige Anhaltspunkte, dass gerade über Neurofeedback-Maßnahmen Merkmale von Personen beeinflusst werden können, die mit Persönlichkeitsstörungen assoziiert sind. Randomisierte klinische Studien an Gruppen mit klinisch-diagnostizierten Persönlichkeitsstörungen unter Verwendung von Biofeedbacktechniken stehen nach Kenntnisstand des Autors jedoch bislang noch aus.

Literatur

[1] berücksichtigte kontrollierte Studien;
[2] Meta-Analysen;
[3] andere Studien

[3] Fahrion, S. L., Walters, E. D., Coyne, L. & Allen, T. (1992). Alterations in EEG amplitude, personality factors, and brain electrical mapping after alpha-theta brainwaves training: A controlled case study of an alcoholic in recovery. *Alcoholism: Clinical and Experimental Research, 16* (3), 547–552.

[3] Raymond, J., Varney, C., Parkinson, L.A.& Gruzelier, J.H.(2005). The effects of alpha/theta neurofeedback on personality and mood. *Cognitive Brain Research, 23*, 287–292.

[3] Saxby, E. & Peniston, E. G. (1995). Alpha-Theta brainwave neurofeedback training: An effective treatment for male and female alcoholics with depressive symptoms. *Journal of Clinical Psychology, 51 (5)*, 685–693.

[3] Sharp, C., Hurford, D. P., Allison, J., Sparks, R. & Cameron, B. P. (1997). Facilitation of internal locus of control in adolescent alcoholics through a brief biofeedback-assisted autogenic relaxation training procedure. *Journal of Substance Abuse Treatment, 14* (1), 55–60.

14 Substanzabhängigkeit und -missbrauch

Winfried Rief

14.1 Störungsbild

Suchterkrankungen (Substanzmissbrauch, Substanzabhängigkeit) stellen eines der häufigsten psychischen Störungsbilder dar und sind mit enormen volkswirtschaftlichen Kosten sowie persönlichen, familiären und sozialen Folgeproblemen verbunden. Während früher bei der Klassifikation vor allem biologische Suchtmarker berücksichtigt wurden (Toleranzentwicklung, Entzugserscheinungen), wird heute eher die Folge des (inadäquaten) Konsums von Suchtmitteln bei der Diagnosestellung in den Vordergrund gestellt (familiäre und berufliche Probleme, Führerscheinentzug).

Substanzen mit Abhängigkeitspotenzial wirken in erster Linie zentralnervös. Beispiele sind Alkohol und die sogenannten «harten» Drogen. Trotzdem muss auch bedacht werden, dass das Suchtmittel mit den höchsten volkswirtschaftlichen Folgekosten eher Nikotin ist. Auch für die sogenannten «weichen» Drogen (z. B. Cannabis) wird zwischenzeitlich von einem eindeutigen Potenzial als Suchtstoff ausgegangen, auch wenn dies früher zum Teil anders gesehen wurde. Wegen der zentralnervösen Wirkungsweise der Suchtstoffe ist nahe liegend, über Neurofeedback auch auf zentralnervöse Prozesse einzuwirken, um ggf. therapeutischen Erfolg zu erreichen.

14.2. Theoretische Begründung und Therapierational

Im Bereich von Biofeedback-Behandlungen bei Substanzmittelmissbrauch und -abhängigkeit wurde bislang primär Neurofeedback eingesetzt, so dass nachfolgend auf den Hintergrund des Rationals von Neurofeedback bei Suchterkrankungen eingegangen wird. So untersuchten Rangaswamy et al. (2003) 307 alkoholabhängige Personen und verglichen ihre EEG-Werte mit denen von 307 alters- und geschlechtsvergleichbaren Kontrollpersonen. Sie fanden bei den Personen mit Alkoholabhängigkeit über allen Hauptableitorten des Schädels eine erhöhte absolute Theta-Power. Bei männlichen Alkoholikern war diese besonders über den zentralen und parietalen Regionen ausgeprägt, bei den weiblichen Alkoholikerinnen vor allem über der Parietalregion. Die Autoren brachten diese Auffälligkeiten in Zusammenhang mit Informationsverarbeitungsstörungen, wie sie bei Personen mit Alkoholproblemen typisch sind. Coutin-Churchman und andere (2006) untersuchten das quantitative EEG (Q-EEG) von Personen mit Alkoholproblemen. In ihrer Stichprobe von 191 männlichen Alkoholikern fanden sie nur bei 7 Patienten normale Q-EEG Werte. Die häufigsten Auffälligkeiten waren ebenfalls in den langsamen Frequenzbändern zu finden, jedoch zeigte sich auch ein Anstieg im Beta-Band. Die Autoren unterschieden verschiedene Typen von Auffälligkeiten in ihrer Gesamtstichprobe. Sie setzten die verschiedenen Typen von Besonderheiten in Beziehung zu Variablen wie Hirnatrophie, Medikamentenmissbrauch, familiäre Belastung mit Alkoholproblemen, Halluzination. Zum Teil fanden sie bedeutsame Korrelationen zu den Q-EEG Mustern. So hängt in dieser Studie eine reduzierte Power gerade der langsamen Frequenzbänder eher mit Hirnatrophien oder anderen Hirnschädigungen zusammen. Erhöhte Beta-Band-Power fand sich bei familiärer Vorgeschichte mit Alkoholproblemen, Medikamentengebrauch und -missbrauch, Krampfanfällen und Halluzinationen, also vor allem Zuständen, die auf eine erhöhte zerebrale Erregbarkeit hinweisen.

Die zuvor beschriebene Studie bestätigt einen früheren Befund von Kaplan und anderen (1985). Diese untersuchten 56 Alkoholiker und 9 Kontrollpersonen mittels EEG und führten Power-Spektraluntersuchungen sowie Kohärenzanalysen durch. Sie fanden ebenfalls eine höhere Power im Deltaband bei den Alkoholikern sowie weniger Power im Alphaband über alle Regionen des Schädels. Des Weiteren fanden sie auch bei den Kohärenzwerten Besonderheiten bei den Alkoholikern.

Einen ähnlichen Ansatz verfolgten Winterer et al. (2003). Sie verglichen 10 nicht-abstinente Alkoholiker, 16 Langzeit-abstinente Alkoholiker und 25 Kontrollpersonen. Bei beiden Gruppen von Alkoholikern fand sich im Vergleich zur Kontrollgruppe eine erhöhte Kohärenz zwischen den verschiedenen posterioren Ableitpunkten, wenn der Faktor Depression kontrolliert wurde, was die Autoren mit einer möglichen Beteiligung GABA-erger und glutamaterger Neurotransmission in Verbindung brachten.

Weitere Studien wendeten sich den Verwandten von Personen mit Alkoholproblemen zu. So untersuchten Finn und Justus (1999) Nachkommen aus Alkoholikerfamilien (37 Männer, 27 Frauen) und verglichen sie mit entsprechenden Kontrollpersonen. Personen mit einer familiären Belastung mit Alkoholismus zeigten reduzierte relative und absolute Alpha-Power im okzipitalen und frontalen Bereich sowie erhöhte relative Beta-Power in den gleichen Regionen. Diese Auffälligkeiten waren nicht korreliert mit Kovariaten wie Ängstlichkeit, Depressivität oder antisozialen

Zügen, so dass sie von den Autoren in direkten Zusammenhang mit der familiären Vorgeschichte von Alkoholproblemen gebracht wurden.

Auch Prichep und andere (1999) bildeten Subtypen von Personen mit Abhängigkeiten, im vorliegenden Fall bei Kokain-Abhängigkeit. Sie definierten ein Cluster, das durch ein bedeutsames Defizit im Rahmen der Delta- und Theta-Aktivität sowie einem Exzess an Alpha-Aktivität auffiel (Alpha-Cluster). Ein anderes Cluster war charakterisiert durch Defizite im Delta-Bereich, eher normale Theta-Aktivität und eher erhöhte anteriore Beta-Aktivität (Beta-Cluster). Die Autoren berichteten, dass die Personen aus dem Alpha-Cluster längere Behandlung benötigten als die Personen aus dem Beta-Cluster.

Zusammengefasst ergeben sich einige Anhaltspunkte für Besonderheiten in der elektrophysiologischen Hirnaktivität von Personen mit Suchtproblemen. Zwar ist das Gesamtbild noch nicht konsistent, aber mehrere Befunde weisen bei Alkoholikern auf reduzierte Alpha-Aktivität, erhöhte Beta-Aktivität und zum Teil auch erhöhte Aktivität bei den langsamen Frequenzbändern hin. Bei anderen Abhängigkeitserkrankungen als Alkoholismus könnte demgegenüber ein anderes zerebrales Aktivierungsmuster vorliegen, wobei für diese Abhängigkeitserkrankungen zu wenige Untersuchungen vorliegen. Da mehrfach belegt wurde, dass durch den Einsatz von Neurofeedback eine Beeinflussung von Hirnaktivität möglich ist, ist somit ein therapeutischer Versuch gerade bei Alkoholikern sinnvoll. Aus diesem Grund werden nachfolgend einige solcher Ansätze vorgestellt. Nebenbei sei bemerkt, dass auch der Einsatz von Biofeedback zur Bewältigung von Entzugserscheinungen z. B. beim Analgetika-induzierten Schmerz, bei Benzodiazepin-Abhängigkeit oder bei Laxantien-Abhängigkeit diskutiert werden könnte. Dem Autor sind jedoch hierzu keine detaillierten Therapiestudien bekannt.

14.3
Evidenzbasierung

Randomisierte kontrollierte klinische Studien

Die bedeutsamste Studie zu diesem Thema wurde von **Peniston und Kulkosky (1989)** durchgeführt. Hierbei wurden 20 alkoholabhängige Personen sowie 20 Kontrollpersonen auf eine Neurofeedback-Behandlungsgruppe versus eine «Treatment as Usual (TAU)»-Gruppe randomisiert aufgeteilt. Die Biofeedback-Gruppe erhielt ein Alpha-Theta-Hirnwellentraining, das aus 15 jeweils 30-minütigen Sitzungen bestand. Bei diesem Training wird eine systematische Veränderung der Power der beiden Frequenzbänder parallel trainiert (in der Regel Erniedrigung der Theta-Power und Erhöhung der Alpha-Power). Über die Therapie zeigten sich in der Experimentalgruppe gerade bei den Alkoholikern deutliche Verbesserungen der Depressionswerte. Dreizehn Monate später wurde im Follow-up eine deutlich niedrigere Rückfallrate bei den Alkoholikern beobachtet, die ein Neurofeedback-Training erhalten hatten. Die Autoren bringen die Ergebnisse in Zusammenhang mit beta-endorphinen Veränderungen.

In einer Nachfolgestudie, die sich zum Teil an ein ähnliches Patientenkollektiv richtete, wurde des Weiteren eine signifikante Verbesserung in Werten des Persönlichkeitsfragebogens 16-PF berichtet (Peniston und Kulkosky, 1990; zitiert nach Graap und Freides, 1998).

In einer Arbeit von **Sharp und anderen (1997)** wurden 25 alkoholabhängige Personen (Altersrange 18 bis 21 Jahre) randomisiert auf eine Behandlungsgruppe (N = 12) und eine Kontrollgruppe (N = 13) aufgeteilt. Die Behandlungsgruppe erhielt ein Biofeedback-unterstütztes Autogenes Training. In diesem Fall war die Biofeedback-Behandlung auf die Fingertemperatur gestützt, so dass primär der Entspannungsprozess gefördert werden sollte. Bei der Behandlungsgruppe zeigte sich ein Anstieg der internalen Kontrollüberzeugung. Da viele alkoholabhängige Personen stark externale Kontrollüberzeugungen haben, sehen die Autoren ihren Behandlungsansatz als wichtigen Beleg dafür, dass die Kombination von Autogenem Training mit Biofeedback eine wichtige Komponente in der therapeutischen Intervention bei adoleszenten Alkoholabhängigen ist.

Eine große randomisierte klinische Studie zu Neurofeedback bei Substanzmissbrauch wurde von **Scott, Kaiser, Othmer und Sideroff (2005)** veröffentlicht. Hierbei wurden 121 Personen für ein stationäres Behandlungsprogramm bei Substanzabhängigkeit aufgenommen und entweder auf eine EEG-Biofeedback- oder eine Kontrollgruppe randomisiert. Insgesamt waren 60 Personen in der Experimental- und 61 Personen in der Kontrollbedingung. Die Biofeedback-Gruppe erhielt zuerst ein Beta- und SMR-Training, um Aufmerksamkeitsvariablen zu verbessern. Anschließend trainierten sie nach einem Alpha-Theta-Protokoll. Die Probanden erhielten insgesamt 40–50 Behandlungssitzungen mit Biofeedback. Es zeigte sich, dass die Personen in der Biofeedback-Gruppe 12 Monate nach der Behandlung zu 77 % abstinent waren, verglichen mit 44 % der Kontrollgruppe. Verschiedene Aufmerksamkeitstests sowie MMPI-Skalen belegten weitere Vorteile für die Behandlungsgruppe. Außerdem zeigte sich, dass weniger Personen in der Biofeedback-Bedingung die Behandlung abgebrochen haben als Personen der Behandlungsbedingung ohne Biofeedback.

In einer älteren Arbeit von **Lamontagne und anderen (1977)** wurde bei 75 Studenten mit einem erhöhten Drogenkonsum (vor allem Haschisch und Marihuana) geprüft, ob verschiedene Biofeedback-Bedingungen eine Präventionsmaßnahme im Sinne der Reduktion des Drogenmissbrauchs darstellen. Die Probanden wurden randomisiert aufgeteilt auf 5 Behandlungsbedingungen: Alpha-Biofeedback; EMG-Biofeedback; «gejochte» Feedback-Bedingung, kein Feedback, keine Behandlung. Bei den Personen mit mittlerem Substanzmittelkonsum zeigte sich gerade in der EMG-Biofeedback-Bedingung, aber auch etwas in der Alpha-Feedback-Bedingung eine leichte

Verringerung im Drogenkonsum. Deutlicher ist gerade in diesen beiden Behandlungsbedingungen die Verbesserung bei den Hoch-Konsumenten der Drogen ausgeprägt. Dieser Effekt ist deshalb umso bedeutungsvoller, da in den Vergleichsbedingungen ohne Feedback sowie ohne Behandlung gerade in der Hoch-Konsumenten Gruppe eine deutliche Konsumsteigerung von Behandlungsbeginn bis zum 6-Monats-Follow-up zu verzeichnen war. Somit bestätigt auch diese Studie trotz einer etwas veralteten Methodologie die Sinnhaftigkeit eines Einsatzes von Biofeedbackverfahren bei Suchtkranken.

Watson, Herder und Passini (1978) führten eine 18-Monats-Follow-up Studie bei 50 Patienten durch, die zur Behandlung ihrer Alkoholprobleme 10 Stunden Alpha-Biofeedback-Training erhalten hatten. Die Autoren berichten Ergebnisse von 46 der ursprünglich 50 Personen, dabei von 24 Personen der Experimentalgruppe und 22 Personen der Kontrollgruppe. Sowohl in dem STAI (State and Trait Anxiety Inventory) als auch in spezifischen Alkoholvariablen zeigten sich auch 18 Monate nach der Behandlung noch deutliche Verbesserungen in der Behandlungsgruppe im Vergleich zur Kontrollgruppe. Die mittlere Anzahl an abstinenten Tagen betrug in der Experimentalgruppe 248 Tage, in der Kontrollgruppe nur 142 Tage ($p < 0.05$). Die Autoren schließen daraus, dass auch Alpha-Biofeedback einen zwar ggf. begrenzten, jedoch bedeutsamen Effekt auf Abstinenz hat.

Einzelfallstudien und unkontrollierte Studien

Denney und Baugh (1992) berichten die Ergebnisse von 82 männlichen Alkoholikern, die an einem stationären Behandlungsprogramm teilgenommen haben und dabei unter anderem 6 oder mehr Biofeedback/Entspannungssitzungen erhalten hatten. Sie berichten deutliche Verbesserungen, die jedoch nur schwer der Biofeedback-Behandlung zugeschrieben werden können, da diverse andere Behandlungen ebenfalls stattfanden.

Saxby und Peniston (1995) berichten des Weiteren von einer Nachfolgestudie zu der weiter oben beschriebenen randomisierten klinischen Studie zum Einsatz von Alpha-Theta-Hirnwellen Neurofeedback bei Alkoholikern, im vorliegenden Falle im speziellen mit zusätzlichen depressiven Symptomen. Sie zeigten, dass 14 Alkoholiker durch eine Neurofeedback-Behandlung profitieren können, wobei die Personen mit komorbider Depression eine deutliche Reduktion der Depression verzeichneten. Einundzwanzig Monate nach Abschluss der Behandlung zeigte sich in der Behandlungsgruppe eine deutliche Prävention von Rückfällen, gerade im Vergleich zum Ausgangswert.

Fahrion und andere (1992) stellen eine Case-Control-Studie eines Alkoholikers in Remission vor. Hier bestand das Biofeedback-Training aus 6 Sitzungen, wobei Temperatur-Feedback eingesetzt wurde, um eine zentralnervös gesteuerte Entspannung zu fördern. Zusätzlich wurde auch ein Alpha-Theta-Hirnwellentraining vorgenommen. Der zuvor stark unter «Craving» leidende Patient berichtete 4 Monate nach Behandlung subjektiv, dass dieses Bedürfnis stark abgenommen habe; der positive Verlauf wurde von seinem sozialen Umfeld bestätigt. Die Autoren berichten zudem MMPI-Werte, die eine Besserung (z. B. im Bereich körperlicher Beschwerden) belegen.

Eine Studie von **Griffith und Crossman** (1983) versuchte, 6 Raucher durch ein Alpha-Training in ihrer Absicht zu unterstützen, mit dem Rauchen aufzuhören. Zwei Raucher konnten vollständig das Rauchen aufgeben, wobei es genau jene beiden waren, die auch ohne apparative Rückmeldung nach dem Biofeedback-Training erhöhte Alpha-Aktivität produzieren konnten. Auf eine weitere Studie zum Alpha-Biofeedback bei Alkoholikern soll hier nicht eingegangen werden, da keine suchtspezifischen Ergebnisse berichtet werden (Passini et al., 1977).

Abschließend soll noch auf die neurophysiologischen Veränderungen beim Alpha-Theta-Neurofeedback eingegangen werden. **Egner und andere** (2002) führten mit gesunden Personen eine Studie durch, bei der sie beim Alpha-Theta-Training entweder echtes Feedback oder eine gefälschte Rückmeldung der Hirnaktivität gaben. Es zeigte sich, dass die Personen, die eine korrekte Rückmeldung erhielten, auch effektiver während der Sitzungen ihr Alpha-Theta-Verhältnis beeinflussen konnten als jene Personen, die nicht kontingentes Feedback erhielten. Dies bestätigt, dass ein Alpha-Theta-Training auch zu der erwarteten Reaktion führt.

In der Studie von **Schneider und anderen** (1993) wurde die Selbstregulation der langsamen Hirnrindenpotenziale bei Alkoholikern untersucht. Von stationär aufgenommenen Personen mit Alkoholabhängigkeit nahmen insgesamt 7 an einer Biofeedback-Behandlung mit fünf Sitzungen zur Erhöhung der langsamen negativen Potenziale teil. Von diesen 7 Patienten konnten 6 Abstinenz erreichen, interessanterweise genau jene 6, die eine Kontrolle der elektrophysiologischen langsamen Hirnwellen erlernt hatten. Der 7. Patient erlernte zum einen nicht ausreichend eine Kontrolle der langsamen Hirnpotenziale und wurde zum anderen auch bezüglich des Alkohols wieder rückfällig. Die Autoren interpretieren dieses Ergebnis als Bestätigung einer frontocorticalen Dysfunktion bei alkoholabhängigen Patienten. Wenn diese durch Biofeedback verbessert werden kann, so sei die Wahrscheinlichkeit einer Abstinenz verbessert.

14.4
Zusammenfassende Bewertung

Zusammenfassend kann festgehalten werden, dass eine gewisse Evidenz dafür besteht, dass Suchterkrankungen durchaus mit Veränderungen der hirnphysiologischen Aktivität einhergehen. Dieses könnte somit einen therapeutischen Einsatz von Neurofeedback rechtfertigen. Weniger empirisch fundiert, jedoch praktisch naheliegend wäre der Einsatz peripherphysiologischer Biofeedback-Ansätze zur Unterstützung von Entzugsmaßnahmen. Dies wurde bisher jedoch wenig systematisch untersucht.

Nach Sichtung der Interventionsstudien kann festgestellt werden, dass bislang mehrere ernst zu nehmende randomisierte kontrollierte Studie vorliegen, die einen positiven Effekt von Neurofeedback bei diversen Störungen mit Substanzabhängigkeit oder -missbrauch beschreiben. Allein drei der vorgestellten kontrollierten Studien zeigten die positiven Effekte von Biofeedback bzw. Neurofeedback bei Störungen des Alkoholkonsums. Wünschenswert wären neuere Studien, die die verbesserten Techniken und methodischen Aspekte randomisierter klinischer Studien berücksichtigen. Besonders hervorzuheben ist, dass einige Studien auch längere Katamnese-Intervalle von deutlich über 6 Monaten berichten und feststellen, dass der Behandlungserfolg erhalten bleibt (z. B. 21 Monate bei Saxby & Peniston, 1995; 18 Monate bei Watson et al., 1978; 12 Monate bei Scott et al., 2005; 6 Monate bei Denney & Baugh, 1992).

Literatur

[1] berücksichtigte kontrollierte Studien;
[2] Meta-Analysen;
[3] andere Studien

Coutin-Churchman, P., Moreno, R., Añez, Y. & Vergara, F. (2006). Clinical correlates of quantitative EEG alterations in alcoholic patients. *Clinical Neurophysiology, 117,* 740–751.

[3] Denney, M. R. & Baugh, J. L. (1992). Symptom reduction and sobriety in the male alcoholic. *The International Journal of the Addictions, 27 (11),* 1293–1300.

[3] Egner, T., Strawson, E. & Gruzelier, J. H. (2002). EEG signature and phenomenology of alpha/theta neurofeedback training versus mock feedback. *Applied Psychophysiology and Biofeedback, 27* (4), 261–270.

[3] Fahrion, S. L., Walters, E. D., Coyne, L. & Allen, T. (1992). Alterations in EEG amplitude, personality factors, and brain electrical mapping after alpha-theta brainwaves training: A controlled case study of an alcoholic in recovery. *Alcoholism: Clinical and Experimental Research, 16* (3), 547–552.

Finn, P. R. & Justus, A. (1999). Reduced EEG alpha power in the male and female offspring of alcoholics. *Alcoholism: Clinical and Experimental Research, 23* (2), 256–262.

Graap, K. & Freides, D. (1998). Regarding the Database for the Peniston Alpha-Theta EEG Biofeedback Protocol. *Applied Psychophysiology and Biofeedback, 23* (4), 265–272.

[3] Griffith, E. E. & Crossman, E. (1983). Biofeedback: A possible substitute for smoking, experiment I. *Addictive Behaviors, 8,* 277–285.

Kaplan, R. F., Glueck, B. C., Hesselbrock, M. N. & Reed, H. B. C. (1985). Power and coherence analysis of the EEG in hospitalized alcoholics and nonalcoholic controls. *Journal of Studies on Alcohol, 46 (2),* 122–127.

[1] Lamontagne, Y., Beauséjour, R., Annable, L. & Tétreault, L. (1977). Alpha and EMG feedback training in the prevention of drug abuse. *Canadian Psychiatric Association Journal, 22 (6),* 301–310.

Passini, F. T., Watson, C. G., Dehnel, L., Herder, J. & Watkins, B. (1977). Alpha wave biofeedback training therapy in alcoholics. *Journal of Clinical Psychology, 33, (1),* 292–299.

[1] Peniston, E. G. & Kulkosky, P. J. (1989). α-θ brainwave training and β-endorphin levels in alcoholics. *Alcoholism: Clinical and Experimental Research, 13* (2), 271–279.

Prichep, L. S. et al. (1999). Prediction of treatment outcome in cocaine dependent males using quantitative EEG. *Drug and Alcohol Dependence, 54,* 35–43.

Rangaswamy, M. et al. (2003). Theta Power in the EEG of Alcoholics. *Alcoholism: Clinical and Experimental Research, 27* (4), 607–615.

Raymond, J., Varney, C., Parkinson, L. A. & Gruzelier, J. H. (2005). The effects of alpha/theta neurofeedback on personality and mood. *Cognitive Brain Research, 23,* 287–292.

[3] Saxby, E. & Peniston, E. G. (1995). Alpha-Theta brainwave neurofeedback training: An effective treatment for male and female alcoholics with depressive symptoms. *Journal of Clinical Psychology, 51 (5)*, 685–693.

[3] Schneider, F., Elbert, T., Heimann, H., Welker, A., Stetter, F., Mattes, R., Birbaumer, N. & Mann, K. (1993). Self-Regulation of slow cortical potentials in psychiatric patients: Alcohol dependency. *Biofeedback and Self-Regulation, 18 (1)*, 23–32.

[1] Scott, W., Kaiser, D., Othmer, S. & Sideroff, S. I. (2005). Effects of an EEG biofeedback protocol on a mixed substance abusing population. *The American Journal of Drug and Alcohol Abuse, 31*, 455–469.

[1] Sharp, C., Hurford, D. P., Allison, J., Sparks, R. & Cameron, B. P. (1997). Facilitation of internal locus of control in adolescent alcoholics through a brief biofeedback-assisted autogenic relaxation training procedure. *Journal of Substance Abuse Treatment, 14* (1), 55–60.

[1] Watson, C. G., Herder, J. & Passini, F. T. (1978). Alpha biofeedback therapy in alcoholics: An 18-month follow-up. *Journal of Clinical Psychology, 34, (3)*,765–769.

Winterer, G., Enoch, M.-A., White, K. V., Saylan, M., Coppola, R. & Goldman, D. (2003). EEG phenotype in alcoholism: Increased coherence in the depressive subtype. *Acta Psychiatrica Scandinavica, 108*, 51–60.

15 Schizophrenie und wahnhafte Störungen

Reiner Kroymann & Fatima Thomas

15.1 Störungsbild

Die Schizophrenie ist eine psychische Störung mit einem sehr heterogenen Erscheinungsbild. Sie beinhaltet Störungen der Aufmerksamkeit, der Wahrnehmung und der Sprache. Eine Differenzierung in klar abgrenzbare Untergruppen existiert nicht. Zu trennen sind Symptome einer akuten oder floriden Phase und die negative Symptomatik einer Residualphase.

Während in der floriden Phase formale und inhaltliche Denkstörungen, Wahrnehmungsstörungen oder Halluzinationen, Störungen des Affektes, Störungen des Selbstgefühles und psychomotorische Störungen auftreten können, ist die Residualphase häufig durch sozialen Rückzug, affektive Verflachung, Antriebsarmut, Interessenverlust, sprachliche Verarmung, kognitive und autonome Dysfunktionen gekennzeichnet.

Die ICD-10 beschreibt als häufigste Typen der Schizophrenie:

- F20.0 paranoide Schizophrenie
- F20.1 hebephrene Schizophrenie
- F20.2 katatone Schizophrenie
- F20.3 undifferenzierte Schizophrenie
- F20.4 postschizophrene Depression
- F20. 5 schizophrenes Residuum
- F20.6 Schizophrenia simplex

Der Verlauf der Schizophrenie kann sich von Fall zu Fall stark unterscheiden: Bei ca. einem Viertel der Betroffenen kommt es nur zum Ausbruch einer schizophrenen Episode ohne weitere psychotische Episoden. In der Hälfte der Fälle zeigen sich jedoch mehrere floride Phasen und Beeinträchtigungen im sozialen Bereich. Ein chronischer Verlauf zeigt sich in ca. 25 % der Fälle (Hahlweg & Dose, 1998).

Die Ursachen der Schizophrenie sind bisher nicht vollständig bekannt. Es besteht eine große Anzahl von Einzelbefunden, deren wechselseitige Beziehungen nur schwer nachzuweisen sind. Dazu gehören z. B. neurobiochemische Modelle einer gestörten Neurotransmitterfunktion, Modelle eines gestörten Funktionskreises mit Deaktivierung in der präfrontalen Region und kompensatorischer Überaktivierung im Schläfenlappen, eine Dysbalance zwischen den Hemisphären, morphologische Hirnveränderungen etc. Neben diesen biologischen Faktoren wird auch kognitiven, autonomen und soziale Faktoren eine wichtige Rolle bei der Auslösung oder Aufrechterhaltung der Störung beigemessen. Ein Versuch, die verschiedenen Befunde zu integrieren, stellt das sogenannte Vulnerabilitäts-Stress-Modell dar. Dieses geht von einer Interaktion von Einflüssen auf den Ebenen der Biologie, der Umwelt und des Verhaltens aus. Dabei soll eine genetisch kodierte oder erworbene Vulnerabilität durch externe ungünstige Umweltbedingungen, sogenannte «Trigger» aktiviert werden.

15.2
Therapierational

Bisherige experimentelle Ansätze für die Behandlung mit Biofeedback liegen in den Bereichen Neurofeedback und im Bereich des peripheren Biofeedbacks mittels thermalem oder EMG-Feedback. Beim Neurofeedback sollte in den Studien im weitesten Sinne Einfluss auf Gehirnprozesse genommen werden, während das periphere Biofeedback hauptsächlich zur Reduktion einer generellen erhöhten autonomen Übererregung angewendet wird. Allerdings hatte keine Studie explizit das Ziel, schizophreniespezifische Symptome zu beeinflussen.

15.3
Evidenzbasierung

Temperaturfeedback

Mit einem Biofeedback-Ansatz, der eine thermale Rückmeldung verwendete, versuchten **Hawkins et al. (1980)** Ängste bei chronisch schizophren erkrankten Patienten (N = 40) zu behandeln. Sie verwendeten dazu ein Kontrollgruppendesign mit randomisierter Gruppenzuweisung. Insgesamt wurden zehn Sitzungen durchgeführt. Die Behandlungsgruppe erhielt auditives und visuelles Feedback von Veränderungen der Fingertemperatur. Während in einer ersten Kontrollgruppe nur eine minimale Behandlung durchgeführt wurde (die Patienten wurden ohne weitere Vorgaben zur Entspannung aufgefordert), erhielt die zweite Kontrollgruppe ein über Bandinstruktionen standardisiertes Entspannungstraining. Eine dritte Kontrollgruppe arbeitete mit Biofeedback in Kombination mit Entspannungstraining (standardisiert über Instruktionen vom Band). Es ergaben sich keine Unterschiede zwischen den Gruppen. Thermales Biofeedback oder Entspannungstraining oder die Kombination aus beiden war nicht effektiver als eine Minimalintervention in der Reduktion allgemeiner Anspannung. Über alle Gruppen ergab sich eine Reduktion der Werte von selbsteingeschätzten «state»-Ängsten und in der «Hamilton Anxiety Scale». Die Angstreduktion konnte jedoch nicht mit einer Veränderung der Fingertemperatur in Verbindung gebracht werden.

EMG-Feedback

Die Biofeedbackbehandlung mittels EMG-Feedback bei Schizophrenen hat zum Ziel, eine erhöhte muskuläre Anspannung zu reduzieren.

Acosta et al. (1978) führten mit drei verschiedenen Patientengruppen, unter denen auch schizophrene Patienten waren, ein EMG-gestütztes Entspannungstraining durch, bei dem die Patienten in mindestens zehn wöchentlich stattfindenden Sitzungen erlernten, die Spannung ihrer Stirnmuskulatur mithilfe eines auditiven Rückmeldetons zu reduzieren. Alle drei Patientengruppen konnten ihre EMG-Werte signifikant reduzieren. Zwischen den Gruppen gab es keine Unterschiede. Unterschiedliche Intelligenzwerte oder soziodemographische Faktoren hatten keinen Einfluss auf die Ergebnisse. Es wurden keine Angaben gemacht, ob die Reduzierung der EMG-Werte einen Einfluss auf die spezifische Störung hat.

Nigl und Jackson (1979) kombinierten Übungen zur Muskelentspannung, Atemübungen und EMG-Biofeedback bei der Behandlung von schizophrenen und neurotischen Patienten und Gesunden (je Gruppe N = 10). Insgesamt fanden sechs Sitzungen statt. In der Baseline-Phase zeigten sich bei den Gesunden geringere EMG-Werte als bei den neurotischen oder schizophrenen Personen, die sich nicht unterschieden. Auch nach der Behandlung zeigten die Gesunden geringere absolute EMG-Werte als die beiden klinischen Gruppen. Die schizophrenen Patienten zeigten nun jedoch signifikant niedrigere EMG-Werte als die neurotischen Patienten. Nur die post-EMG-Werte der schizophrenen Gruppe waren signifikant niedriger als zur Baseline-Messung. Weiterhin betonen die Autoren, dass kein (befürchteter) Anstieg der Psychopathologie zu verzeichnen war; in Fremdbeurteilungsverfahren (BPRS, Ward Behavior Inventory) zeigte sich in beiden klinischen Gruppen eine Reduktion psychopathologischen Verhaltens.

In einer randomisiert-kontrollierten Studie von **Pharr und Coursey (1989)** wurden drei verschiede Interventionen bei der Behandlung chronisch Schizophrener miteinander verglichen: Eine Gruppe, die Entspannungstraining durch EMG-Biofeedback erhielt (10-Minuten Biofeedback-Training mit dem Unterarm-Strecker gefolgt von einer 10-Minuten-Periode, in der der frontalis-Muskel trainiert wurde), eine Gruppe, die Progressive Muskelentspannung durchführte (20 Minuten-Training mit auf Band aufgenommenen Entspannungsübungen) und eine Aufmerksamkeitskontrollgruppe (Hören einer 20-Minuten-Aufnahme eines vorgelesenen sozialpsychologischen Textes). Insgesamt fanden sieben Sitzungen statt. Bezüglich der EMG-Reduktion war die Biofeedback-Gruppe beiden Kontrollgruppen deutlich überlegen. In den Skalen des NOSIE, eines Fremdratingverfahrens, was häufig in der Schizophrenieforschung eingesetzt wird und soziales Verhalten erfasst, verbesserte sich nur die Biofeedbackgruppe. Bezüglich der Feinmotorik (gemessen durch einen «finger tapping test») und der Körperwahrnehmung (Unterskala des POMS) zeigten sich vergleichbare Effekte unter den Gruppen.

Neurofeedback

Schneider et al. (1982) versuchten in ihrer unkontrollierten Studie mit einem klassischen Neurofeedback-Ansatz (Rückmeldung von Parametern des EEG-Frequenzspektrums) eine Steigerung in der Power der alpha-Frequenzen und eine Reduzierung der Power spezifischer langsamer und schneller Frequenzen. Es zeigte sich, dass Unterschiede zwischen dem Power-Spektrum des Ruhe-EEGs von schizophren Erkrankten gegenüber zugrunde gelegten Vergleichs-EEGs von Gesunden reduziert werden konnten. Dieser Effekt ähnelt nach Meinung der Autoren den Veränderungen des EEGs, die mit Verbesserungen nach neuroleptischer Behandlung assoziiert waren. Die Veränderungen der Spektren waren allerdings nur innerhalb der Neurofeedback-Sitzungen nachweisbar, über die fünf durchgeführten Sitzungen hinaus gab es keinen überdauernden Effekt. Überlegungen oder Untersuchungen zu den klinischen Effekten des Biofeedbacks auf die Erkrankung wurden in dieser Studie nicht angestellt.

Schneider et al. (1992) verglichen 12 Patienten mit einer gesunden Kontrollgruppe in der Fähigkeit, langsame kortikale Potenziale (LKP) kontrollieren zu können. Dazu wurde das integrierte Signal der LKP als Rakete auf dem Monitor abgebildet, die sich kontinuierlich in einer horizontalen Richtung bewegte. Durch einen Hinweisreiz wurde der Patient aufgefordert, die LKP zu erhöhen oder zu erniedrigen, was mit einem Anstieg bzw. Abstieg der Rakete einherging.

Es zeigte sich, dass die an Schizophrenie erkrankten Patienten einen Lerneffekt in den ersten fünf und den letzten drei Sitzungen erzielten. Zwischen den Sitzungen 6 bis 17 wurde kein Lerneffekt verzeichnet. Dies weist darauf hin, dass Schizophrene von einem Neurofeedback-Paradigma mit LKP – nach intensivem Training bezüglich der Beeinflussung ihrer Gehirnwellen profitieren können. Ein Einfluss auf die klinische Symptomatik wird jedoch nicht beschrieben.

In einer weiteren Studie (**Gruzelier, 1999**), die mit langsamen kortikalen Potenzialen arbeitete, sollte untersucht werden, ob schizophrene Patienten in der Lage sind, einen Wechsel der Hemisphärenaktivität durch ein Neurofeedback-Paradigma zu erlernen (ohne Kontrollgruppendesign). Die Richtung der Hemisphärenasymmetrie war dabei syndrombezogen: Bei einem «aktiven Syndrom» war die Aktivität links größer als rechts, bei einem «Rückzugssyndrom» rechts größer als links. Es wurde in bis zu zehn Sitzungen auf den Positionen C3 und C4 nach internationalem 10–20-System abgeleitet. Das Biofeedback-Signal wurde durch das integrierte C3-C4 Signal erzeugt. Als Rückmeldung auf dem Bildschirm wurde eine Rakete verwendet, die zunächst zentral platziert war und mit steigender linker Hemisphärennegativität (relativ zur rechten Hemisphäre) nach oben flog. Bei einem Anstieg der Negativität der rechten Hemisphäre sank die Rakete.

Es zeigte sich, dass schizophrene Patienten interhemisphärische Kontrolle erlernen können, unabhängig davon, ob sie eine «aktive Symptomatik» oder eine «Rückzugs-Symptomatik» zeigten. Die für die Durchführung als hinderlich befürchteten schizophreniespezifischen Symptome waren unproblematisch, nicht jedoch unspezifische Symptome wie Anspannung und Angst. Leider werden in der Studie keine Aussagen über die Beeinflussung der Psychopathologie der Störung gemacht.

15.4
Zusammenfassende Bewertung

Es gibt nur sehr wenige kontrollierte Studien, die sich mit der Behandlung schizophrener Patienten mit Biofeedback beschäftigen. Ein möglicher Grund dafür könnte die verbreitete Meinung sein, dass Biofeedback bei schizophrenen Patienten kontraindiziert ist, da dadurch die vorhandene Psychopathologie verstärkt wird oder dass an Schizophrenie Erkrankte gar nicht in der Lage sind, z. B aufgrund von Motivations- oder Konzentrationsdefiziten, von einem Biofeedback-Setting zu profitieren. Alle oben genannten Studien, mit Ausnahme der Studie von Hawkins (1980), belegen, dass schizophrene Patienten in der Lage sind, durch Biofeedback-gestützte Verfahren zu lernen und dadurch problematische Verhaltensweisen (z. B. erhöhte Muskelanspannung) zu vermindern oder neue Verhaltensweisen (z. B. eine Hemisphärenaktivierung) aufzubauen. Eine vermehrte Psychopathologie wird dabei nicht gefunden, in einigen Studien (Nigl & Jackson, 1979; Pharr & Coursey, 1989) wird sogar ein Rückgang unspezifischer pathologischer Symptome berichtet.

Bezüglich der spezifischen Beeinflussbarkeit der schizophrenen Symptomatik ergeben sich bisher allerdings keine oder nur äußerst dürftige Belege für den effektiven Einsatz von Biofeedbackverfahren. Die Veränderung schizophreniespezifischer Kernsymptome ist allerdings auch in keiner Studie das erklärte Hauptziel gewesen, da es eher um die Beeinflussung peripherer oder unspezifischer Parameter oder um den Nachweis der Fähigkeit der Beeinflussbarkeit ging.

Aus methodischer Sicht bleiben bei fast allen genannten Studien die Diagnostikkriterien und damit die genauen Diagnosen unklar, außerdem ist die Messung schizophreniespezifischer Symptomatik sehr schlecht operationalisiert. Die Stichprobenanzahlen sind insgesamt für die einzelnen Gruppen sehr gering.

Kritisch anzumerken ist auch, dass in den meisten Untersuchungen nur sehr wenige Sitzungen stattfanden. Die Studie von Schneider et al. (1992) gibt aber einen Hinweis, dass die Lernkurve schizophrener Patienten zweigipflig aussehen könnte: mit einem Lerneffekt in den ersten Sitzungen und einem zweiten nach der 17. Sitzung. Zieht man in Betracht, dass in anderen Bereichen, in denen Störungen effektiv mit Neurofeedback behandelt werden, bis zu 50 Sitzungen stattfinden, könnte dies eine Erklärung für fehlende oder zu geringe Effekte bieten.

Es ergibt sich insgesamt ein deutlicher Forschungsbedarf mit der Anforderung besser operationalisierter Diagnostik und Meßmethoden, größerer Fallzahlen und einer höheren Anzahl von Sitzungen, um zu einem umfassenderen Urteil bezüglich der Effektivität von Biofeedback, v. a. von Neurofeedback, in der Behandlung der Schizophrenie zu gelangen.

Literatur

[1] berücksichtigte kontrollierte Studien;
[2] Meta-Analysen;
[3] andere Studien

[3] Acosta, F. X., Yamamoto, J. & Wilcox, S. A. (1978). Application of Electromyographic Biofeedback to the Relaxation Training of Schizophrenic, Neurotic, and Tension Headache Patients. *Journal of Consulting and Clinical Psychology 46* (2), 383–384.

[3] Gruzelier, J., Hardman, E., Wild, J. & Zaman, R. (1999) Learned control of slow potential interhemispheric asymmetry in schizophrenia. *International Journal of Psychophysiology, 34*, 341–348.

Hahlweg, K. & Dose, M. (1998). *Schizophrenie.* Fortschritte der Psychotherapie. Band 2. Hogrefe: Göttingen.

[1] Hawkins, R. C., Doell, S. R., Lindseth, P., Jeffers, V. & Skaggs, S. (1980). Anxiety Reduction in Hospitalized Schizophrenics Through Thermal Biofeedback and Relaxation Training. *Perceptual and Motor Skills, 51*, 475–482.

[3] Nigl, A. J. & Jackson, B. (1979). Electromyographic Biofeedback As An Adjunct to Standard Psychiatric Treatment. *Journal of Clinical Psychiatry, 40* (10), 433–436.

[1] Pharr, M. P. & Coursey, R. D. (1989). The Use and Utility of EMG Biofeedback with Chronic Schizophrenic Patients. *Biofeedback and Self-Regulation, 14* (3), 229–245.

[3] Schneider, S. J. & Pope, A. T. (1982). Neuroleptic-Like Electroencephalographic Changes in Schizophrenics Through Biofeedback. *Biofeedback and Self-Regulation, 7* (4), 479–490.

[3] Schneider, F., Rockstroh, B., Heimann, H., Lutzenberger, W., Mattes, R., Elbert, T., Birbaumer, N. & Bartels, M. (1992). Self-Regulation of Slow Cortical potentials in Psychiatric Patients: Schizophrenia. *Biofeedback and Self-Regulation, 17* (4), 277–292.

16 Psychische und soziale Faktoren bei Intelligenzminderung

Reiner Kroymann

16.1 Störungsbild

In der ICD-10 (WHO, 2004) wird die Intelligenzminderung als ein Zustand charakterisiert, der durch eine verzögerte oder unvollständige Entwicklung der geistigen Fähigkeiten gekennzeichnet ist. Kognitive, sprachliche, motorische, soziale und andere adaptive Verhaltensweisen sollten berücksichtigt werden, um das Niveau der Intelligenzminderung festzulegen. Neben der Intelligenzminderung können weitere psychische oder zusätzliche körperliche Störungen auftreten.

Die Ursachen der Intelligenzminderung sind oftmals unbekannt. In der Literatur werden als endogene Faktoren meist erbliche Grundlagen (z. B. Down-Syndrom, Sotos-Syndrom, Rett-Syndrom) oder exogene Faktoren, wie Hirnhautentzündung (Meningitis), Gehirnentzündung, Sauerstoffmangel bei der Geburt oder Röteln in der Schwangerschaft genannt.

Um die Intelligenzminderung abzustufen werden vier Kategorien spezifiziert:

F70: leichte Intelligenzminderung (IQ-Bereich von 50 bis 69)

F71: Mittelgradige Intelligenzminderung (IQ-Bereich von 35 bis 49)

F72: Schwere Intelligenzminderung (IQ-Bereich von 20 bis 34)

F73: Schwerste Intelligenzminderung (IQ-Bereich unter 20)

Bei der leichten Intelligenzminderung wird bei Erwachsenen von einem mentalen Alter von 9 bis 12 Jahre ausgegangen. Das mentale Alter bei der mittelgradigen Intelligenzminderung wird mit 6 bis 9 Jahre angegeben, dass der schweren mit 3 bis 6 und dass der schwersten Intelligenzminderung mit unter drei Jahren.

Die Intelligenzminderung soll vom Experten durch den Intelligenzquotienten, gemessen über standardisierte Intelligenztests, oder das mentale Alter eingeschätzt werden. Ein weiterer Beurteilungsfaktor stellt die soziale Anpassung in der jeweiligen Umgebung dar:

Bei der **leichten Intelligenzminderung** zeigen sich z. B. Lernschwierigkeiten in der Schule, Personen mit leichter Intelligenzminderung können aber durchaus als Erwachsene arbeiten, gute soziale Beziehungen unterhalten und ihren Beitrag zur Gesellschaft leisten.

Bei der **mittelgradigen Intelligenzminderung** kommt eine deutliche Entwicklungsverzögerung in der Kindheit vor. Im Vergleich zu Gleichaltrigen wird alles etwas später gelernt. Als Erwachsene können die Betroffenen, Unterstützung und Förderung vorausgesetzt, im geschützten Rahmen arbeiten, eine ausreichende Kommunikationsfähigkeit und Ausbildung erwerben.

Für Personen mit **schwerer Intelligenzminderung** ist dauernde Unterstützung notwendig. Sie sind nicht in der Lage, das Lesen und Schreiben zu erlernen und sind daher nicht schulbildungsfähig. Was lebenspraktische Fertigkeiten betrifft, sind sie durchaus förderungsfähig. Ausgeprägte motorische Beeinträchtigungen sind häufig.

Menschen mit **schwerster Intelligenzminderung** sind in ihrer eigenen Versorgung, Kontinenz, Kommunikation und Beweglichkeit hochgradig beeinträchtigt. Diese Betroffenen bedürfen meist permanenter Betreuung.

16.2
Evidenzbasierung

Es gibt insgesamt nur wenige Studien, die sich mit Intelligenzminderung und Biofeedback beschäftigen.

Eine direkte Beeinflussung der kognitiven Leistungen Intelligenzgeminderter während einer mathematischen Aufgabe konnten **Jackson und Eberly (1982)** zeigen. Mit Hilfe einer Biofeedback-Prozedur zur Reduktion der Aktivität der alpha-Wellen erzielten Sie eine gesteigerte Aufmerksamkeit, eine erhöhte Anzahl von korrekt gelösten Aufgaben und eine Verringerung ablenkender Kopfdrehungen bei fünf intelligenzgeminderten Erwachsenen.

Thorson und Lipscomb (1982) nahmen die Methodik dieser Arbeit auf und konnten in einer kontrollierten Studie zeigen, dass Betroffene, die eine noch stärkere Intelligenzminderung zeigten als in der vorgenannten Studie, in der Lage waren, ihre okzipitale Alpha-Aktivität zu reduzieren. Dies wird von den Autoren mit einer Steigerung der okulomotorischen Aktivität und damit einer möglicherweise verbesserten visuellen Aufmerksamkeit gleichgesetzt. Leider fehlen jedoch jegliche Messungen einer Veränderung von Intelligenzmaßen oder kognitiven Leistungen.

Calamari und Mitarbeiter (1987) kombinierten ein progressive Muskelentspannung mit EMG-Biofeedback, Modellverhalten und bestimmten Verstärkungsprozeduren und konnten zeigen, dass Personen im Bereich von leichter bis schwerster Intelligenzminderung ihre Anspannungswerte und Aktivitätswerte im Vergleich zu einer Kontrollgruppe signifikant reduzieren konnten. Allerdings ist es durch das Design der Studie unmöglich, eine Aussage zu treffen, ob dieser Effekt auf einen spezifischen Faktor, z. B. das Biofeedback, oder die bestimmte Kombination verschiedener Faktoren zurückzuführen ist.

Ansonsten wird in weiteren Einzelfallstudien berichtet, dass Biofeedback ein geeignetes Hilfsmittel ist, um gerade bei intelligenzgeminderten Personen Verhaltensänderungen zu etablieren, die auf anderen Wegen schwer zu erreichen wären. So berichten Holzapfel et al. (1998) von einem Biofeedback-Training langsamer kortikaler Potenziale mit einem intelligenzgeminderten (IQ = 64) epileptischen Patienten, das zu verbesserter Selbstwahrnehmung und Selbstregulation führte. Asato et al. (1981) zeigen in einer EMG-Training Studie eine Verbesserung der motorischen Leistungen einer Frau mit schwerer Intelligenzminderung nach Gehirnschlag.

16.3
Zusammenfassende Bewertung

Die Anzahl der Studien, die sich mit der Behandlung von intelligenzgeminderten Personen durch Biofeedback oder Biofeedback-gestützte Interventionen beschäftigen, ist sehr klein.

Es gibt jedoch weitere Studien, die – ohne sich auf klinische Populationen zu beziehen – eine Verbesserung von Aspekten der Intelligenz z. B. der kognitiven Leistung berichten (z. B. Vernon et al., 2003; Hanslmayr et al., 2005). Insgesamt können mögliche Effekte von Biofeedback in diesem Anwendungsbereich nicht gesichert beurteilt werden.

Literatur

[1] berücksichtigte kontrollierte Studien;
[2] Meta-Analysen;
[3] andere Studien

[1] Calamari, J. E., Geist, F. O. & Shabazian, M. J. (1987). Evaluation of multiple component relaxation training with developmentally disabled persons. *Research in Development Disabilities*, 8 (1), 55–70.

Hanslmayr, S., Sauseng, P., Doppelmayr, M., Schabus, M. & Klimesch, W. (2005). Increasing individual upper alpha power by neurofeedback improves cognitive performance in human subjects. *Applied Psychophysiology and Biofeedback*, 30, 1–10.

[3] Holzapfel, S., Strehl, U., Kotchoubey, B. & Birbaumer, N. (1998). Behavioral psychophysiological intervention in a mentally retarded epileptic patient with brain lesion. *Applied Psychophysiology and Biofeedback*, 23 (3), 189–202.

[3] Jackson, G. M. & Eberly, D. A. (1982). Facilitation of performance on an arithmetic task as a result of the application of a biofeedback procedure to suppress alpha wave activity. *Biofeedback and Self Regulation*, 7 (2), 211–221.

[1] Thorson, G. & Lipscomb, T. (1982). Occipital Alpha Training in Mentally Retarded Adolescents. *Mental Retardation*, 20 (1), 30–32.

Vernon, D.; Egner, T.;Cooper, N.; Compton, T.; Neilands, C.; Sheri, A & Gruzelier, J.(2003). The effect of training distinct neurofeedback protocols on aspects of cognitive performance. *International Journal of Psychophysiology*, 47, 75–85.

17 Hirnorganische Störungen

17.1 Epilepsie

Ute Strehl

17.1.1 Störungsbild

Epilepsie ist keine umschriebene Störung, sondern kennzeichnet eine Fehlfunktion des Zentralen Nervensystems, die wiederholt zu epileptischen Anfällen führt. Die Internationale Liga gegen Epilepsie und das Internationale Büro für Epilepsie (IBE) haben operationale Definitionen vorgelegt, die zum einen die *epileptischen Syndrome* (= *Epilepsien*) und zum anderen die *Anfälle* definieren. «Ein epileptischer Anfall ist das vorübergehende Auftreten von krankhaften Befunden und/oder Symptomen aufgrund einer pathologisch exzessiven oder synchronen neuronalen Aktivität im Gehirn.» (Fisher et al., 2005, S. 261). «Epilepsie» wird als eine Störung des Gehirns definiert. Diese ist durch mindestens einen Anfall, durch eine dauerhafte Veränderung im Gehirn, die zu einer erhöhten Auftrittswahrscheinlichkeit weiterer Anfälle führt, gekennzeichnet. Sie wird von neurobiologischen, kognitiven, psychologischen und psychosozialen Störungen begleitet.

Anfälle werden an hand des Verhaltens und des Elektroenzephalogramms nach der Art ihres Beginns und der Beendigung unterschieden. Ferner werden die klinische Manifestation betrachtet und pathologische elektrische Entladungen angenommen. Letztere lassen sich nicht immer nachweisen, werden aber für die Abgrenzung von anderen klinischen Phänomenen als notwendig angesehen (zu einer ausführlichen Diskussion der Problematik dieses Elements der Definition siehe Fisher et al., 2005).

Im Wesentlichen werden folgende Anfallsarten unterschieden (International League against Epilepsy, 1981; Krämer 2003):

- Absencen (sehr kurze Bewusstlosigkeit)
- Fokale (partielle) Anfälle ohne Bewusstseinsstörung
- Komplex-fokale Anfälle (das Bewusstsein ist gestört), die in sekundär generalisierte Anfälle übergehen können
- (Primär) generalisierte tonisch-klonische (Grand Mal-) Anfälle (Bewusstlosigkeit)

Die Ursachen sind vielfältig, bei vielen Patienten unbekannt. Manifestiert sich die Epilepsie zum Beispiel erstmals im Kindesalter, sind genetische Faktoren, Fieberkrämpfe und/oder Entwicklungsstörungen die häufigsten Ursachen. Im älteren Erwachsenenalter ist eine Ersterkrankung häufig auf zerebrovaskuläre Ereignisse zurückzuführen.

Während etwa zwei Drittel aller an Epilepsie Erkrankten medikamentös als gut behandelbar gelten, bestehen die Optionen für das verbleibende Drittel vorrangig in der Erprobung neuer Medikamente oder in einer chirurgischen Behandlung. Da diese Optionen nicht für alle Patienten wegen der Nebenwirkungen in Frage kommen und auch nicht bei allen Patienten erfolgreich sind, besteht ein Bedarf an der Entwicklung neuer Therapien. Für Baden-Württemberg zum Beispiel wird davon ausgegangen, dass es 19 000 pharmakoresistente Patienten gibt (Rating, Fröscher & Bonhage, 2005). Im Hinblick auf den Anfallstyp befinden sich vorrangig Patienten mit fokalen Anfällen in dieser Gruppe.

17.1.2
Therapierational

Für alle hier vorgelegten Originalstudien wurden vor allem pharmakoresistente Probanden, meist mit fokalen Anfällen, rekrutiert. Alle Patienten waren in der Regel medikamentös eingestellt und gehalten, die Dosis für die Dauer der Therapie und des Follow-ups nicht zu verändern. Unterschiedliche Methoden des Biofeedbacks zielen gleichermaßen darauf ab, die Balance zwischen neuronaler Erregung und Hemmung wieder herzustellen.

Beim *Feedback der oszillatorischen Aktivität* wird für Patienten mit Epilepsie vor allem der sensomotorische Rhythmus (SMR) zurückgemeldet. Er wird mit einer Frequenz von etwa 12 bis 15 Hz über dem sensomotorischen Kortex abgeleitet. An hand von Befunden aus Tierstudien wird angenommen, dass SMR-Aktivität Ausdruck einer synchronisierten neuronalen Schleife zwischen dem ventrobasalen Kern des Thalamus und dem sensomotorischen Kortex ist. Entsprechende Befunde in Humanstudien stützen das Modell, wonach die SMR-Aktivität mit einem Anwachsen thalamo-kortikaler Hemmung verbunden ist, die indirekt auch dazu beiträgt, epileptogene Aktivität zu hemmen.

Ein *Feedback der langsamen kortikalen Potenziale* soll den Patienten in die Lage versetzen, Hemmung und Erregung neuronaler Zellverbände zu regulieren. Langsame Potenziale (LP) repräsentieren neurophysiologisch den Depolarisationsgrad der apikalen Dendriten kortikaler Pyramidenzellen. Sie gelten als Indikator kortikaler Erregbarkeit (vgl. Rockstroh et al. 1989). Elektrisch negative Potenziale entsprechen erhöhter kortikaler Erregbarkeit und wurden bei Patienten unmittelbar vor epileptischen Anfällen beobachtet (Ikeda et al., 1999). Elektrisch positive Potenziale werden nach dem Abklingen von Anfällen beobachtet (Ayala, Dichter, Gumnit, Matsumoto und Spencer, 1973). Die Arbeitsgruppe um Birbaumer (z. B. Birbaumer, Elbert, Canavan und Rockstroh, 1990) hat entsprechend die Hypothese formuliert, dass epileptische Anfälle durch Unterdrückung von Negativierungen, d. h. durch Positivierungen verhindert werden können. Als Ursache für Anfälle (und negative kortikale Potenziale) werden Störungen in den negativen Rückmeldeschleifen zwischen Kortex und Basalganglien vermutet, die normalerweise eine Übererregung neuronaler Zellverbände begrenzen (Elbert et al., 1991).

In einer Studie von Nagai und Mitarbeitern wurde gezeigt, dass der *Hautleitwert* als Indikator peripherer sympathischer Aktivität in einer inversen Relation zur kortikalen Erregbarkeit, die durch die CNV (kontingente negative Variation) gemessen wurde, steht (Nagai, Goldstein, Critchley und Fenwick, 2004). Damit würde sich als zusätzlicher Parameter neben den EEG-basierten Biofeedback-Methoden ein Biofeedback des peripheren Arousals anbieten. Ein Anstieg dieses Arousals würde zentral zu einer Reduzierung der Erregbarkeit und damit zu einer Reduzierung von Anfällen führen.

17.1.3
Evidenzbasierung

Originalarbeiten

Feedback von oszillatorischer Aktivität

Nachdem eine Reihe von Studien mit kleinen Fallzahlen und/oder fehlenden Kontrollbedingungen den Rückgang der Anfallshäufigkeit gezeigt haben (Sterman & Friar, 1972; Cabral & Scott, 1976; Lubar & Bahler, 1976), wurden in den siebziger und achtziger Jahren des letzten Jahrhunderts drei Studien mit Einzelfallanalysen im A-B-(A-)-(B)-Design vorgelegt.

Kuhlman (1978) untersuchte die Wirkung eines Feedbacks im Bereich von 9–14 Hz. Die Probanden bekamen 12 Sitzungen mit einem Zufallsfeedback (A), auf die 24 Sitzungen mit einem Feedback von 9–14 Hz (B) folgten. Bei drei von fünf Patientinnen im Alter von 17 bis 42 Jahren zeigte sich eine signifikante Reduktion der Anfälle um 60 %. Eine Spektralanalyse des EEG zeigte einen Anstieg von Alpha-Aktivität und eine Abnahme abnormaler, langsamer Aktivität. Die zweite Phase, die wieder mit einem Zufallsfeedback (A) begann, führte bei einer Patientin zu keiner Veränderung der Anfallshäufigkeit, aber zu einem vorübergehenden Abbruch der Therapie. Nach einer Pause von 15 Wochen war die Anfallshäufigkeit jedoch wieder wie in der ersten Phase des Zufallsfeedbacks. Bei einer der beiden Patientinnen ohne Besserung stellte sich später heraus, dass sie einen Hirntumor hatte.

Ein A-B-A-(B)-Umkehrdesign wählten **Sterman und Macdonald (1978)**. In die Studie eingeschlossen wurden 8 Patienten im Alter von 18 bis 35 Jahren mit einer durchschnittlichen Krankheitsdauer von 16 Jahren (Range 8 bis 24 Jahre). Je vier Patienten wurden für Aktivität in den Frequenzbändern von 12–15 Hz oder 18–23 Hz in Abwesenheit von Aktivität bei 6–9 Hz belohnt. Im Umkehrfall sollte die schnellere Aktivität unterdrückt und die langsame vermehrt gezeigt werden. Vier Patienten verringerten ihre Anfallshäufigkeit im Sinne der Hypothese, wenn sie für Aktivität in den schnellen Frequenzen belohnt wurden und hatten Rückfälle in der Umkehrbedingung. Bei zwei Patienten war die Reduktion durchgehend, also auch in der Umkehrphase, zwei weitere Patienten zeigten keine konsistente Veränderung. Für sieben Patienten waren die Anfälle in der dreimonatigen Follow-up-Periode signifikant um 74 % gegenüber der Baseline verringert.

In einer doppelblinden Crossover-Studie (A1-B-A2) untersuchten **Lubar et al. (1981)** bei drei Patienten (Gruppe 1) den Effekt einer Unterdrückung langsamer Frequenzen (3–8 Hz), bei zwei Patienten (Gruppe 2) die Verstärkung schneller Frequenzen (12–15 Hz) und bei drei weiteren Patienten (Gruppe 3) die gleichzeitige Unterdrückung langsamer und die Förderung schneller Frequenzen. In allen Gruppen war ein nicht – kontingentes Feedback vorgeschaltet. Die Patienten waren zwischen 13 und 34 Jahre alt, die mittlere Dauer der Erkrankung betrug 20 Jahre (Range 9–41). Über alle Gruppen verringerte sich die Zahl der Anfälle um 34,8 %. Fünf der acht Patienten hatten eine Verbesserung in der A1-Phase, vier verschlechterten sich in der B-Phase und ebenfalls fünf Patienten reduzierten die Anfälle in der A2-Phase. Anzumerken ist, dass fünf der Patienten geistig behindert waren, zwei davon waren in Gruppe 3 mit einem Anstieg der Anfälle.

Während in der Studie von Lubar et al.(1981) das Feedback der Aktivität im Frequenzband 12–15 Hz (Gruppe 2) zunächst zu einem Anstieg der Anfallsfrequenz führte, und die Anfälle erst in den B- und A2- Phasen zurückgingen, konnten **Tozzo, Elfner und May (1988)** für ein Feedback im 12–18 Hz (Belohnung) bei gleichzeitiger Bestrafung von Aktivität im 4–8 Hz – Band bei fünf von sechs Patienten eine signifikante Anfallsreduktion im Vergleich zu wiederholten Baseline-Phasen ohne Behandlung nachweisen. Die Patienten waren im Mittel 24 Jahre alt (Range 18 bis 29), die Krankheitsdauer betrug im Schnitt 16 Jahre (Range 2 bis 22 Jahre). Bei vier Patienten konnte eine signifikant negative Korrelation zwischen einem Anstieg an SMR-Aktivität und einer Abnahme der Anfälle nachgewiesen werden.

Feedback der langsamen Potenziale

Die Studie von **Kotchoubey et al. (2001)** ist eine Replikation der Studie von Rockstroh et al. (Rockstroh et al., 1993), in der erstmals gezeigt wurde, dass Patienten mit pharmakoresistenter Epilepsie in der Lage sind, Selbstkontrolle über ihre langsamen Potenziale zu erwerben und in der Folge weniger Anfälle auftreten. Der Versuch, eine doppelblinde Kontrollbedingung (Alpha-Feedback) durchzuführen, scheiterte. Die Probanden in der Kontrollgruppe brachen das Training ab oder drohten mit Abbruch. Die Versuchsleiter ihrerseits wandten sich an den Programmierer mit der Vermutung, dass das Programm nicht richtig laufe (Birbaumer et al., 1991). In der Replikationsstudie wurden daher neben dem Feedback der langsamen Potenziale (N = 34) als Kontrollbedingungen ein Atemfeedback (Verringerung der Rate der Atemzüge und Erhöhung des CO_2-Gehalts in der abgeatmeten Luft; N = 11) und eine medikamentöse Umstellung (N = 7) angeboten. Die Patienten wiesen sich selbst den verschiedenen Angeboten zu, sodass etwaige Erwartungseffekte in allen drei Bedingungen maximal waren. Zusätzlich wurden die Erwartungen an und die Zufriedenheit mit der Therapie in allen drei Gruppen erfasst, um mögliche Erwartungseffekte mit dem Therapieerfolg zu korrelieren. Die Biofeedback-Sitzungen waren eingebettet in ein verhaltensmedizinisches Vorgehen, in dem Antezedentien von Anfällen identifiziert, ungünstige Konsequenzen geändert und ein Transfer der Selbstkontrollfertigkeiten in den Alltag geübt wurde. Patienten, die eine Umstellung ihrer Medikation erhielten, wurden ebenfalls in therapeutischen Sitzungen umfassend betreut. Für alle Patienten wurde die Zahl der Anfälle nach Ende der Therapie 52 Wochen lang protokolliert und mit den Anfällen während einer 12-wöchigen Baseline verglichen. Eine signifikante Anfallsreduktion zeigte sich für die Gruppe, die das Feedback der langsamen Potenziale und für die Gruppe, die eine Medikamentenumstellung erhalten hatte. Das Atem-Feedback führte zu keiner Verbesserung. Keine Gruppenunterschiede zeigten sich auf den Skalen zur Therapieerwartung und –zufriedenheit. Die Patienten in der EEG-Feedback-Gruppe waren im Mittel 34 Jahre alt (Range 17 bis 50) und ihre durchschnittliche Krankheitsdauer betrug 23 Jahre (Range 4 bis 41 Jahre).

In weiteren Publikationen wurden für diese Studie Prädiktoren für den klinischen Erfolg (Strehl, Kotchoubey, Trevorrow und Birbaumer, 2005), die Bedeutung der Selbstwahrnehmung für die Selbstkontrolle (Kotchoubey, Kübler, Strehl, Flor und Birbaumer, 2002) sowie der Zusammenhang mit der oszillatorischen Aktivität untersucht (Kotchoubey, Busch, Strehl und Birbaumer, 1999). In der Studie zu den Prädiktoren zeigte sich, dass sehr ausgeprägte negative Amplituden zu Beginn des Trainings oder ein Fokus in der linken Hemisphäre eine schlechte Prognose des klinischen Ergebnisses bedeutete. Jedoch hatten die beiden Patienten mit der größten Anfallsreduktion den Anfallsherd links. Positive Prädiktoren waren bilaterale, multiple Foci sowie eine stärkere psychologische Beeinträchtigung. Eine fMRI Studie zeigt während der kortikalen Positivierung Deaktivierungen in der Nähe der Elektrodenposition Cz (parazentraler Lobulus, superiorer Parietallappen), im Frontallappen sowie im Thalamus. Bei einem der Patienten zeigte sich zudem eine erhöhte Aktivität im Globus Pallidus. Hemmender Output von den Basalganglien zum Thalamus ermöglicht die Verringerung der kortikalen Erregbarkeit. (Strehl et al., 2006).

Feedback der Hautleitfähigkeit

Nagai, Goldstein, Fenwick und Trimble (2004) trainierten in einer randomisierten und kontrollierten Studie 12 Patienten mit pharmakoresistenter Epilepsie, den Hautwiderstand zu reduzieren. Die Kontrollgruppe mit ebenfalls 12 Patienten erhielt ein vorgetäuschtes Feedback des Hautwiderstands. Die Patienten waren zwischen 16 und 60 Jahre alt. Zur Dauer der Erkrankung gibt es keine Angabe, außer dass sie länger als 2 Jahre sein musste, damit Patienten in die Studie eingeschlossen wurden. In den drei Monaten nach Ende des Trainings zeigte sich für die Experimentalgruppe eine signifikante Reduktion der Anfälle gegenüber der ebenfalls drei Monate dauernden Baseline vor Beginn der Therapie. In der Kontrollgruppe gab es drei Abbrecher und keine Veränderung der Häufigkeit der Anfälle. Als sekundäres Erfolgsmaß zeigte sich, dass das Ausmaß der Verbesserung im Feedback des Hautwiderstands mit dem Ausmaß der Anfallsreduktion korreliert.

Metaanalysen

Es liegen eine Reihe Analysen vor, die eine vergleichende Betrachtung von Studien beinhalten (Sterman & Egner, 2006; Walker & Kozlowski, 2005; Monderer, Harrison, & Haut, 2002; Sterman, 2000; Goldstein, 1997). Diese Übersichten enthalten meist einen historischen Abriss und erläutern die neurophysiologischen Grundlagen des Neurofeedbacks. Ferner werden die Studien beschrieben, von denen die Autoren annehmen, dass sie die klinische Effizienz der verwendeten Methode belegen. Effektstärken oder auch nur ein Vergleich von Effekten werden nicht berichtet. Dies liegt unter anderem daran, dass die Informationen in den zugrunde liegenden Arbeiten zu uneinheitlich oder unzureichend sind, um eine statistische Einschätzung zu geben.

Den Versuch einer systematischen und statistischen Metaanalyse stellt die Arbeit von Tan und Mitarbeitern dar (Tan, de Bakey, Thornby et al., submitted). Sie kommen zu dem Ergebnis, das die Anfallsreduktion in den in die Analyse eingeschlossenen Studien zum Neurofeedback eine Effektstärke von – 0.63 aufweist.

Das Cochrane Review zu psychologischer Therapie von Epilepsie (Ramaratnam, Baker, & Goldstein, 2003) stellt hingegen fest, dass methodologische Schwächen aller bisheriger Studien keine reliable Einschätzung der Wirksamkeit erlauben. Diese Einschätzung wird jedoch nicht geteilt, da einige der im hier vorliegenden Review vorgestellten Originalstudien nicht berücksichtigt wurden.

17.1.4
Zusammenfassende Bewertung

Die Effizienz von Biofeedback bei der Behandlung von Epilepsien ist in mehreren kontrollierten Einzelfallstudien (Kuhlman, 1978; Sterman und Macdonald, 1978; Lubar et al. 1981; Tozzo, Elfner und May 1988) sowie in einer kontrollierten Vergleichsstudie (Kotchoubey et al., 2001) und in einer randomisierten und kontrollierten Studie (Nagai et al., 2004) nachgewiesen worden. Die grundsätzliche methodische und ethische Problematik von leeren Kontrollbedingungen beim Biofeedback ist dabei auf unterschiedliche Art und Weise gelöst worden. Während die Einzelfallstudien ein Umkehrdesign wählten und mit jedem Patienten gegebenenfalls abschließend ein kontingentes Feedback durchführten, ermöglicht die Studie von Kotchoubey et al. (2001) einen Vergleich mit anderen, potenziell wirksamen Methoden. Die Studie von Nagai, Goldstein, Fenwick und Trimble (2004) schließlich wagt ein vorgetäuschtes Feedback als Kontrollbedingung, was aufgrund der relativ wenigen Sitzungen (12) vertretbar erscheint, aber mit einem Drittel Abbrecher erkauft wird.

Unterschiedliche Feedback-Parameter haben sich als zielführend erwiesen: SMR-Feedback, Feedback der langsamen Potenziale und ein Feedback des Hautwiderstands. Der gemeinsame Nenner aller Methoden ist, dass sie zentral Arousal reduzieren, und so Anfällen vorbeugen oder akut die Ausbreitung epileptischer Aktivität verhindern oder einschränken. Sie wirken bei Patienten, die trotz optimaler medikamentöser Behandlung Anfälle haben und die Effekte sind einer erneuten medikamentösen Einstellung gleichwertig (Kotchoubey et al., 2001).

Literatur

[1] berücksichtigte kontrollierte Studien;
[2] Meta-Analysen

Ayala, G. F., Dichter, M., Gumnit, R. J., Matsumoto, H. & Spencer, W. A. (1973). Genesis of epileptic interictal spikes. New knowledge of cortical feedback systems suggests a neurophysiological explanation of brief paroxysms. *Brain Research*, 52, 1–17.

Birbaumer, N., Elbert, T., Canavan, A., & Rockstroh, B. (1990). Slow potentials of the Cerebral Cortex and Behavior. *Physiological Review*, 70, 1–41.

Cabral, R. J. & Scott, D. F. (1976). Effects of two desensitization techniques, biofeedback and relaxation, on intractable epilepsy: follow-up study. *Journal of Neurology, Neurosurgery & Psychiatry*, 39, 504–507.

Elbert, T., Rockstroh, B., Canavan, A., Birbaumer, N., Lutzenberger, W., von Bülow, I. & Linden, A.(1991). Self regulation of slow cortical potentials and its role in epileptogenesis. In: J. Carlson, & A. R. Seifert (Eds.), *International Perspectives on Self-Regulation and Health*. New York: Plenum Press, 65–94.

Fisher, R. S., Van Emde Boas, W., Blume, W., Elger, C., Genton, P., Lee, P., & Engel, J. (2005). Epileptische Anfälle und Epilepsie: von der Internationalen Liga gegen Epilepsie (International League Against Epilepsy; ILAE) und dem Internationalen Büro für Epilepsie (International Bureau for Epilepsy; IBE) vorgeschlagene Definitionen. *Zeitschrift für Epileptologie*, 18, 260–264.

Goldstein, L. H. (1997). Effectiveness of psychological interventions for people with poorly controlled epilepsy. *Journal of Neurology, Neurosurgery & Psychiatry*, 63 (2), 137–142.

Ikeda, A., Nagamine, T., Kunieda, T., Yazawa, S., Ohara, S., Taki, W., Kimura, J., & Shibasaki, H. (1989). Clonic convulsion caused by epileptic discharges arising from the human supplementary motor area as studied by subdural recording. *Epileptic Disorders*, 1 (1), 21–26.

International League against Epilepsy (ed.). (1981). Proposal for the revised clinical and electroencephalographic classification of epileptic seizures. *Epilepsia*, 22, 489–501.

Kotchoubey, B., Busch, S., Strehl, U. & Birbaumer, N. (1999). Changes in EEG power spectra during biofeedback of slow cortical potentials in epilepsy. *Applied Psychophysiology & Biofeedback*, 24 (4), 213–233.

Kotchoubey, B., Kübler, A., Strehl, U., Flor, H. & Birbaumer, N. (2002). Can humans perceive their brain states? *Consciousness & Cognition*, 11 (1), 98–113.

[1] Kotchoubey, B., Strehl, U., Uhlmann, C., Holzapfel, S., König, M., Fröscher, W., Blankenhorn, V., & Birbaumer, N. (2001). Modification of Slow Cortical potentials in Patients with Refractory Epilepsy. *Epilepsia*, 42 (3), 406–416.

[1] Kuhlman, W. N. (1978). EEG feedback training of epileptic patients: clinical and electroencephalographic analysis. *Electroencephalography & Clinical Neurophysiology*, 45 (6), 699–710.

Krämer, G. (2003). Diagnose Epilepsie. Stuttgart, Trias-Verlag,

Lubar, J. F. & Bahler, W. W. (1976). Behavioral management of epileptic seizures following EEG biofeedback training of the sensorimotor rhythm. *Biofeedback and Self Regulation*, 1, 77–104.

[1] Lubar, J. F., Shabsin, H. S., Natelson, S. E., Holder, G. S., Whitsett, S. F., Pamplin, W. E., & Krulikowski, D. I. (1981). EEG operant conditioning in intractable epileptics. *Archives of Neurology*, 38 (11), 700–4.

Monderer, R. S., Harrison, D. M., & Haut, S. R. (2002). Neurofeedback and epilepsy. *Epilepsy & Behavior*, 3, 214–218.

Nagai, Y., Goldstein, L. H., Critchley, H. D., Fenwick, P. B. (2004). Influence of sympathetic autonomic arousal on cortical arousal: implications for a therapeutic behavioural intervention in epilepsy. *Epilepsy Research*, 58 (2–3), 185–193.

[1] Nagai, Y., Goldstein, L. H., Fenwick, P. B., & Trimble, M. R. (2004). Clinical efficacy of galvanic skin response biofeedback training in reducing seizures in adult epilepsy: a preliminary randomized controlled study. *Epilepsy & Behavior*, 5 (2), 216–23.

Ramaratnam, S., Baker, G. A., & Goldstein, L. (2004). Psychological treatments for epilepsy. *Cochrane Database of Systematic Reviews*, 4 (2), 1–31.

Rating, D., Fröscher, W. & Schulze-Bonhage, A. (2005). Epilepsie-Bericht Baden-Württemberg 2004. Landesärztekammer Baden-Württemberg (Hrsg.).

Rockstroh, B., Elbert, T., Birbaumer, N., Wolf, P., Düchting-Röth, A., Reker, M., Lutzenberger, W., & Dichgans, J. (1993). Cortical Self- Regulation in Patients with Epilepsies. *Epilepsy Research*, 14, 63–72.

Rockstroh, B., Elbert, T., Canavan, A., Lutzenberger, W. & Birbaumer, N. (1989). Slow cortical potentials and behavior. Baltimore, München, Wien: Urban & Schwarzenberg.

Sterman, M. B. (2000). Basic concepts and clinical findings in the treatment of seizure disorders with EEG operant conditioning. *Clinical Electroencephalography*, 31, 45–55.

Sterman M. B., Egner, T. (2006). Foundation and practice of neurofeedback for the treatment of epilepsy. *Appl Psychophysiol Biofeedback*. 31(1):21–35

Sterman, M. B. & Friar, L. (1972). Suppression of seizures in an epileptic following sensorimotor EEG feedback training. *Electroencephalography & Clinical Neurophysiology*, 33, 89–95.

[1] Sterman, M. B. & Macdonald, L. R. (1978). Effects of central cortical EEG feedback training on incidence of poorly controlled seizures. *Epilepsia*, 207–222.

Strehl, U., Kotchoubey, B., Trevorrow, T. & Birbaumer, N. (2005). Predictors of seizure reduction after self-regulation of slow cortical potentials as a treatment of drug-resistant epilepsy. *Epilepsy & Behavior*, 6 (2), 156–166.

Strehl, U., Trevorrow, T., Veit, R., Hinterberger, T., Kotchoubey, B., Erb, M. & Birbaumer, N. (2006). Deactivation of Brain Areas during Self Regulation of Slow Cortical potentials in Seizure Patients. *Applied Psychophysiology and Biofeedback*, 31, 85–94.

Tan G., DeBakey, E., Thornby, J., Hammond, C., Arnemann, K., Strehl, U., Canady, B. Meta-Analysis of EEG Biofeedback in Treating Epilepsy. (Submitted).

[1] Tozzo, C. A., Elfner, L. F., & May, J. G., Jr. (1988). EEG biofeedback and relaxation training in the control of epileptic seizures. *International Journal of Psychophysiology*, 6 (3), 185–94.

Walker, J. E. & Kozlowski, G. P. (2005). Neurofeedback treatment of epilepsy. *Child & Adolescent Psychiatric Clinics of North America*, 14 (1), 163–176.

17.2
Lähmungen nach Schlaganfall und andere neurologische Erkrankungen

Friedemann Müller, Anne Häberle & Ingo Keller

17.2.1
Störungsbild

Der Schlaganfall (auch zerebraler Insult, oder Apoplex) ist eine plötzlich («schlagartig») oder innerhalb kurzer Zeit auftretende Erkrankung des Gehirns, die zu einem anhaltenden Ausfall von Funktionen führt und durch eine kritische Störung der Blutversorgung des Gehirns («ischämischer Hirninfarkt») oder in 15 % der Fälle durch eine Gefäßruptur mit nachfolgendem Blutaustritt («hämorrhagischer Infarkt») in das Hirngewebe verursacht wird. Die Funktionsausfälle werden durch die Lokalisation des Infarktes bestimmt. Je nach Aufgabe der betroffenen Hirnareale sind motorische (Lähmungen) oder sensible Funktionen (Gefühlsstörungen), die Sprache oder die Verarbeitung des Sehens betroffen.

Als häufigste neurologische Erkrankung mit direkten Behandlungskosten von ca. 43 000 € noch ohne die Kosten durch vorzeitige Erwerbsunfähigkeit und unentgeltliche Familienpflege ist der Schlaganfall auch die häufigste Ursache lebenslanger Behinderung im Erwachsenenalter (Kolominsky-Rabas et al. 2006). Hierzu tragen insbesondere die motorischen Behinderungen bei, die bei der Hälfte zu Abhängigkeit von pflegerischer Versorgung bei den Verrichtungen des täglichen Lebens führen. Je nach den therapeutischen Bemühungen können bis zu drei Viertel der den Schlaganfall überlebenden Patienten jedoch wieder selbständig lebensfähig werden. Sozialmedizinisch muss daher neben ausreichenden Bemühungen zur Prophylaxe auch ein großes Interesse der Reduktion von Behinderung gelten, die in hohem Ausmaß vom residuellen motorischen Defizit abhängt. Bei neurologischen Funktionsstörungen ist die Ursache einer Funktionsstörung für die rehabilitative Therapie nicht in gleichem Umfang wichtig, so dass die Therapieverfahren auch bei anderen Läsionen des ZNS Berücksichtigung finden können (z. B. Schädel-Hirn-Trauma).

Zur Wiedererlangung funktionell einsetzbarer selektiver Muskelfunktion ist meist ein langwieriger Therapieprozess erforderlich, bei dem die wesentliche Arbeit von Physiotherapeuten und Ergotherapeuten geleistet wird. In zunehmendem Maße rücken hierbei auch Methoden in den Vordergrund, die repetitives Eigentraining des Patienten, ggf. auch nach ausreichend intensiver therapeutischer Anleitung ermöglichen.

Der Evidenzgrad über die Wirksamkeit von Biofeedbackverfahren bei neurologischen Erkrankungen ist sehr heterogen. Für manches Einsatzgebiet liegen lediglich kleine, zum Teil ältere Studien vor. Meta-Analysen existieren für EMG-Biofeedback bei Paresen sowie eine Meta-Analyse der Cochrane-Gruppe für Biofeedback bei Gleichgewichtsstörungen.

Im Folgenden wird der Schwerpunkt darauf liegen, in welchem Umfang Informationen dazu vorliegen, wie Biofeedbacktraining die motorische Behinderung lindern hilft, insbesondere bezüglich Lähmungen und Gleichgewichtsstörungen.

17.2.2
Therapierational bei Lähmungen nach Schlaganfall

Lähmungen nach Schlaganfall entstehen durch Ausfall der Muskelinnervation. Darüber hinaus entwickelt sich nach Schädigungen absteigender Nervenbahnen oft ein typischer spastischer Muskeltonus als Adaptation an die Läsion aufgrund vielfältiger plastischer Veränderungen in Gehirn und Rückenmark. Diese Muskelanspannung ist nicht der Willkür unterworfen, führt in der Regel an der oberen Extremität zu erheblich störendem Tonus der Beugemuskulatur, an den Beinen oft zu Streckertonus.

Durch den Einsatz von Biofeedback-Methoden erhalten Patient und Therapeut zeitnah Rückmeldung über aktuelle biologische Vorgänge im Körper. In der Biofeedback-Therapie bei Lähmungen wird das an der Hautoberfläche registrierbare Summenaktionspotenzial eines Muskels über Oberflächenelektroden erfasst, verstärkt und akustisch und/oder visuell dargestellt (EMG-Biofeedback). Diese Methode kann eingesetzt werden, wenn die Muskelaktivität so schwach ist, dass der Patient noch keinen Bewegungseffekt wahrnehmen kann, was bei peripheren und spastischen Lähmungen vorkommt. Therapieziele bei zentralen Paresen können auch Kontrolle eines spastischen Tonus, Aufbau einer Willküraktivität oder Anbahnung alternierender Innervation zwischen Agonist und Antagonist sein, bei letzterer Indikation muss dann zumindest eine zweikanalige Ableitung erfolgen.

17.2.3
Evidenzbasierung bei Lähmungen nach Schlaganfall

Originalstudien

Da die meist älteren Originalstudien häufig nur kleine Patientenzahlen umfassen, und bereits 3 Metaanalysen vorliegen, sollen nur Arbeiten referiert werden, die interessante Folgefragestellungen bearbeiten.

In der Arbeit von **Mandel et al. (1990)** werden 2 Feedbackinterventionen mit einer Kontrollgruppe ohne Behandlung verglichen. 37 Patienten nach Schlaganfall erhielten randomisiert entweder EMG-BFB im Gangzyklus oder Lageinformations-Biofeedback. Ein elektronisches System lieferte audiovisuelles Feedback entweder der Muskelaktivität oder der Sprunggelenksposition während Dorsiflexion und Plantarflexion. Kovarianzanalysen zeigten, dass Versuchspersonen die Lagebiofeedback erhielten, ihre Ganggeschwindigkeit im Vergleich zur EMG-Gruppe und zur unbehandelten Kontrollgruppe signifikant verbessern konnten. Die Information über die zeitlichen Abläufe bei der Gelenksbewegung während des Gehens scheint für einen Transfer in das tatsächliche Gehen relevanter als die Information über die Muskelaktivität.

Colborne et al. (1993) fanden (bei allerdings nur 8 Patienten) keinen Unterschied zwischen EMG-Biofeedback vom Soleus-Muskel und Biofeedback des Gelenkwinkels, aber eine Überlegenheit beider BFB-Verfahren gegenüber konventioneller Physiotherapie in einem Dreifach-Crossover Design.

Eine eigene Entwicklung hat eine Richtung des EMG-Biofeedbacks genommen, die auf den Psychologen Brucker aus Florida zurückgeht, der hierzu auch eigene Geräte und Ausbildung anbietet. Die Patienten trainieren dabei ausschließlich unter direkter Anleitung eines Therapeuten, die jeweils im Trainingsfortschritt als wichtig eingeschätzte Bewegung. Die Selektivität des Trainings (z. B. bei der Schrittinitiierung o.ä.) wird unterstützt dadurch, dass auch ein nicht direkt zu aktivierender Muskel mit rückgemeldet wird, so dass der Patient gleichzeitig lernt, einen Muskel zu aktivieren und den Antagonisten entspannt zu lassen.

Da häufig die Gefahr von Kokontraktionen bestehen, ist dieser Ansatz sicherlich klinisch hochinteressant. In der letzten großen Studie untersuchten **Brucker und Bulaeva (1986)** an 100 Patienten mit hohem Querschnitt oberhalb C7 die EMG-Amplitude des Tricepsmuskels vor und nach einer Therapiesitzung und fanden sowohl für die erste Sitzung als auch bei 75 Patienten im Verlauf weiterer Sitzungen einen signifikanten Aktivitätszuwachs. Kraft oder EMG-Amplitude zu Beginn des Biofeedbacktrainings konnten nicht das Ansprechen auf die Therapie voraussagen. Allerdings liegen auch aus der Arbeitsgruppe um Brucker keine kontrollierten aussagekräftigen Studien vor, die die Effektivität dieses recht aufwändigen Trainings auf alltagsrelevante Fähigkeiten an einer größeren Patientenzahl überprüft hätten.

Metaanalysen

Glanz et al. (1995) untersuchten 8 randomisierte kontrollierte Studien, publiziert zwischen 1975 und 1990 über EMG-Biofeedback bei Funktionsstörungen der oberen und/oder unteren Extremität. Als Vergleichstherapie diente konventionelle Physiotherapie alleine, wobei insgesamt Daten von 170 Patienten berücksichtigt wurden. Die Effektgrößen der Studien unterschieden sich nicht signifikant zwischen den beiden Therapiearmen, wobei eine zweite Analyse, die eine bezüglich ihrer hohen Effektstärke auffallende Arbeit unberücksichtigt ließ, zu keinem anderen Ergebnis kam.

Die Arbeitsgruppe um Moreland analysierte die Studien getrennt für obere und untere Extremität in zwei Metaanalysen mit einem differenzierteren Resultat. **Moreland und Thomson (1994)** kamen für die obere Extremität zum gleichen Ergebnis wie Glanz. Ihre Auswertung berücksichtigt 5 randomisiert- kontrollierte Studien aus den Jahren 1979 bis 1989 mit zusammen 135 Patienten. Die Odds-Ratio für Verbesserung (Biofeedback- vs. physikalische Therapie) aus den verwendeten Funktionsskalen (Upper Extremity Function Test, Brunnström, Action Research Arm Test) lag zwar bei 2.16, jedoch wurde mit einem Signifikanzniveau von $p = 0.09$ keine Überlegenheit der Biofeedback- gegenüber der Vergleichs- Therapie gezeigt.

Im Gegensatz dazu bewertet die Arbeit von **Moreland et al. (1998)** für die untere Extremität die Biofeedbacktherapie günstiger. Aufgenommen wurden 8 Arbeiten mit randomisierten kontrollierten Studien, publiziert zwischen 1975 und 1994 mit zusammen 112 Patienten. Während die Variablen Gangqualität, Fußwinkel, Schrittlänge, Schrittgeschwindigkeit nicht unterschiedlich waren, zeigte sich eine Überlegenheit des EMG-Biofeedback gegenüber konventioneller physikalischer Therapie in Bezug auf Muskelkraft bei Dorsiflexion des Fußes. Allerdings gingen in die zuletzt erwähnte Auswertung nur die Daten von 2 Studien mit zusammen 42 Patienten ein.

17.2.4
Therapierational bei Gleichgewichtsstörungen und anderen Störungen der vertikalen Raumachse

Nach einem Schlaganfall treten neben oder als Folge von Lähmungen erhebliche Störungen des Gleichgewichtes auf. Dies betrifft die Standstabilität, die Standsymmetrie durch einseitige Gewichtsübernahme auf dem gesunden Bein und die dynamische Stabilität (Sturzgefahr beim Gehen), die oft schwer gestört sind. Nach Nichols (1997) bestehen nur geringe Korrelationen zwischen verschiedenen Gleichgewichtsfunktionen und Ganggeschwindigkeit, Unabhängigkeit in der Lebensführung oder Rollstuhlmobilität, so dass Gleichgewichtstraining als eigenständiges Therapieziel einzustufen ist. Das Gleichgewicht halten zu können ist daneben für Patienten die Voraussetzung für freies Gehen. Technische Fortschritte haben zu leichterer Verfügbarkeit von Messinstrumenten geführt, durch die verschiedene Parameter des Gleichgewichtes erfasst werden können. Kraftmessplattformen messen über die Bewegungen des Schwerkraftvektors, des Center of Pressure (COP), das Ausmaß der Körperbewegung während des Standes: Durch ein visuelles oder akustisches Feedback können somit Standsymmetrie (durch getrennte Messung mit einer Messplattform für jeden Fuß) und Standstabilität trainiert werden (Nichols 1997). Standsymmetrie zwischen beiden Beinen kann noch einfacher durch Systeme mit Druckzellen in Einlegesohlen gemessen und trainiert werden. Da die Standasymmetrie negativ mit motorischer Funktion und Unabhängigkeit bei den Verrichtungen des alltäglichen Lebens korreliert (Sackley 1990), ist das Training der Standsymmetrie in der Neurologischen Rehabilitation sinnvoll, auch wenn es nicht automatisch zur Besserung anderer Symptome führt.

17.2.5
Evidenzbasierung bei Gleichgewichtsstörungen

Originalarbeiten

Wong et al. (1997) trainierten – im Rahmen einer randomisiert kontrollierten Studie – die Standsymmetrie bei 60 Patienten mit Hemiplegie nach Schlaganfall oder Trauma mit Hilfe von visuell-akustischem Feedback des Signals von Kraftmesssensoren. Nach vier Wochen war der Anteil posturaler Asymmetrie signifikant unterschiedlich ($p = 0.003$) von 17,2 % auf 3,5 % in der Experimentalgruppe und von 17 % auf 10 % in der Kontrollgruppe ohne Feedbacktherapie gebessert.

Petersen et al. (1997) zeigten einen signifikanten Effekt von akustischem Feedback auf Sway-Messungen bei Patienten mit einem Schlaganfall nach maximal einem Jahr, während Patienten mit mehreren, länger zurückliegenden Schlaganfällen nicht profitierten. Vibrationsstimuli an der Wade dienten als Störreize, auf die die Patienten mit posturaler Anpassung reagieren mussten. Akustische Rückmeldungen der Kraftvektoren ausgelöst durch die Bewegungen im Stand dienten als Feedbacksignal. Petersen et al. berichten auch, dass die Verwendung dieser Information von den Patienten gelernt werden muss.

Wu (1997) trainierte ältere Menschen mit diabetischer Polyneuropathie mit einem Biofeedback-Programm des Center of Gravity mit 12 Sitzungen über vier Wochen durch Perturbationen (ruckartige Bewegungen) auf einer Plattform. Die Patienten, die ein visuelles Feedback ihrer Standstabilität erhalten hatten, zeigten danach eine größere Reduktion der Zahl der Stürze sowie der Sturzheftigkeit als die Gruppe ohne visuelles Feedback. Ähnliche Programme wurden auch nach vestibulären Läsionen vorgeschlagen (Hirvonen et al. 1997).

In einer neueren randomisiert-kontrollierten Studie konnten **Cheng et al. (2001)** an 30 Schlaganfallpatienten in der Therapiegruppe zeigen, dass sie nicht nur lernten, die Standsymmetrie zwischen paretischem und gesundem Bein im Stand, sondern auch beim Aufstehen aus dem Stuhl signifikant mehr zu verbessern, allerdings wurden die Elemente der Intervention nur kombiniert appliziert. In einer Nachuntersuchung nach 6 Monaten zeigte sich, dass die Patienten der Therapiegruppe signifikant seltener stürzten. Angesichts der häufigen Sturzfolgen bei älteren Schlaganfallpatienten ist dieser Befund nicht zu unterschätzen. Eine Replikation von **Cheng et al. (2004)** erreichte bezüglich der Sturzhäufigkeit knapp kein signifikantes Ergebnis (Sturzhäufigkeit in der BFB-Gruppe nach 6 Monaten 17,8 %, Kontrollgruppe 41,7 %; $p = 0.059$).

Ein großes Problem stellt die mangelnde Rumpfstabilität hemiplegischer Patienten bereits bei der Mobilisation in den Rollstuhl dar. **Dursun et al. (1996)** versuchten durch einen Kontaktschalter, der Abweichungen der Körperachse von der Vertikalen rückmeldete, die Zeit im freien Sitz zu optimieren. Bei einer halben Stunde Biofeedback-Training täglich mit insgesamt 10 Sitzungen zusätzlich zur Physiotherapie (die

Kontrollgruppe mit 13 Patienten erhielt eine um eine halbe Stunde längere Physiotherapie pro Tag) verhalf dieses System der Feedback-Gruppe (n = 24) zu einem rascheren Erwerb des freien Sitzens und früherem Erreichen der Gehfähigkeit. Nach den 10 Sitzungen hatten 75 % der Experimentalgruppe, aber nur 15 % der Kontrollgruppe das Ziel eines Gleichgewichts im Sitzen erreicht ($p = 0.001$) Die Aufenthaltsdauer in der Rehabilitationseinrichtung unterschied sich ebenfalls signifikant ($p = 0.049$) zugunsten der Biofeedbackgruppe. Allerdings sind die Patienten in dieser Arbeit den Bedingungen nicht randomisiert zugeordnet worden

Mit einer leichten Variation des Biofeedback-Prinzips trainierten **Wiart et al. (1997)** Patienten mit unilateralem Neglect, die vernachlässigte Seite in ihr Verhalten zu integrieren. Ein Zeigestab war mit dem Körperrumpf so verbunden, dass die Patienten durch Rotation der Körperachse auf Ziele auf der vernachlässigten Seite zeigen mussten und so die Beachtung dieser Seite in ihr Verhaltensrepertoire einbauten. Über elektrische Kontaktschalter erfolgte visuelles und auditives Feedback. Auf diese Art trainierten die Patienten auch intensiv die anfangs sehr eingeschränkte Rumpfkontrolle, was in der Studie leider nicht als sekundäre Zielvariable genau erfasst wurde.

Die Arbeit fasst die Ergebnisse von 2 Studien zusammen. In der ersten Studie wurden 22 Patienten randomisiert kontrolliert den Bedingungen zugewiesen, und erhielten insgesamt 20 Stunden Biofeedbacktraining, während die Kontrollgruppe die üblichen stationären Rehabilitationsmaßnahmen erhielt.

Metaanalysen

In einer sehr rigorosen Metaanalyse der Studien zum Biofeedbacktraining, in die nur Studien einbezogen wurden, bei denen Kraftmessplattformen verwendet und klar beschriebene randomisiert-kontrollierte Untersuchungen durchgeführt wurden, kommt die Analyse der Cochrane Review zum Ergebnis, dass visuell oder auditiv appliziertes Feedback der Standmessung auf der Plattform die Standsymmetrie eindeutig verbessert. Weitere Effekte wie Verbesserung des Sway oder klinischer Gleichgewichtsskalen konnten über die 7 untersuchten Studien mit insgesamt 246 eingeschlossenen Patienten hinweg nicht als nachgewiesen eingestuft werden (**Barclay-Goddard et al. 2004**).

17.2.6
Evidenzbasierung bei unwillkürlichen Körperbewegungen bei Dystonien

Dystonien sind Bewegungsstörungen, bei denen, teilweise auf erblicher Basis, anhaltende, unwillkürliche Muskelkontraktionen zu rotierenden und repetitiven Bewegungen oder abnormen Haltungen führen. Während die Einordnung als psychosomatische Erkrankung schon länger aufgegeben wurde und Psychotherapie fraglich effektiv ist, konnte das Biofeedback-Training des Tortikollis vor der Einführung der Therapie mit Botulinumtoxin (Müller et al. 1996) als eine interessante Alternative zu in der Regel belastenden pharmakologischen Verfahren angesehen werden. Die gezielte Entspannung dystoner Muskeln (in der Regel M. sternocleidomastoideus) konnte von **Jahanshahi et al. (1991)** als wirksam nachgewiesen werden, doch ließ sich die in der Therapiesitzung mögliche Entspannung nicht in ausreichendem Maß auf Dauer beibehalten. Seit mit der lokalen chemischen Denervierung mittels Botulinumtoxin A oder B ein im wesentlichen gleich nebenwirkungsarmes, aber deutlich effektiveres Verfahren zur Verfügung steht, kommt Biofeedback oftmals nur noch als Ergänzung, bei Kontraindikationen (z. B. Schwangerschaft) oder bei Therapieversagern in Betracht. **Smania et al. (2003)** konnten bei Einzelfallanalysen zeigen, dass auch noch nach 9 Monaten eine Besserung der Behinderung und der Schmerzen von den Patienten angegeben wurden.

Bisher liegen keine Studien über den kombinierten Einsatz von Botulinumtoxin A und Biofeedback vor. Sofern die Patienten bei Anspannung eine deutliche Verstärkung der Symptomatik zeigen, hat sich in Einzelfällen die biofeedback-unterstützte Entspannungstherapie sehr erfolgreich einsetzen lassen. Gezieltes EMG-Entspannungs-Biofeedback der injizierten Muskulatur ist allerdings nach erfolgreicher Injektion aufgrund der nur noch geringen Muskelpotenziale wenig erfolgversprechend.

17.2.7
Zusammenfassende Bewertung

Die Literatur zur Therapie neurologischer Defizite mit Hilfe von Biofeedback ist nicht sehr umfassend. Ältere Arbeiten zum EMG-Biofeedback bei Lähmungen haben ein heterogenes Bild ergeben. Insbesondere hat sich in Metaanalysen kein sicherer überlegener Effekt gezeigt. Somit ist auf der Basis der gegenwärtigen Studienlage festzuhalten, dass Biofeedback gegenüber konventioneller Physiotherapie keine größere Wirksamkeit zeigt. Es muss allerdings betont werden, dass auch Arbeiten, die verschiedene Physiotherapiemethoden vergleichen, oft keinen Unterschied in der Effektivität zeigen können. Bereits eine anzunehmende Gleichwertigkeit kann angesichts der größeren Patientenselbständigkeit beim Üben mit Biofeedback eine Möglichkeit sein, die Therapeutenkapazität besser zu nutzen als die nur limitiert verfügbare Physiotherapie. Derartige Vergleiche, die auch die Ressourcennutzung einbeziehen, stehen derzeit allerdings noch nicht zur Verfügung.

EMG-Biofeedback bei Dystonien wird seit dem Aufkommen der Botulinumtoxin-Therapie praktisch nicht mehr beforscht, da es im Vergleich zu einer lediglich alle ca. 3 Monate durchzuführenden Injektionstherapie als sehr viel aufwändiger und wahrscheinlich deutlich ineffektiver einzustufen ist.

Im Gegensatz dazu hat sich bei zahlreichen Arbeiten zu Gleichgewichts- und Balance-Problemen gezeigt, dass die Rückmeldungen komplexerer Lage- oder Stellungsinformationen vom Patienten nutzbringend eingesetzt werden können. Bei zahlreichen Studien hat sich ein therapeutischer Effekt des Biofeedbacks bei verschiedenen Ätiologien ergeben. Allerdings sind diese Effekte nicht immer gegen gleich intensive alternative Therapien getestet worden, sondern häufig als add-on-Verfahren eingesetzt worden. Auch liegen noch nicht viele Arbeiten vor, die Kriterien randomisiert-kontrollierter Studiendesigns erfüllen. Angesichts dessen, dass für Störungen wie Standasymmetrie oder Neglect bisher wenig gezielte Therapiemöglichkeiten existieren, ist die Verfügbarkeit von wirksamen spezifisch fokussierten Methoden ein Fortschritt. Auch in einer Metaanalyse (Barclay-Goddard et al. 2004) ergibt sich ein positiver Effekt auf die Standsymmetrie bei Training auf der Kraftmessplattform, der sich allerdings bezüglich klinischer Scores nicht bestätigt. Das Ergebnis der Metaanalyse steht durchaus im Einklang mit zahlreichen Studien aus der Neurorehabilitation, in der ein Verbesserungseffekt mit einer gezielten Intervention mit darauf ausgerichteten Messverfahren schwer nachzuweisen ist, eine daraus folgende Verbesserung in globaleren Skalen aber noch seltener festgestellt wird.

Angesichts der häufig nur klinisch-historischen Fundierung therapeutischer Verfahren in der Neurorehabilitation sind die o. a. Befunde als relevant einzustufen. In einem weiteren Schritt wäre zu berücksichtigen, in welchem Umfang sich mit Biofeedback ein ökonomischer Vorteil gegenüber den häufig sehr personalaufwändigen klassischen Übungstherapien ergeben könnte.

Literatur

[1] berücksichtigte kontrollierte Studien;
[2] Meta-Analysen

[2] Barclay-Goddard, R., Stevenson, T., Poluha, W., Moffatt, M. E. & Taback SP (2004). Force platform feedback for standing balance training after stroke. *Cochrane Database for Systematic Reviews*, 4, CD004129.

Brucker, B. S. & Bulaeva, N. V. (1996). Biofeedback effect on electromyography responses in patients with spinal cord injury. *Archives of Physical Medicine and Rehabilitation*, 77, 133–137.

[1] Cheng, P. T, Wu, S. H, Liaw, M. Y, Wong, A. M. & Tang F. T. (2001). Symmetrical body-weight distribution training in stroke patients and its effect on fall prevention. *Archives of Physical Medicine and Rehabilitation*, 82, 1650–1654.

[1] Cheng, P. T., Wang, C. M., Chung, C. Y. & Chen, C. L. (2004). Effects of visual feedback rhythmic weight-shift training on hemiplegic stroke patients. *Clinical Rehabilitation*, 18, 747–753

Colborne, G. R., Olney, S. J. & Griffin, M. P. (1993). Feedback of ankle joint angle and soleus electromyography in the rehabilitation of hemiplegic gait. *Archives of Physical Medicine and Rehabilitation*, 74, 1100–1106

[1] Dursun, E., Hamamci, N., Donmez, S., Tuzunalp, O. & Cakci, A. (1996). Angular biofeedback device for sitting balance of stroke patients. *Stroke*, 27, 1354–1357.

[2] Glanz, M., Klawansky, S., Stason, W., Berkey, C., Shah, N., Phan, H. & Chalmers, T. C. (1995). Biofeedback therapy in poststroke rehabilitation: a meta-analysis of the randomized controlled trials. *Archives of Physical Medicine and Rehabilitation*, 76, 508–515.

Hirvonen, T. P., Aalto, H. & Pyykko, I. (1997). Stability limits for visual feedback posturography in vestibular rehabilitation. *Acta Oto-Laryngologica/Supplement*, 529: 104–107.

Jahanshahi, M., Sartory, G. & Marsden, C. D. (1991). EMG biofeedback treatment of torticollis: a controlled outcome study. *Biofeedback and Self-Regulation*, 16, 413–448.

Kolominsky-Rabas, P. L., Heuschmann, P.U., Marschall, D., Emmert, M., Baltzer, N., Neundörfer, B., Schöffski, O. & Krobot, K. J. (2006) Lifetime cost of ischemic stroke in Germany: results and national projections from a population-based stroke registry: the Erlangen Stroke Project. *Stroke*, 37, 1179–1183.

[1] Mandel, A. R., Nymark, J. R., Balmer, S. J., Grinnell, D. M. & O'Riain, M. D. (1990) Electromyographic versus rhythmic positional biofeedback in computerized gait retraining with stroke patients. *Archives of Physical Medicine and Rehabilitation*, 71, 649–654

[2] Moreland, J. & Thomson, M. A. (1994). Efficacy of electromyographic biofeedback compared with conventional physical therapy for upper-extremity function in patients following stroke: a research overview and meta-analysis. *Physical Therapy*, 74, 534–543.

[2] Moreland, J. D., Thomson, M. A. & Fuoco A. R. (1998). Electromyographic biofeedback to improve lower extremity function after stroke: a meta-analysis. *Archives of Physical Medicine and Rehabilitation*, 79, 134–140.

Müller, F., Dichgans, J., Jankovic, J. & Dyskinesias (1996). In: *Neurological Disorders: Course and Treatment*. Brandt T., Caplan L. R., Dichgans J., Diener H. C., Kennard C., eds. San Diego, Ca.: Academic Press, 779–795.

Nichols, D. S. (1997). Balance retraining after stroke using force platform biofeedback. *Physical Therapy*, 77: 553–558.

Petersen, H., Magnusson, M., Johansson, R. & Fransson, P. A. (1996). Auditory feedback regulation of perturbed stance in stroke patients. *Scandinavian Journal of Rehabilitation Medicine*, 28, 217–223.

Smania, N., Corato, E., Tinazzi, M., Montagnana, B., Fiaschi, A. & Aglioti S. M. (2003) The effect of two different rehabilitation treatments in cervical dystonia: preliminary results in four patients. *Functional Neurology*, 18, 219–225.

[1] Wiart, L., Come, A.B., Debelleix, X., Petit, H., Joseph, P.A., Mazaux, J. M. & Barat, M. (1997). Unilateral neglect syndrome rehabilitation by trunk rotation and scanning training. *Archives of Physical Medicine and Rehabilitation*, 78, 424–429.

[1] Wong, A. M., Lee, M. Y., Kuo, J. K. & Tang F. T. (1997). The development and clinical evaluation of a standing biofeedback trainer. *Journal of Rehabilitation Research and Development*, 34, 322–327.

[1] Wu, G. (1997). Real-time feedback of body center of gravity for postural training of elderly patients with peripheral neuropathy. *IEEE Transactions on Rehabilitation Engineering*, 5, 399–402.

Teil 3
Rahmenbedingungen und Fazit

18 Zur Versorgungssituation von Biofeedback-Behandlungen

Winfried Rief

18.1
Indikation Biofeedback

Wie in den vorherigen Kapiteln ausgeführt stellt Biofeedback in einigen Indikationsgebieten die Behandlungsmethode mit der höchsten Erfolgsaussicht dar, während zum Teil andere Interventionen entweder schlechteren Erfolg haben oder nicht evaluiert sind. So ist z. B. bei den Ausscheidungsstörungen, ganz besonders bei der Stuhlinkontinenz, die Biofeedback-Behandlung ohne ernsthafte Konkurrenz durch andere psychotherapeutische Verfahren. Bei der Behandlung bestimmter Schmerzerkrankungen (z. B. Migräne; siehe Metaanalyse (Nestoriuc & Martin, 2007) ist es bislang fraglich, ob andere psychotherapeutische Verfahren wirklich eine ähnlich hohe positive Wirkung erreichen wie Biofeedback-Behandlungen. Somit gibt es Einsatzgebiete, in denen eine möglichst flächendeckende Versorgung mit Biofeedback-Methoden ausgesprochen wünschenswert wäre.

Aber auch bei anderen Indikationsgebieten, zu denen bereits wissenschaftlich gut evaluierte psychotherapeutische Verfahren vorliegen, stellt sich die Biofeedback-Behandlungen als sinnvolle Alternative dar, wenn andere Psychotherapieverfahren scheitern, von Patienten schlecht angenommen werden oder ergänzt werden müssen. So lehrt die klinische Praxis selbst bei Angstbehandlungen, für die die kognitiv-behaviorale Therapie sehr hohe Erfolge für sich in Anspruch nehmen kann, dass durchschnittlich jeder vierte Patient nicht ausreichend von einer solchen Behandlung profitiert. Für diese Patientengruppen braucht man alternative wissenschaftlich gut evaluierte Verfahren. Dies soll nachfolgend an einigen Fallbeispielen veranschaulicht werden:

Fallbeispiel 1: «Sonnenlichtallergie», Angsterkrankung

Eine Patientin wird zur stationären Behandlung aufgenommen, da sie seit mehreren Jahren an einer unklaren «Sonnenlichtallergie» leide. Diese sei immer schlimmer geworden und sie vermeide zwischenzeitlich normales Tageslicht vollständig. Bei Sonnenschein ins Freie zu treten, wäre für sie unmöglich und unvorstellbar. Sie würde intensiv somatisch reagieren mit Herzrasen, Hautausschlägen, Hautrötungen und Atemnot. Eine genaue Verhaltens- und Bedingungsanalyse sowie Sichtung der Vorbefunde erbrachte zum einen den Nachweis einer Angsterkrankung, die des weiteren durch zusätzliche somatische Beschwerden sowie ein komplexes subjektives Krankheitsmodell der Patientin verstärkt wurden. Mit der Patientin wurde ein entsprechendes Angstmodell sowie Veränderungsmodell nach verhaltenstherapeutischen Grundprinzipien erarbeitet. Die Patientin nahm dieses zwar interessiert zur Kenntnis, zeigte sich jedoch in keiner Weise bereit, an einer expositionsorientierten Behandlung teilzunehmen.

Aus diesem Grund wurde eine Biofeedback-gestützte Behandlung begonnen. Die Patientin nahm an Mehrkanal-Biofeedbackableitungen teil und lernte den Zusammenhang zwischen körperlichen Aktivitätsmaßen, Stress und ihren körperlichen Beschwerden. Sowohl die ersten als auch die nachfolgenden Sitzungen der Biofeedback-Behandlung wurden in einem Kellerraum durchgeführt, da die Patientin nicht bereit war, in einem mit Tageslicht versehenen Büro mitzuarbeiten. Unter diesen Bedingungen lernte die Patientin, ihre physiologische Stressreaktion systematisch zu beeinflussen und reduzieren zu können. Daraufhin wurde ein gestuftes Expositionsprogramm mit ihr begonnen, so dass sie mit der Unterstützung der Biofeedback-Geräte langsam ihren Bewegungsspielraum ausbauen konnte und sich auch in Fluren oder Büros mit Tageslicht aufhalten konnte. Als nächster Schritt setzte sich die Patientin während therapeutischer Sitzungen zunehmend ins Freie auf eine Gartenbank, wobei ein tragbares Biofeedback-Gerät zu Hilfe genommen wurde, um ihr die erfolgreiche Unterdrückung einer ausgeprägten Angst- und Stressreaktion rückzumelden. Durch diese Erfolge angespornt konnten sukzessive die Biofeedback-Geräte als Hilfsmittel abgebaut werden und die Patientin erkannte ihre eigenen Fähigkeiten, sich Tages- und sogar Sonnenlicht auszusetzen, ohne dafür noch technische Hilfe zu benötigen. Dieses Fallbeispiel zeigt, dass Alternativen zur wissenschaftlich gut fundierten kognitiv-behavioralen Angstbehandlung notwendig waren, da die Patientin an einer klassischen Expositionstherapie nicht teilnehmen konnte.

Fallbeispiel 2: Depression, Erschöpfungssyndrom

Ein Mann kommt zur Behandlung wegen vorliegender Depression in Form einer Major Depression sowie einem Erschöpfungssyndrom, unter dem er subjektiv sehr stark leide. Es wurde eine kognitive Behandlung sensu Beck begonnen und mit dem Patienten wurden seine ungünstigen kognitiven Strategien erarbeitet, die seine Störung aufrechterhalten. Der Patient war dem Behandlungsansatz gegenüber trotz offensichtlicher Evidenz sehr skeptisch und blieb distanziert. Wegen der geschilderten Erschöpfungszustände wurden auch mehrere Biofeedback-Sitzungen durchgeführt. Dabei wurde zum einen ein deutlich erhöhtes physiologisches Aktivierungsniveau bestätigt, wie es der Patient auch subjektiv empfindet. Bei der Instruktion, durch Entspannungsübungen dieses Aktivitätsniveau zu senken, zeigte sich paradoxerweise eine deutliche Erhöhung der Aktivitätsparameter. Auf Rückfrage stellte sich heraus, dass der Patient sich deutlich unter Druck setzte, nun auch alles richtig zu machen und eine entsprechende Leistung zu erbringen, um dem Therapeuten zu zeigen, dass er sich «ja redlich bemühe», nun endlich zu entspannen. Durch die direkte Rückmeldung der physiologischen Signale und deren Bearbeitung konnte deutlich gemacht werden, dass der Patient sich oftmals durch den Druck, perfekte Leistung erbringen zu müssen, erschöpfte, selbst in Situationen, die eine solche Art von Leistung gar nicht notwendig machen würden. Es wurde deutlich, dass er verschiedene Situationen etwas «leichter» angehen müsste, und er lernte dies ebenfalls mit Unterstützung von Biofeedback-Therapien.

Biofeedback kann somit als Therapiemethode in Bereichen gesehen werden, wo es mehr oder weniger das einzige wissenschaftlich evaluierte psychotherapeutische Verfahren darstellt; zusätzlich kann Biofeedback jedoch auch eine Alternative oder Ergänzung sein, wenn zwar andere wissenschaftlich fundierte Therapieansätze vorliegen, diese jedoch aus bestimmten Gründen nicht erfolgreich sind. Ganz besonders relevant erscheint aber auch die Einsatzmöglichkeit von Biofeedback gerade im Rahmen der primären hausärztlichen Versorgung. Wie vielfach bemängelt wird oftmals der Sprung zwischen hausärztlicher Versorgung und ambulanter psychotherapeutischer Versorgung als zu groß angesehen und Patienten lassen sich schwer motivieren, eine längerfristige Psychotherapie auf Empfehlung des Hausarztes hin zu beginnen. Deshalb ist besonders relevant, darauf hinzuarbeiten, dass Psychotherapiemethoden in der hausärztlichen Praxis entweder vorbereitet oder sogar durchgeführt werden können, um diesen «Gap» zwischen hausärztlicher Versorgung und psychotherapeutischer Versorgung zu reduzieren. In diesem Sinne führten Ryan und Gevirtz (2004) eine Studie durch, bei der Hausärzte in der Anwendung von Biofeedback-Methoden und anderen einfachen psychotherapeutischen Techniken geschult wurden, um diese Techniken möglichst häufig ihren Patienten nahe zu bringen. Diese Intervention hatte zum Teil bereits therapeutische Effekte, hat aber zusätzlich bei sehr vielen Teilnehmern eine Offenheit für eher psychotherapeutische Ansätze geschaffen, so dass Weitervermittlungen entsprechend erleichtert waren. Auch deutete sich ein Kosten sparender Effekt durch den Einsatz von Biofeedback-Techniken im hausärztlichen Setting an. Da die meisten Patienten mit psychischen und psychosomatischen Beschwerden in hausärztlicher Behandlung sind und weder zum Facharzt noch zum Psychotherapeuten überwiesen werden (Rief, Martin, Klaiberg & Brähler, 2005), kommt solchen Ansätzen besondere Bedeutung zu.

Auch aus dem stationären Setting werden hohe Erfolgsraten für Biofeedback-Behandlungen berichtet. So findet sich in Rief und Birbaumer (2006) im Einleitungskapitel der Bericht von 2527 Patienten, die in der Klinik Roseneck Biofeedback-Behandlungen erhielten, und von denen ca. 90 % angaben, dass die Biofeedback-Behandlungen hilfreich für die Bewältigung der Hauptbeschwerden waren (siehe Abb. 1).

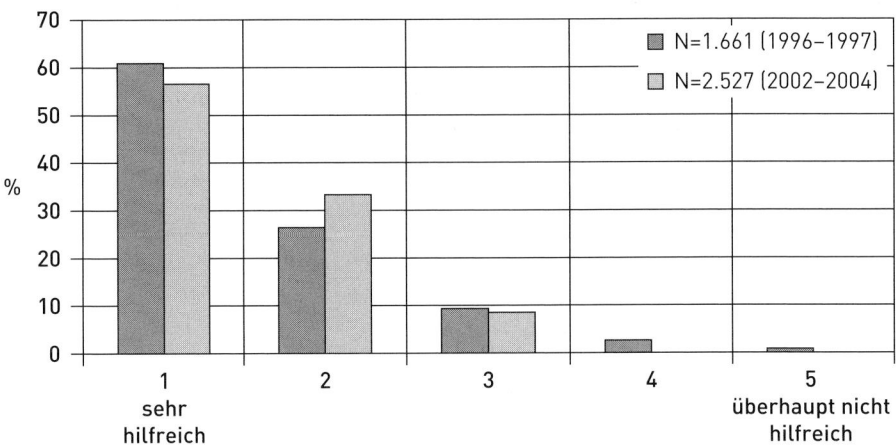

Abbildung 1: «Wie hilfreich war die Behandlung mit Biofeedback zur Bewältigung Ihrer Hauptprobleme?». Ergebnisse aus dem stationären Setting (Rief & Birbaumer, 2006)

18.2
Wie viel Therapeuten haben Fachkompetenz im Bereich Biofeedback-Behandlung?

Die Deutsche Gesellschaft für Biofeedback DGBFB bekommt sehr viele Anfragen von interessierten Patientinnen und Patienten nach ambulanten Behandlungsmöglichkeiten mit Biofeedback. Allerdings ist die Frage relativ schwer zu beantworten, welcher Arzt oder Psychotherapeut entsprechende Biofeedback-Behandlungen z. Z. anbietet und durchführt. Einziger Anhaltspunkt ist die Mitgliederzahl der Deutschen Gesellschaft für Biofeedback (zur Zeit zwischen 200 und 300 Personen). Von diesen ist anzunehmen, dass sie zumindest Grundkompetenz in der Durchführung von Biofeedback-Verfahren haben. Zusätzlich kann vermutet werden, dass eine ebenso große Zahl in der Praxis Biofeedback-Behandlungen durchführt, ohne deshalb Mitglied der DGBFB zu sein. Allerdings erscheint diese Schätzung eher zu positiv.

Gerade auch die Landkarte, wo Mitglieder der Deutschen Gesellschaft für Biofeedback tätig sind, macht große Versorgungslücken deutlich. So ist in Berlin und in den neuen Bundesländern kaum ein Biofeedback-Therapeut vertreten; ähnlich schlecht sieht die Versorgungslage mit Biofeedback-Therapeuten z. B. im Ruhrgebiet, Niederrhein oder Westfahlen-Lippe aus. Aus den Rückmeldungen von Psychotherapeutinnen und Psychotherapeuten, warum sie in der Praxis kein Biofeedback durchführen, lässt sich als Hauptproblempunkt erkennen, dass für die Zusatzleistung (und therapeutischen Zusatzkosten durch) Biofeedback keine finanzielle Zusatzgratifikation erfolgt. Sowohl aufgrund spezifischer Weiterbildungen des Therapeuten als auch aufgrund des Geräteaufwandes und der Verbrauchsmittel ist Biofeedback teurer als eine reguläre Psychotherapiesitzung. Möchte man Biofeedback als ernsthafte Versorgungsmöglichkeit installieren, müssten sowohl die erhöhten Investitions- als auch die erhöhten Verbrauchskosten entlohnt werden.

18.3
Zusammenfassung

Es gibt mehrere Indikationsbereiche, in denen Biofeedback die Therapiemethode der ersten Wahl sein sollte. Zusätzlich gilt auch für eine ganze Reihe von Indikationsbereichen, für die bereits gut evaluierte Verfahren vorliegen, dass diese vermutlich durch den Einsatz von Biofeedback verbessert werden können oder bei «Therapieversagen» alternative Behandlungen mit Biofeedback angeboten werden können. Daneben gibt es auch entsprechende Vorschläge, wie Biofeedback auch in die Primärversorgung integriert werden könnte. Hauptproblem bei der Verbreitung von Biofeedback-Behandlung ist dabei nicht ein fehlendes Interesse von Patienten, sondern dass zu wenige Personen die spezifische Qualifikation zur Biofeedback-Behandlung aufweisen bzw. solche Behandlungen anbieten. Der Bedarf an Behandlungen ist sehr groß (man möge nur an die Hauptindikationsbereiche Schmerzbehandlung oder Behandlung des hyperkinetischen Syndroms bei Kindern und Jugendlichen denken), das Angebot an aktiv Biofeedback-Behandelnden ist demgegenüber vernichtend gering.

Literatur

Nestoriuc, Y. & Martin, A. (2007). Efficacy of biofeedback for migraine: A meta-analysis. *Pain, 128*, 111–127.
Rief, W. & Birbaumer, N. (Eds.). (2006). *Biofeedback-Therapie. 2. Aufl.* Stuttgart: Schattauer.
Rief, W., Martin, A., Klaiberg, A. & Brähler, E. (2005). Specific effects of depression, panic, and somatic symptoms on illness behavior. *Psychosomatic Medicine, 67*, 596–601.
Ryan, M. & Gevirtz, R. (2004). Biofeedback-based psychophysiological treatment in a primary care setting: An initial feasibility study. *Applied Psychphysiology and Biofeedback, 29*, 79–93.

19 Qualitätssicherung und Weiterbildungsregelungen

Jörg Heuser

Ebenen der Qualitätssicherung

Die fundierte Qualitätssicherung eines therapeutischen Verfahrens kann und muss immer auf verschiedenen Ebenen ansetzten. Die wissenschaftliche Überprüfung der dem Behandlungsverfahren zugrunde liegenden Theoriemodelle und der therapeutischen Effektivität des Therapieverfahrens mit kontrollierten, randomisierten Studien sowie die vergleichende Therapieforschung mit anderen, bereits bewährten Therapieverfahren stellt eine erste und ganz zentrale Form der Qualitätssicherung des Verfahrens dar. Metaanalysen und Cochrane-Reviews gelten hier als der Goldstandard, an dem die wissenschaftliche Effektivität und Qualität eines Verfahrens beurteilt werden kann. Der Schwerpunkt dieses Buches setzt sich genau mit diesem Aspekt der Qualitätssicherung auseinander. In den vorangegangenen, störungsbezogenen Kapiteln wurde eine Vielzahl an methodisch sauberen, randomisierten Therapiestudien und Metaanalysen vorgestellt, welche dem Leser einen guten Überblick über den derzeitigen Stand der wissenschaftlichen Qualitätssicherung im Bereich der Biofeedbacktherapie geben. Dieser Aspekt der Qualitätssicherung braucht daher an dieser Stelle nicht mehr näher erläutert werden.

Im Rahmen der Qualitätssicherung wird zwischen Strukturqualität, Prozessqualität und Ergebnisqualität unterschieden. Unter **Strukturqualität** werden alle strukturellen Gegebenheiten verstanden, welche als notwendige Voraussetzungen für die Erbringung einer qualitativ hochwertigen Leistung erforderlich sind. Im Rahmen der Biofeedbacktherapie sind hier u. a. die angemessene räumliche Ausstattung des Therapieraumes (Atmosphäre, Ausstattung mit geeignetem Mobiliar (z. B. Entspannungsstuhl, Bildschirm, Audioanlage), angemessene Beleuchtung, professionelle Hard- und Software zu nennen, aber ebenso auch Aspekte wie die erforderliche berufliche Qualifikation des Therapeuten, die Organisation der Behandlung und die Vernetzung mit anderen an der Behandlung beteiligten Ärzten und Therapeuten einzuordnen.

Unter den Begriff der **Prozessqualität** werden schwerpunktmäßig die verschiedenen Abläufe und Prozesse im Rahmen der Biofeedbacktherapie – wie z. B. eine sinnvolle Abfolge von Anamneseerhebung, Einführung in ein psychophysiologisches Krankheitsmodell, Erfassung von Baselinewerten, Stressdiagnostik, Trainingsablauf etc. gefasst, wobei insbesondere die reibungslose Vernetzung dieser verschiedenen Bausteine (= Schnittstellenproblematik) im Vordergrund der Qualitätsbeurteilung steht.

Unter **Ergebnisqualität** werden schließlich jene Merkmale verstanden, welche der objektiven und subjektiven Beurteilung und Erfassung des Therapieerfolges dienen. Hierzu gehören auch der Einsatz geeigneter psychometrischer Messverfahren oder die Anwendung angemessener statistischer Auswertungsverfahren. Wo immer möglich sollten die erreichten Therapieerfolge (z. B. gemessen anhand der Effektstärke) mit einem allgemein anerkannten Benchmark («Goldstandard») verglichen werden. Als Benchmark können auch die Ergebnisse aus wissenschaftlichen Studien herangezogen werden.

Aus- und Weiterbildung

Die Definition von bestimmten (beruflichen) Eingangsvoraussetzungen für den Beginn einer spezifischen Therapieausbildung, die Erstellung eines festgelegten Ausbildungscurriculums, die Überprüfung und Bestätigung des erfolgreichen Abschlusses dieser Ausbildung mit einem anerkannten Zertifikat und ggf. auch die Festlegung von Kriterien für eine permanente Fort- und Weiterbildung nach Abschluss der eigentlichen Therapieausbildung stellten einen weiteren zentralen Aspekt der Qualitätssicherung dar.

Zur Qualitätssicherung gehören darüber hinaus die Festlegung und die Einhaltung von Kriterien, die im Rahmen der therapeutischen Praxis vom jeweiligen Therapeuten erfüllt werden sollten – also z. B. die Erstellung einer klaren und auch für einen Außenstehenden nachvollziehbaren Dokumentation des Therapieverlaufes im Einzelfall, der Einsatz von anerkannten Messverfahren zur Überprüfung des Therapieerfolges, die Orientierung an wissenschaftlich begründeten Leitlinien und Therapieprotokollen bei der Behandlung bestimmter Störungsbilder sowie der regelmäßige Austausch mit anderen Berufskollegen und die kritische Reflexion der eigenen Arbeit z. B. im Rahmen von Supervision.

Diese beiden zuletzt genannten Aspekte der Qualitätssicherung – also die Festlegung von anerkannten Ausbildungsrichtlinien und die Qualitätssicherung im Rahmen der therapeutischen Praxis – stehen in Deutschland bisher noch am Anfang und befinden sich gerade erst im Aufbau. Der Titel «Biofeedback-Therapeut» ist in Deutschland rechtlich nicht geschützt. Ebenso gibt es bisher kein gesetzlich geregeltes oder zumindest von den verschiedenen Berufsverbänden allgemein anerkanntes Ausbildungscurriculum, in dem definiert wird, welche Eingangsvoraussetzungen erfüllt sein müssen, damit jemand eine Weiterbildung zum Biofeedbacktherapeuten beginnen kann bzw. welche Ausbildungsinhalte jemand absolviert haben muss, bevor er selbstständig als Biofeedbacktherapeut arbeiten kann.

Historisch hat sich der Behandlungsansatz der Biofeedbacktherapie aus der psychophysiologischen Grundlagenforschung und der Verhaltensmedizin entwickelt und kann daher als Teilgebiet der angewandten Psychophysiologie und der Verhaltenstherapie bezeichnet werden. Aufgrund dieser Abstammung dürfte es sich bei den in Deutschland tätigen Biofeedbacktherapeuten daher bisher auch zum überwiegenden Teil um approbierte Diplom-Psychologen oder Ärzte handeln. Zunehmend haben aber auch Heilpraktiker, Krankengymnasten, Sporttherapeuten und andere im Gesundheitsbereich tätigen Berufsgruppen die Nützlichkeit und Effektivität des Einsatzes von Biofeedbackverfahren erkannt und bauen daher verstärkt Biofeedback-Bausteine in ihre therapeutische Arbeit mit ein. In einzelnen Bereichen hat diese Entwicklung auch durchaus zu positiven und auch wissenschaftlich untermauerten Verbesserungen der Therapieerfolge geführt – hier sind z. B. der Bereich der Inkontinenzbehandlung mit Biofeedback oder auch der Einsatz von Biofeedback im Rahmen der Leistungsverbesserung von Spitzensportlern zu nennen. Diese unkontrollierte und an keine wissenschaftlich begründeten Kriterien gebundene Verbreitung des Einsatzes von Biofeedbackverfahren birgt jedoch die Gefahr, dass hier ein sinnvolles, wissenschaftlich gut fundiertes und in seiner Effektivität durch eine Vielzahl von guten Therapiestudien belegtes Therapieverfahren in Misskredit gerät, da es auch von Personen eingesetzt werden kann, die mit dem erforderlichen psychophysiologischen, anatomischen und verhaltenstherapeutischen Grundlagen nicht oder nur ungenügend vertraut sind. Das Risiko einer Fehlbehandlung, die im günstigsten Fall zu einem unveränderten Fortbestehen der Beschwerden, genauso gut aber auch zu einer weiteren Symptomverschlechterung beim Patienten führen kann, ist dadurch erhöht.

In Amerika, wo der Einsatz von Biofeedback weit stärker verbreitet ist als in Deutschland, und das vor ähnlichen Problemen des unkontrollierten Einsatzes von Biofeedbackverfahren stand, wurde daher im Jahr 1981 – in enger Zusammenarbeit und Abstimmung mit der wissenschaftlichen Fachgesellschaft «Association for Applied Psychophysiology and Biofeedback (AAPB)» – das «Biofeedback Certification Institute of America (BCIA)» gegründet mit dem Ziel, einen wissenschaftlich begründeten, professionellen Standard im Bereich der Biofeedbacktherapie zu erstellen und dessen Einhaltung zu gewährleisten. Der Erwerb dieses Ausbildungszertifikats wird in Amerika inzwischen von vielen Krankenkassen und Versicherungsgesellschaften zur Auflage gemacht, damit der Therapeut die erbrachten Leistungen auch mit der Kasse abrechnen kann. Dieses Zertifikat bietet gleichzeitig für die Klienten eine verbesserte Möglichkeit, einen ausreichend qualifizierten Therapeuten für seine Beschwerdesymptomatik zu finden. Beabsichtigt der Ausbildungskandidat, später einmal mit Personen mit einer medizinischen oder psychischen Diagnose zu arbeiten, muss er zusätzlich eine staatlich anerkannte Ausbildung im Bereich des Gesundheitswesens vorweisen können, mit der er selbstständig arbeiten und abrechnen kann – in der Regel also eine Ausbildung zum Arzt oder approbierten Psychologen. Die Gründung des BCIA hat in Amerika zu einer deutlichen Qualitätssteigerung im Bereich der Biofeedbacktherapie geführt und diente für viele Länder, die ebenfalls an einer Qualitätssicherung im Bereich der Biofeedbacktherapie interessiert waren, als Vorbild und Orientierung. Im Folgenden sollen die Grundlagen der Biofeedback-Zertifizierung in Amerika daher etwas näher erläutert werden.

Die BCIA bietet derzeit drei verschiedene Zertifizierungsmöglichkeiten an: Die Zertifizierung zum Generellen Biofeedback-Therapeuten, die schwerpunktmäßig neben der Vermittlung anatomischer, psychophysiologischer und psychologischer Grundlagen den Einsatz peripherphysiologischer Biofeedbackmethoden bei verschiedenen Krankheitsbildern beinhaltet. Darüber hinaus sind der Erwerb eines eigenständigen Zertifikates für den Bereich Neurofeedback sowie der Erwerb eines vereinfachten Zertifikat für den Bereich der Inkontinenzbehandlung möglich.

Zu den Berufen, die von der BCIA als Eingangsvoraussetzung zum Erwerb des Zertifikats genannt werden, zählen neben Psychologen und Ärzten u. a. auch Krankenschwestern und -pfleger, Physiotherapeuten, Atemtherapeuten, Beschäftigungstherapeuten, Rekreationstherapeuten und Arzthelferinnen. Das Ausbildungscurriculum selbst besteht aus 48 Stunden Theorie (Einführung in Biofeedback; Stress, Coping und Krankheit; psychophysiologische Konzepte und Datenaufbereitung; Anwendungsbereiche im muskulären System; Anwendungen im Bereich des vegetativen Nervensystems; Anwendungen im zentralen Nervensystem; psychologische und psychotherapeutische Grundlagen; anatomische physiologische Grundlagen etc.), 10 Stunden Selbsterfahrung mit Biofeedbacktraining, 50 dokumentierte Therapiesitzungen mit Patienten, 20 Stunden Supervision sowie 10 ausführliche Fallberichte. Die Ausbildung endet mit dem erfolgreichen Bestehen einer schriftlichen Abschlussprüfung

Im Jahr 1999 wurde in München die Deutsche Gesellschaft für Biofeedback e. V. (DGBfb) gegründet. Ziel der DGBfb ist die Förderung der wissenschaftlich fundierten Biofeedbacktherapie in Deutschland, die Gewährleistung einer fundierten Ausbildung zum Biofeedbacktherapeuten, der Ausbau des therapeutischen Biofeedback-Angebotes in Deutschland und die Verbreiterung des Wissens bei Fachleuten, Entscheidungsträgern im Gesundheitswesen und bei Laien über die Möglichkeiten und Grenzen der Biofeedbackbehandlung. Im Rahmen der Qualitätssicherung wurde in Anlehnung an die Kriterien der AAPB und der BCIA ein eigenes Ausbildungscurriculum geschaffen, welches den Absolventen nach erfolgreichem Abschluss dazu befähigen soll, eigenständig Biofeedbackbehandlungen bei ausgewiesenen Krankheitsbildern durchzuführen (siehe Kasten). Ausgangsvoraussetzung zum Erwerb des Zertifikats «Biofeedbacktherapeut der DGBfb» ist ein abgeschlossenes Studium der Psychologie oder die Approbation als Arzt. Für andere Berufsgruppen wie Physiotherapeuten, Krankenschwestern bzw. -pfleger, Sporttherapeuten oder auch Heilpraktiker besteht die Möglichkeit, eine Ausbildung zum «Biofeedback-Trainer» zu absolvieren, die jedoch nicht die Befähigung zum selbstständigen und alleinverantwortlichen Arbeiten («Approbation») mit sich bringt.

Weiterbildungscurriculum der Deutschen Gesellschaft für Biofeedback e. V. zum Biofeedback-Therapeuten bzw. Biofeedback-Trainer

Zum Abschluss der Weiterbildung als Biofeedback-Therapeut ist die Approbation als Arzt oder Psychologe notwendig. Demgegenüber kann die Weiterbildung zum Biofeedback-Trainer auch von anderen Personen mit Abschlüssen des Gesundheitswesens absolviert werden (z. B. Krankengymnasten, Physiotherapeuten, Krankenpfleger und Krankenschwestern, Ergotherapeuten, Sportwissenschaftler, Logopäden, Heilpraktiker). In begründeten Ausnahmefällen kann die Weiterbildungskommission auch Personen mit anderen Berufsabschlüssen zulassen.

Der Inhalt der Weiterbildung setzt sich zusammen aus 80 Stunden Theorieausbildung, 10 Stunden Supervision, 60 Stunden praktisch durchgeführte Biofeedback-Behandlungen, 10 Stunden Selbsterfahrung und erfolgreichem Abschluss des Abschlusskolloquiums.

80 Stunden Theorieausbildung: Die 80 Stunden Theorieausbildung gliedern sich in 32 Stunden Grundausbildung (inkl. 2 Stunden Ausbildungsinhalte zum Thema Sicherheitstechnik) sowie in 48 Stunden Fachausbildung durch Vertiefungsseminare. Die 48 Stunden Vertiefungsseminare müssen gleich verteilt (jeweils mindestens 24 Stunden) folgenden Gruppen zuordenbar sein:

I. Chronischer Schmerz und verwandte Syndrome (Spannungskopfschmerz, Migräne, Rückenschmerz, Bruxismus, rheumatische Beschwerden, Fibromyalgie, Morbus Raynaud etc.).

II. Weitere Einsatzgebiete: Angstkrankheiten, Inkontinenz, kardiovaskuläre Krankheiten, Neurofeedback, Biofeedback bei Kindern, neuromuskuläre Reedukation etc.

10 Stunden Supervision: Diese kann in Einzel- oder Gruppensupervision absolviert werden. Dabei zählen 2 Stunden Gruppensupervision als Äquivalent zu 1 Stunde Einzelsupervision.

Behandlungsfälle: Die praktischen Behandlungen müssen mindestens 60 Stunden umfassen, dabei mindestens 5 verschiedene Behandlungsfälle beinhalten. Mindestens einer der Behandlungsfälle muss ein Schmerzpatient sein. Die Behandlungen sind entsprechend zu dokumentieren.

Selbsterfahrung: Jeder Ausbildungsteilnehmer soll 10 Stunden Selbsterfahrung nachweisen.

Abschlusskolloquium: Am Rand der Jahrestagung werden Abschlusskolloquien organisiert. Teilnehmer müssen zuvor einen schriftlichen Antrag auf Anerkennung als Biofeedback-Trainer oder Biofeedback-Therapeut stellen, indem sie die o. g. Kriterien belegen.

Im Rahmen der jährlich stattfindenden Jahrestagungen wird den Mitgliedern und anderen interessierten Therapeuten die Möglichkeit gegeben, sich über aktuelle Forschungsergebnisse im Bereich der Biofeedbacktherapie zu informieren und sich mit anderen Biofeedbacktherapeuten auszutauschen.

Therapiedokumentation

Eine dritte wichtige Säule der Qualitätssicherung in der Biofeedbacktherapie stellen die verschiedenen Maßnahmen dar, durch welche die Aufrechterhaltung eines einheitlichen Qualitätsstandards in der therapeutischen Praxis gewährleistet werden sollen. Hierzu zählen – nach dem erfolgreichen Abschluss einer fundierten und anerkannten Ausbildung zum Biofeedbacktherapeuten – insbesondere die sorgfältige Dokumentation der eigenen therapeutischen Arbeit. Der Therapeut ist angehalten, die einzelnen therapeutischen Sitzungen und den Therapieverlauf bei seinen Patienten sorgfältig zu dokumentieren, indem er z. B. neben den Veränderungen der gemessenen und als relevant erachteten physiologischen Parametern den Therapieerfolg auch mittels anerkannter psychometrischer Testverfahren zur Selbst- und Fremdbeurteilung erhebt. Hierzu sollten neben den Symptomtagebüchern auch störungsspezifische Fragebögen wie z. B. Angstfragebögen, Schmerzfragebögen, Depressionsfragebögen, Fragebögen zur Krankheits- oder Stressbewältigung oder auch Fragebögen zur allgemeinen Lebenszufriedenheit zum Einsatz kommen. Wo immer möglich, sollte auch die Fremdeinschätzung durch einen anderen Fachkollegen (z. B. durch den behandelnden Hausarzt oder Psychotherapeuten oder aber bei der Biofeedbacktherapie mit Kindern durch die jeweiligen Eltern) zur Beurteilung des Therapieerfolges herangezogen werden. Die Erhebung einer Katamnese – d. h. einer erneuten Untersuchung und Befragung nach 6 Monaten – ist ebenfalls ein wichtiger Baustein zur Qualitätssicherung, auch wenn sich die regelmäßige Erhebung von katamnestischen Daten in der klinischen Praxis bisher nur wenig durchgesetzt hat.

Therapiekontrolle und Therapiemanuale

Bei einigen Krankheitsbildern hat sich die Behandlung nach einem festen Therapieprotokoll, dessen Wirksamkeit in mehreren Studien belegt werden konnte, bewährt. So gibt es für den Bereich der Inkontinenzbehandlung feste Trainingsprotokolle mit einem vorgegebenen Wechsel zwischen Anspannungs- und Entspannungsphasen, mit denen sowohl die Kraft- wie auch die Ausdauermuskulatur trainiert werden kann (vgl. Tries & Eisman, 2003). Diese Therapieprotokolle sind zum Teil auch schon fest in die Software verschiedener Anbieter von Biofeedbackgeräten implementiert. Auch im Bereich der Behandlung chronischer Kopfschmerzen hat sich die Arbeit mit festen Behandlungsprotokollen bewährt (Schwartz & Andrasik, 2003). Ebenso wurden –

auch im deutschsprachigem Raum – gute störungsübergreifende Behandlungsleitfäden publiziert, die ebenfalls einen wichtigen Beitrag zur Qualitätssicherung leisten.

Normwerte

Für verschiedene physiologische Parameter gibt es Normwerttabellen, die sowohl Daten von gesunden, beschwerdefreien Personen wie auch von klinischen Patientengruppen enthalten. Die Arbeit mit Normwerttabellen ist mit einer gewissen Zurückhaltung und Vorsicht zu bewerten. Ihr Einsatz setzt vorausetzt, dass mit klar definierten Ableitpunkten gearbeitet wird und möglichst die gleiche Hardware zum Einsatz kommt, die auch bei der Erstellung der Normwerttabellen verwendet wurde. Der Vergleich der während einer Biofeedbacksitzung abgeleiteten Werte eines Patienten mit den Vergleichswerten aus der Normdatenbank erlaubt jedoch eine erste Einordnung und Bewertung der jeweiligen Werte und erleichtert so die Entscheidung, ob und ggf. in welcher Richtung ein weiteres Biofeedbacktraining sinnvoll ist. Normdatenbanken gibt es z. B. im Bereich der Myographie für viele Muskelgruppen (Cram, Kasman & Holtz, 1998) sowie im Bereich des Neurofeedback (Evans & Abarbanel, 1999).

Aus den oben genannten Punkten kann die Schlussfolgerung gezogen werden, dass es bereits jetzt schon recht gute qualitätssichernde Strukturen gibt, die zur Gewährleistung einer guten Struktur- und Prozessqualität beitragen. Weiterer Forschungs- und Fortbildungsbedarf besteht insbesondere hinsichtlich der Definitionen von anerkannten Maßen und Benchmarks zur Beurteilung der Ergebnisqualität bei den verschiedenen Störungsbildern.

Literatur

Evans, J. R. & Abarbanel A. (Eds.) (1999). *Introduction to quantitative EEG and neurofeedback.* San Diego, CA, Academic Press.

Cram, J.R., Kasman, G. S. & Holtz, J. (1998). *Introduction to Surface Electromyography.* Gaithersburg, MD, Aspen Publishers.

Schwartz, M. S. & Andrasik, F. (2003). Headache. In M. Schwartz & Andrasik, F. (Eds.), *Biofeedback. A Practitioner's Guide.* Third Edition (pp. 275–348). New York, Guilford Press.

Tries, J. & Eisman, E. (2003). Urinary Incontinence: Evaluation and Biofeedback Treatment. In M. Schwartz & Andrasik, F. (Eds.), *Biofeedback. A Practitioner's Guide.* Third Edition (pp. 591–621). New York, Guilford Press.

20 Fazit: Evidenzbasierung von Biofeedback

Alexandra Martin & Winfried Rief

In den vorangegangenen Kapiteln wurde beschrieben, wie Biofeedback bei verschiedenen klinischen Störungen im Erwachsenenalter eingesetzt wird. Die Evidenz für die Wirksamkeit von Biofeedback wurde dabei vor allem auf der Basis vorliegender randomisiert-kontrollierter oder kontrollierter Therapiestudien beurteilt. Zusätzlich wurden metaanalytische Befundintegrationen – so vorhanden – zur Bewertung herangezogen. In diesem abschließenden Kapitel fassen wir die Evidenzbasierungen auf der Basis der detaillierten Darstellungen in den Kapiteln zusammen.

Der Hintergrund ist in den verstärkten Bemühungen um eine evidenzbasierte Medizin und auch Psychotherapie zu sehen. Für den Bereich Psychotherapie wurden beispielsweise von der Task Force on Promotion and Dissemination of Psychological Procedures (1995; s. auch Chambless & Ollendick, 2001) Kriterien zur Identifizierung empirisch nachgewiesenermaßen wirksamer Therapien vorgeschlagen; für den Bereich psychophysiologischer Interventionen wurden nach den Vorschlägen von zwei Fachverbänden – der Association for Applied Psychophysiology and Biofeedback (AAPB) und der Society for Neuronal Regulation (SNR) – Richtlinien zur Beurteilung von Studien zur Wirksamkeit spezifiziert (La Vaque et al., 2002). Auch im aktuellen Methodenpapier des Wissenschaftlichen Beirats Psychotherapie (Version 2.6, verabschiedet 2007) werden Kriterien und Verfahrensregeln zur Bewertung der wissenschaftlichen Anerkennung von Psychotherapieverfahren und -methoden formuliert. Die Wirksamkeitsnachweise werden für verschiedene Anwendungsbereiche getrennt überprüft. Allen Beurteilungsrahmen ist gemein, dass der positive Wirksamkeitsnachweis für eine Intervention entscheidend vom Vorliegen kontrollierter Studien mit einer Placebo-, Medikamenten- oder etablierten Therapie als Vergleichsbehandlung, von Wartelisten-Kontroll-Studien und von gut kontrollierten experimentellen Einzelfallstudien abhängt.

So formuliert der Wissenschaftliche Beirat Psychotherapie, dass eine Studie einen positiven Wirksamkeitsnachweis für eine Therapiemethode dann erbracht hat, wenn die allgemeine methodische Qualität als angemessen beurteilt wird, eine ausreichende interne/externe Validität festgestellt wurde und die Ergebnisse der Studie u. a. zeigen, dass entweder die Verbesserung in der Interventionsgruppe größer ist als in einer unbehandelter Kontrollgruppe, einer Placebo-Kontrollgruppe oder einer Standardbehandlungs-Kontrollgruppe bzw. vergleichbar ist mit der einer Behandlung mit nachgewiesener Wirksamkeit.

Damit können die Evidenzbasierungen für Biofeedback folgendermaßen zusammengefasst werden:

20.1 Positiver Wirkungsnachweis in mindestens zwei kontrollierten Studien

Biofeedback zeigt einen positiven Wirksamkeitsnachweis in mindestens **zwei** kontrollierten Studien bei folgenden Störungen: Depressive Symptomatik bei Schmerzstörungen, Angststörungen (Gesamtgruppe), Schlafstörungen (Insomnie), Kopfschmerzen (Migräne und Kopfschmerz vom Spannungstyp), chronischer Rückenschmerz, temporomandibuläre Dysfunktion und Gesichtsschmerz, Tinnitus, essenzielle Hypertonie, Harninkontinenz (Stress- und Dranginkontinenz), Substanzabhängigkeit und -missbrauch, Epilepsie, Gleichgewichtsstörungen (Standsymmetrie) nach Schlaganfall

Depressivität: Mehrere kontrollierte Gruppenstudien (> 3) zeigen, dass Biofeedback im Vergleich zu Wartelistenkontrollgruppen effektiver ist in der Reduktion depressiver Symptomatik bei Schmerzstörungen. Außerdem weisen drei Studien mit Katamnesen von 6 Monaten bis zu einem Jahr auf die Aufrechterhaltung der Effekte hin. Viel versprechend – aber noch nicht unter kontrollierten Bedingungen evaluiert – erscheint der Einsatz von Herzratenvariabilitäts-Biofeedback bei der Diagnose Major Depression.

Angststörungen: Nimmt man die Evidenz für die Angststörungen zusammen (Generalisierte Angststörung, Panikstörung, spezifische Phobie) – so weisen drei Studien auf positive Effekte von Biofeedback im Vergleich zu Warte-Kontrollgruppen. Allein bei der Generalisierten Angststörung zeigen zwei kontrollierte Studien zur Postmessung bessere Effekte in der Biofeedbackbedingung (Neurofeedback) als in Wartekontrollbedingungen. Für die Panikstörung zeigt eine kontrollierte Studie die Überlegenheit gegenüber der Wartekontrollgruppe, auch noch im 1-Jahres-Follow-Up. Diese Ergebnisse sind besonders viel versprechend, da der gewählte Biofeedback-Ansatz (pCO_2-Biofeedback) auf pathophysiologisch relevanten Mechanismen beruht. Anzumerken ist, dass bei den unterschiedlichen Angststörungen verschiedene Biofeedback-Methoden eingesetzt wurden und die Anzahl vorliegender kontrollierter Studien nach wie vor sehr klein ist (z. B. keine Studie für die soziale Phobie und Zwangsstörungen). Weiterer Forschungsbedarf begründet sich zusätzlich darin, dass die Abschätzung des spezifischen Beitrags durch Biofeedback derzeit noch nicht möglich ist.

Schlafstörungen: Insgesamt können mehrere der vorliegenden kontrollierten Studien belegen, dass Biofeedback effektiver als Nichtbehandlungs- bzw. Wartelisten-Kontrollgruppen ist. Zusätzlich liegen 1- und 3-Jahres-Katamnesen einer Arbeitsgruppe zur weitgehenden Aufrechterhaltung der Therapieeffekte vor. Einige Vergleichsstudien weisen auf vergleichbare Effektivität wie andere anerkannte Therapien – wobei hier anzumerken ist, dass die statistische Power der meisten direkten Therapievergleichsstudien bei kleiner Stichprobengröße unzureichend sein dürfte, um differenzielle Effekte aufdecken zu können.

Migräne: Die Sichtung von sieben randomisiert kontrollierten Studien und zweier Metaanalysen sprechen für die Wirksamkeit von Biofeedback bei Migräne. Verzeichnet werden v. a. eine Reduktion der Attackenfrequenz, aber auch Verbesserungen hinsichtlich weiterer Schmerz- und sekundärer Variablen. Zusätzlich belegen Katamnesen die weitgehende Aufrechterhaltung der Therapieeffekte. Eine unterschiedliche Wirksamkeit der Biofeedback-Methoden (vasomotorisches, Handtemperatur-, EMG-Feedback) ist bislang nicht abzusichern. Weitere vergleichende Therapiestudien sollten vor allem ausreichende Stichprobengrößen und längere Katamneseintervalle vorsehen.

Kopfschmerzen vom Spannungstyp: Insgesamt belegen die 10 vorgestellten Studien und die Metaanalysen die Wirksamkeit der Therapien, bei denen Biofeedback eine wesentliche Interventionskomponente dargestellt, eindeutig und zwar insbesondere hinsichtlich der Kopfschmerzsymptomatik. Hervorhebenswert ist, dass sich Biofeedback im Wirksamkeitsvergleich nicht allein gegen Warte-Kontrollbedingungen, sondern auch gegenüber glaubwürdigen «Placebobedingungen» oder sogar Therapievergleichsgruppen durchsetzen kann. Die Katamnesen weisen eher auf die Stabilität der erzielten Besserung hin, zum Teil vergrößert sich diese noch. Methodenkritisch ist anzumerken, dass die oftmals kleinen Stichproben pro Behandlungsbedingung insbesondere für die Therapievergleichsstudien ein Problem darstellen.

Chronischer Rückenschmerz: In gut kontrollierten Studien zeigt sich Biofeedback mit EMG-Rückmeldung als signifikant wirksamer als Placebo-, Pseudobiofeedback- oder Wartebedingungen. Die Effektivität von EMG-BFB wird auch langfristig als mindestens vergleichbar (oder höher) zu etablierten verhaltensorientierten Interventionen in der Behandlung von chronischen Rückenschmerzen eingestuft. Methodenkritisch sind kleine Stichprobengrößen pro Bedingung in den älteren Publikationen anzumerken.

Temporomandibuläre Störungen und Gesichtsschmerz: Insgesamt belegen sieben vorgestellte Studien aus unterschiedlichen Arbeitsgruppen und eine Metaanalyse, dass eine Therapie mit Biofeedback als zentrales Therapieelement vor allem mit positiven Effekten auf die Schmerzsymptomatik verbunden ist und in fünf von sechs Vergleichen gegenüber Placebotherapie bzw. Nichtbehandlung überlegen ist. Zusätzlich belegen mehrere Katamnesen (mindestens 6 Monate) die Aufrechterhaltung der Therapieeffekte. Anzumerken ist, dass Biofeedback bei diesem Störungsbild häufig in Kombination mit weiteren kognitiv-verhaltenstherapeutischen Interventionen eingesetzt wird, so dass die Abschätzung der isolierten Wirkung von Biofeedback erschwert wird. Es wird aber in zwei von drei reinen Biofeedback-Studien eine Überlegenheit gegenüber Kontrollbedingungen gezeigt. Eine interessante neuere Arbeit weist auf den Nutzen einer Kombinationstherapie aus Biofeedback und kognitiver Verhaltenstherapie bei akuten Schmerz- oder Gelenkbeschwerden.

Tinnitus: Die Mehrzahl der sieben kontrollierten Studien zeigt die positive Wirkung von Biofeedbacktherapien gegenüber Wartekontrollgruppen oder Nichtbehandlung, und mehrere Katamnesen (mindestens 6 Monate) sprechen für die Stabilität der Therapieerfolge. Anzumerken ist, dass Biofeedback in der Behandlung des Tinnitus typischerweise mit weiteren verhaltenstherapeutischen Methoden kombiniert wird, so dass der isolierte Wert von Biofeedback schwer abzuschätzen ist.

Essenzielle Hypertonie: In einer Reihe randomisiert-kontrollierter Studien wird die positive Wirkung verschiedener Biofeedback-Methoden bei essenzieller Hypertonie nachgewiesen. Die aktuellen Metaanalysen sprechen ebenso für die Blutdruck senkende Effektivität von Interventionen mit Biofeedback im Vergleich zu Nichtbehandlungsbedingungen und insgesamt für die besten Effekte bei einer Kombination aus Biofeedback mit Entspannungsmethoden. Zwischenzeitlich liegen auch mehrere Wirksamkeitsnachweise für direktes Blutdruck-Feedback vor, wobei zu dieser viel versprechenden Methode längere Katamnesen ausstehen.

Harninkontinenz: Bei Stress- und/oder Dranginkontinenz erweist sich Biofeedback als weit wirksamer als Nichtbehandlungs-, Wartekontroll- oder Placebobehandlungsgruppen in mehreren randomisiert-kontrollierten und weiteren kontrollierten Studien. Im Vergleich mit konventioneller Beckenbodengymnastik, welche eine der konservativen Standardbehandlungsmethoden der Stressinkontinenz darstellt, ist die Biofeedbackbehandlung mindestens vergleichbar effektiv oder sogar effektiver. Die Datenlage in mehreren Katamnesen spricht für die weitgehende Aufrechterhaltung der symptomatischen Verbesserungen.

Substanzabhängigkeit und -missbrauch: Mehrere randomisierte kontrollierte Studie liegen vor, die einen positiven Effekt von Neurofeedback bei diversen Störungen mit Substanzabhängigkeit oder -missbrauch beschreiben. Allein drei der vorgestellten kontrollierten Studien zeigen die positiven Effekte von Biofeedback bzw. Neurofeedback bei Störungen des Alkoholkonsums, bei zweien davon waren Abstinenzraten auch ein berichtetes Zielkriterium.

Epilepsie: Die Effizienz von Biofeedback bei Epilepsien wird in mehreren kontrollierten Einzelfallstudien sowie in einer kontrollierten Vergleichsstudie und in einer randomisiert-kontrollierten Studie nachgewiesen. Positiv ist hervorzuheben, dass sich die Wirkung bei Patienten zeigen lässt, welche trotz optimaler medikamentöser Behandlung unter Anfällen leiden. Die 1-Jahres-Katamnese einer kontrollierten Studie zu Feedback der langsamen kortikalen Potenziale spricht für eine anhaltende Anfallsreduktion.

Gleichgewichtsstörungen: Bei Gleichgewichtsstörungen nach Schlaganfall liegen einige kontrollierte Studien (zum Teil mit randomisierter Bedingungszuweisung) vor, welche eine Zunahme der Standsymmetrie durch Biofeedback mit z. B. Rückmeldungen aus Kraftmessplattformen zeigen.

20.2
Positiver Wirkungsnachweis in mindestens einer kontrollierten Studie

> Biofeedback zeigt einen positiven Wirksamkeitsnachweis in mindestens **einer** kontrollierten Studie und ggf. vorliegenden unkontrollierten Gruppenstudien bei folgenden Störungen: Somatoforme Störungen (multiple Somatisierungsbeschwerden), funktionelle Dyspepsie, Vulvodynie, sexuelle Funktionsstörungen (Dyspareunie, erektile Dysfunktion); Stuhlinkontinenz, Lähmungen nach Schlaganfall

Multiple Somatisierungsbeschwerden: Für somatoforme Störung mit multiplen Körperbeschwerden und funktionelle Dyspepsie zeigen jeweils eine Studie positive Effekte von Biofeedback, wobei in beiden Anwendungen die direkte Auswirkung auf die körperliche Symptomatik nicht untersucht wird und Katamnesen ausstehen. Bei dem Reizdarmsyndrom zeigt eine kontrollierte Studie zu Stressbewältigungstherapie mit Temperatur-Biofeedback positive Effekte gegenüber einer Selbstbeobachtungskontrollbedingung; eine weitere Studie im Vergleich zu einer glaubwürdigen Placebotherapie bestätigt dies aber nicht. Die Behandlung der Vulvodynie mit EMG-Biofeedback der Beckenbodenmuskulatur wird in einer randomisiert-kontrollierten Studie vergleichbar positiv evaluiert wie eine kognitiv-behaviorale Gruppentherapie (s. u. Dyspareunie-Therapie). Zu Reizdarmsyndrom, Vulvodynie und chronischen Beckenbodenschmerzen beim Mann liegen noch zusätzliche unkontrollierte Studien vor, welche die symptomatische Besserung der Patienten nach Biofeedback-Behandlung zeigen.

Wegen der großen Heterogenität der Beschwerdesyndrome sind hier weitere Biofeedback-Studien erforderlich vor einer zuverlässigen Evidenzbewertung. Für eine Gesamtbewertung des Bereichs «somatoforme Störungen» sei auch darauf hingewiesen, dass die relevante Untergruppe der (somatoformen) Schmerzstörungen nicht in diesem Kapitel, sondern in einem eigenen Kapitel abgehandelt wurde. Da bei den meisten Schmerzsyndromen die Beschwerden nicht ausreichend organisch erklärbar sind (z. B. bei Rückenschmerz zu über 90 %), und bei den Schmerzsyndromen ein eindeutiger Wirkungshinweis für Biofeedback besteht, kann somit davon ausgegangen werden, dass in der Gesamtschau der somatoformen Störungen eindeutigere Wirkungsnachweise bestehen als in den hier abgehandelten Untergruppen.

Sexuelle Funktionsstörungen: Es liegen lediglich je eine kontrolliert-randomisierte Studie zu Dyspareunie und zu Erektionsstörung vor: Die Therapievergleichsstudie bei Dyspareunie weist vergleichbare Effekte von EMG-Feedback und kognitiv-behavioraler Sexual- und Schmerztherapie auf; mit Stabilität der Effekte im 6-Monats- und 2,5-Jahres-Follow-up. Auch wenn die Ergebnisse viel versprechend sind, schränkt das Fehlen von Studien, die den Biofeedback-Effekt auch gegenüber Nichtbehandlung oder Wartekontrolle nachweisen, die Abschätzung der Evidenzbasierung ein. Die Biofeedback-gestützte Therapie der erektilen Dysfunktion zeigt positive Effekte in einer kontrollierten und einer unkontrollierten Studie. In der Vaginismusbehandlung wird Biofeedback als Teil einer umfassenderen Psychotherapie in unkontrollierten Studien positiv evaluiert – der spezifische Beitrag von Biofeedback ist daher bislang nicht zu beurteilen.

Stuhlinkontinenz: Eine randomisiert-kontrollierte Studie spricht für Wirksamkeit sensorischen Biofeedbacks gegenüber Placebotherapie bei Stuhlinkontinenz und drei Therapievergleichsstudien sprechen für eine vergleichbare Wirksamkeit von Biofeedback und anderer konservativer Therapiemethoden (mit unterschiedlichen Anleitungen zur Beckenbodenmuskelstärkung). Die Gesamtheit der Evidenzstudien (kontrollierte und viele unkontrollierte) weisen auf klinisch-relevante symptomatische Verbesserungen um 67 bis 70 % der Betroffenen hin und legen die Stabilität der Effekte nahe. Weitere kontrollierte Studien mit Katamnesen und ausreichender statistischer Power sind sinnvoll, um die spezifische Wirkung von Biofeedback besser beurteilen und verschiedene in Frage kommende Biofeedbackmethoden miteinander vergleichen zu können.

Lähmungen nach Schlaganfall: In einer vorgestellten kontrollierten Studie an Schlaganfallpatienten wird die Überlegenheit eines Lageinformations-Biofeedbacks, nicht aber von EMG-Biofeedback, gegenüber einer unbehandelten Kontrollgruppe zur Steigerung der Ganggeschwindigkeit gezeigt. Metaanalytische Befundintegrationen legen ein gemischtes Evidenzbild nahe – die vorliegenden randomisiert kontrollierten Studien beziehen sich fast durchgängig auf den direkten Vergleich von EMG-Biofeedback und konventioneller physikalischer Therapie. Eine Überlegenheit von Biofeedback gegenüber der Standardtherapie wird nur im Bereich der Lähmungen von unteren Extremitäten gezeigt.

20.3
Widersprüchliche Ergebnisse oder keine hinreichende Evidenz

> Biofeedback zeigt widersprüchliche Ergebnisse, keine Effektivität oder wurde (fast) gar nicht evaluiert bei folgenden Störungen: Posttraumatische Belastungsstörung, Essstörungen, Rheumatoide Arthritis, Fibromyalgie, Asthma, Chronisch-obstruktive Lungenerkrankung, Persönlichkeitsstörungen, Schizophrenie, Intelligenzminderung

Posttraumatische Belastungsstörung: Die Ergebnisse der kontrollierten Studien sind uneinheitlich. Während zwei Studien aus einer Arbeitsgruppe eine Überlegenheit des EMG-Biofeedbacks gegenüber der traditionellen Behandlung zeigen (auch in der Katamnese), werden in zwei jüngeren Studien keine oder nur geringe zusätzliche Effekte der biofeedback-unterstützten Verfahren gefunden. Zusätzliche Studien, welche insbesondere die Effektivität von Biofeedback gegenüber anderen evidenzbasierten Psychotherapien prüfen, sind erforderlich.

Essstörungen: Es liegen keine kontrollierten Biofeedback-Studien zur Behandlung von Essstörungen mit Biofeedback-Methoden vor.

Rheumatoide Arthritis: Biofeedback wird bislang selten und fast ausschließlich in Kombination mit Entspannung oder als Bestandteil eines multimodalen Behandlungsprogramms evaluiert, so dass der spezifische Beitrag nicht beurteilt werden kann.

Fibromyalgie: Insgesamt zeigen sich in den wenigen vorliegenden Studien zu EMG-Biofeedback keine überzeugenden Effektivitätsbelege. Ein interessanter Ansatz könnte gemäß einer unkontrollierten Studie in der Anwendung von Herzratenvariabilitäts-Biofeedback liegen, wobei die Replikation unter kontrollierten Bedingungen noch aussteht.

Asthma: Für die Gesamtheit der Biofeedbackanwendungen bei Asthma fallen die Ergebnisse uneinheitlich aus. Drei kontrollierte Studien zu Biofeedback der Herzratenvariabilität bzw. der respiratorischen Sinusarrhythmie und eine weitere Studie zu biofeedbackbasierter Entspannung zeigen, dass wichtige Parameter der Lungenfunktion und zum Teil auch die Symptomatik bei Asthmatikern verbessert werden können. Allerdings sind die Stichprobengrößen teilweise sehr klein und es fehlen Replikationen der Studien. Weitere Studien zu anderen Biofeedback-Methoden (z. B. Atemwegswiderstands-Feedback) weisen kaum überzeugende Effekte auf.

Chronisch-obstruktive Lungenerkrankung: Die Wirksamkeit des Biofeedbacks bei COPD-Patienten lässt sich aufgrund der geringen Studienanzahl nicht fundiert beurteilen. Erste Ergebnisse aus überwiegend unkontrollierten Studien (z. B. zu Herzratenvariabilitäts-Biofeedback) weisen aber für einige Aspekte der Lungenfunktion und Symptomatik dieser Patientengruppe durchaus auf eine Wirksamkeit der Methode hin. Es fehlen aber kontrollierte Studien an größeren Stichproben.

Harninkontinenz nach Prostatektomie: Die Befundlage bei männlicher Harninkontinenz nach Prostatektomie ist insgesamt inkonsistent. Anzumerken ist die hohe Spontanremissionsrate im ersten Jahr nach der Operation. Die momentane Datenlage spricht dafür, dass die Heilung postoperativ beschleunigt wird.

Persönlichkeitsstörungen: Es liegt keine randomisiert-kontrollierte Studie vor; die Effektivität von Biofeedback ist nicht nachgewiesen.

Schizophrenie: Zwar sprechen einige Studien zu peripherphysiologischem und zum Neurofeedback dafür, dass Schizophrenie-Erkrankte die Kontrolle über die zurückgemeldeten Parameter erlernen können. Insgesamt aber liegen nur zwei randomisiert-kontrollierte Studien zu Biofeedback vor: Eine Studie zu Temperatur-Biofeedback zeigt keine Überlegenheit, eine weitere Studie zu EMG-Biofeedback weist auf Verbesserungen in einigen Variablen hin. Auch die unkontrollierten Studien haben Effekte auf die Symptomatik selten untersucht. Damit ist kein überzeugender Effektivitätsnachweis erbracht.

Intelligenzminderung: Ingesamt lassen zwei kontrollierte Studien zu biofeedback-gestütztem Vorgehen bei Intelligenzminderung darauf schließen, dass die Wirkung von Biofeedback nicht gesichert ist. Eine der beiden Arbeiten weist positive Effekte auf die neuronale Aktivität nach, ohne dass Maße der Aufmerksamkeit oder der Intelligenz berichtet werden. In der zweiten Studie wird entsprechend ihrer Zielsetzung eine Reduktion von Aktivierung gezeigt, wobei der Effekt von Biofeedback aufgrund der Einbettung in eine Kombinationsbehandlung nicht abgeschätzt werden kann.

20.4
Biofeedback-Forschung in der Zukunft

Neben dem Ziel, die Wirksamkeit von Biofeedback bei einem spezifischen Störungsbild im kurzfristigen und langfristigen Verlauf sowie im Vergleich zu anderen etablierten Therapieverfahren zu überprüfen, hat die Evaluationsforschung weitere Ziele:

1. Die Untersuchung der für den Therapieerfolg von Biofeedback notwendigen Interventionen: Die Biofeedback-Therapie weist selbst zu einem Störungsbild eine große Methodenvielfalt auf, z. B. in Bezug auf Biofeedback-Modalität, genaue Sitzungsinhalte und zusätzliche Interventionen. Die zu einem Störungsbild bestehenden heterogenen Befunde können gegebenenfalls auf unterschiedliche Vorgehensweisen zurückgeführt werden. Für eine bessere Versorgung der Patienten ist es ein wichtiges Anliegen der zukünftigen Biofeedback-Forschung, die erfolgreichen Behandlungsprotokolle zu identifizieren. Dies setzt die eindeutige Definition der in den Therapiestudien eingesetzten therapeutischen Prozeduren voraus, so dass eine Replikation durch andere möglich ist bzw. eine Vergleichbarkeit mit anderen Vorgehensweisen hergestellt werden kann.

   In einer Reihe der vorliegenden Studien wurde bereits die Effektivität einer Biofeedbackmethode mit einer anderen verglichen, ohne dass die Stichprobengröße ausreichte, um mögliche Unterschiede statistisch abzusichern. Die Stichproben sollten hinreichend groß sein, um die Hypothesen angemessen überprüfen zu können.

2. Die Identifikation der Personen, die von einer Biofeedback-Behandlung profitieren: Wenig ist bisweilen bekannt, welche Patienten besonders von Biofeedback bei einer bestehenden Störung profitieren. Beispielsweise ist nicht eindeutig geklärt, ob EMG-Biofeedback bei chronischen Schmerzstörungen dann effektiver ist, wenn muskuläre Prozesse tatsächlich am Beschwerdebild beteiligt sind. Die Einschlusskriterien für die in die Behandlung aufgenommenen Personen sollten genau beschrieben werden, u. U. eine stärkere Homogenisierung angestrebt werden, z. B. im Hinblick auf Ätiologie der Symptome, im Hinblick auf die Schwere der Störung oder das Alter der Teilnehmer.

3. Die Wirkmechanismen der Biofeedbacktherapie: Nach wie vor ist bei der überwiegenden Anzahl der Biofeedback-Anwendungen ungeklärt, worauf die Wirksamkeit der Methode zurückzuführen ist. Besonders bei vielen chronischen körperlichen Beschwerden, die nicht eindeutig auf organische Faktoren zurückgeführt werden können bzw. deren pathophysiologische Prozesse unvollständig bekannt sind (z. B. Kopfschmerzen, atypische Gesichtsschmerzen, unspezifische Rückenschmerzen) ist dies offen. Dennoch konnte gezeigt werden, dass Biofeedback zu einer Verbesserung der Symptome führt. Möglicherweise sprechen diese positiven Ergebnisse für die Relevanz kognitiver Veränderungen im Rahmen der Therapie. Weitere Studien zu den zugrunde liegenden Wirkprozessen sind wünschenswert.

4. Die Versorgungsrealität: Selbst bei gut abgesicherten Anwendungsbereichen von Biofeedback ist eine Diskrepanz festzustellen zwischen potenzieller Effektivität der Methode und der möglichen Verfügbarkeit für Betroffene in der Praxis. Ein wichtiges Thema ist daher, wie die wirkungsvollen Behandlungsansätze, die oftmals mit 4 bis 12 Sitzungen kurze Therapieansätze darstellen, in die klinische Versorgung übertragen werden können. Ein interessanter Ansatz zur Implementierung in die primärmedizinische Versorgung wurde beispielsweise von Ryan und Gevirtz (2004) beschrieben. Auf diese Weise lassen sich möglicherweise Störungsbilder frühzeitiger nach ihrem Auftreten mit begrenztem Aufwand und mit besserer Wirksamkeit als bei chronischen Beschwerden behandeln.

Literatur

Chambless, D. L. & Ollendick, T. H. (2001). Empirically supported psychological interventions: controversies and evidence. *Annual Review of Psychology, 52*, 685–716.

La Vaque, T. J., Hammond, D. C., Trudeau, D., Monastra, V., Perry, J., Lehrer, P. et al. (2002). Template for developing guidelines for the evaluation of the clinical efficacy of psychophysiological interventions. *Applied Psychophysiology and Biofeedback. Vol, 27*(4), 273–281.

Ryan, M. & Gevirtz, R. (2004). Biofeedback-based psychophysiological treatment in a primary care setting: An initial feasibility study. *Applied Psychphysiology and Biofeedback, 29*, 79–93.

Task Force Promotion and Dissemination of Psychological Procedures (1995). Training in and dissemination of empirically-validated psychological treatments: report and recommendations. *Clinical Psychologist, 48*, 3–23.

Wissenschaftlicher Beirat Psychotherapie (2007). Methodenpapier des Wissenschaftlichen Beirats Psychotherapie. Verfahrensregeln zur Beurteilung der wissenschaftlichen Anerkennung von Methoden und Verfahren der Psychotherapie. Version 2.6. http://www.wbpsychotherapie.de/downloads/WB_Psychotherapie_Methodenpapier_22112007.pdf

Autorenverzeichnis – Buch «Wie wirksam ist Biofeedback?»

Dipl.-Psych. Stephanie Bley
Klinik für Psychotherapie
und Psychosomatik
Fetscherstr. 74
DE-01307 Dresden
stephanie.bley@uniklinikum-dresden.de

Dr. R. F. Einsle
Technische Universität Dresden
Klinische Psychologie und Psychotherapie
Chemnitzer Str. 46
DE-01187 Dresden
einsle@psychologie.tu-dresden.de

Prof. Dr. Herta Flor
Zentralinstitut für Seelische Gesundheit J5
Institut für Neuropsychologie und Klinische
Psychologie
DE-68159 Mannheim
flor@zi-mannheim.de

Dipl.-Psych. Anne Häberle
Neurologische Klinik Bad Aibling
Kolbermoorer Straße 72
DE-83043 Bad Aibling

Prof. Dr. Christiane Hermann
Justus-Liebig-Universität Gießen
Klinische Psychologie und Psychotherapie
Otto-Behagel-Str. 10F
DE-35394 Gießen
Christiane.Hermann@psychol.uni-giessen.de

Dr. Jörg Heuser
Klinik Roseneck
Am Roseneck 6
DE-83209 Prien am Chiemsee
JHeuser@Schoen-Kliniken.de

Prof. Dr. Stefan Hofman
Clinical Psychology
University of Boston
648 Beacon Street
USA-Boston, MA 02215
shofmann@bu.edu

PD Dr. Ingo Keller
Neurologische Klinik Bad Aibling
Kolbermoorer Straße 72
DE-83043 Bad Aibling
IKeller@Schoen-Kliniken.de

Dr. Hans-Jürgen Korn
Klinik Roseneck
Am Roseneck 6
DE-83209 Prien am Chiemsee
HJKorn@Schoen-Kliniken.de

Prof. Dr. Birgit Kröner-Herwig
Georg-Elias-Müller Institut für Psychologie
Universität Göttingen
Goßlerstr. 14
DE-37073 Göttingen
bkroene@uni-goettingen.de

PD Dr. Peter Kropp
Institut für Medizinische Psychologie
Im Zentrum für Nervenheilkunde
Medizinische Fakultät
der Universität Rostock
Gehlsheimer Straße 20
DE-18147 Rostock
peter.kropp@med.uni-rostock.de

Dipl.-Psych. Reiner Kroymann
Praxis für Psychotherapie und Psychiatrie
Liebigstr. 23
DE-01187 Dresden
info@ppp-dresden.de

Prof. Dr. Alexandra Martin
Friedrich-Alexander-Universität
Erlangen-Nürnberg
Universitätsklinikum Erlangen
Psychosomatik: Psychotherapieforschung
Schwabachanlage 6
DE-91054 Erlangen
Alexandra.Martin@uk-erlangen.de

Alicia E. Meuret, Ph.D.
Southern Methodist University
Hyer Hall 310c, 6424 Hilltop Lane
USA-Dallas, TX 75205
ameuret@smu.edu

Prof. Dr. Dr. med. Michael Mück-Weymann
Klinik Neustadt
Psychosomatik & Verhaltensmedizin
Paracelsusstraße 30–36
DE-91413 Neustadt a. d. Aisch
Michael.mueck@web.de

Dr. Lutz Mussgay
St. Franziska-Stift
Psychosomatische Fachklinik
Franziska-Puricelli-Straße 3
DE-55543 Bad Kreuznach
L.Mussgay@fskh.de

Dr. med. Friedemann Müller
Neurologische Klinik Bad Aibling
Kolbermoorer Straße 72
DE-83043 Bad Aibling
FMueller@Schoen-Kliniken.de

Dr. Uwe Niederberger
Institut für Medizinische Psychologie und
Medizinische Soziologie
Universitätsklinikum Schleswig-Holstein,
Campus Kiel
Diesterwegstraße 10–12
DE-24113 Kiel
niederberger@med-psych.uni-kiel.de

Dipl.-Psych. Lothar Niepoth
Praxis für Psychotherapie
Leopoldstraße 149a
DE-80804 München
Mail@Praxis-Niepoth.de

Anke Reineke
California School of Professional Psychology,
Alliant International University,
USA-San Diego

Prof. Dr. Winfried Rief
Philipps-Universität Marburg
Fachbereich Psychologie
Gutenbergstr. 18
DE-35032 Marburg
Rief@staff.uni-marburg.de

Anke Seidel
PhD Student in Clinical Psychology
Southern Methodist University
Department of Psychology
6424 Hilltop Lane
USA-Dallas, TX 75205
aseidel@mail.smu.edu

Dr. Ute Strehl
Universität Tübingen
Fachbereich Humanmedizin,
Medizinische Psychologie
Gartenstraße 29
DE-72074 Tübingen
ute.strehl@uni-tuebingen.de

Dipl.-Psych. Fatima Thomas
Praxis für Psychotherapie und Psychiatrie
Liebigstr. 23
DE-01187 Dresden
info@ppp-dresden.de

Dr. Cornelia Weise
Hannover Medical School
Department of Psychosomatics
and Psychotherapy
Carl-Neuberg-Straße 1
DE-30625 Hannover
Weise.Cornelia@mh-hannover.de

Sachverzeichnis

A
Abdominalmuskulatur 191
Absence 236
Adaptationsphase 19, 35
Agoraphobie 70
Aktivierung 23, 30, 32
– autonome 78
Aktivität, elektrodermale 23, 69, 82
Alkoholismus 59, 219
Alpha-Aktivität 219, 232
Alpha-Theta-Hirnwellentraining 221
Anfall, epileptischer s. Epilepsie
Anfall, fokaler/komplex-fokaler 236
Angstbehandlung 67
Ängstlichkeit, entspannungsinduzierte 36
Angststörung 67, 270
Anorexia nervosa 89
Apoplex 244
Arthritis,
– rheumatoide 137, 275
Asthma 58, 173, 275
Atem 25
– feedback 67, 170, 174, 239
– frequenz 25, 67
– gürtel 26
– training 74, 83
– widerstand 174
– widerstand-Biofeedback 179
– zugvolumen 173
– zyklus 173
Atmung 25, 169
Aufbissschiene 147
Aufmerksamkeitsstörung 27
Aurasymptom 107
Ausbildungsrichtlinie 262
Ausgangswertgesetz 31
Autogenes Training 95

B
Baroreflex-Sensitivität 164
Baseline 19
– Messung 165
– Phase 35
Bauchatmung 169
Beckenboden 84
– gymnastik 191, 200
– muskulatur 84, 102, 191, 205
– muskeltraining 196
– schmerz 85
Behandlung 47
– Erwartung 47
– Protokoll 277
– Sitzung 160
Behandlung, kognitiv-behaviorale 139, 149
Belastungsstörung, posttraumatische 73, 275
Bewegungsstörung 249
Biofeedback 17, 80, 122, 152, 174, 198, 255, 269
– Diagnostik 29, 31, 33, 35, 37, 39, 41
– Entspannungstraining 75
– Gerät 39
–, kontingentes 178
–, peripheres 226
–, respiratorisches 67, 168
– Sitzung 34
– Therapeut 20, 259, 264
– Trainer 265
–, vasomotorisches 108

Bissanomalie 147
Blutdruck 30, 164
– feedback 168
– kontrolle 164
– messung 24
– messung, kontinuierliche 164
– reduktion 165
Blutvolumen, peripheres 24
Botulinumtoxin 250

C
Chronifizierungsrisiko 132, 150
Colon irritabile 81
COPD s. Lungenerkrankung

D
Defensivreaktion 33
Depression/Depressivität 53, 130, 149, 150, 221, 256, 270
Destrusorhyperaktivität 190, 197
Diabetes 59
Dranginkontinenz 190
Durchblutung 30
Dypareunie 83, 101, 102, 274
Dyspepsie, funktionelle 81
Dyssomnie 91
Dystonie 249

E
Edukation 122
EEG 27, 68, 237
– Biofeedback/Feedback 67, 145, s. Neurofeedback
Einlagenwiegetest 192
Einschlaflatenz 95, 97
Einschlafstörung 96
Einschleiftherapie 147
Einsekundenkapazität 173
Elektroenzephalogramm 27, 235
Elektromyographie s. EMG
Elektrostimualtionstherapie 103, 197
EMDR 75
EMG 126, 125, 191, 205, 219
– Amplitude 246
– Biofeedback/Feedback 92, 109, 117, 121, 131, 143, 148, 156, 158, 174, 178, 184, 208, 227, 233, 245
Entspannung 157
–, biofeedbackunterstützte 75
– Methode 164
– Training 117, 127
– Verfahren 21, 92, 102, 138
Epilepsie 235, 273
–, Anfallsreduktion 239
Erektionsstörung 101, 103, 274
Ergebnisqualität 262
Erholungsphase 37
Erklärungsmodell, biopsychosoziales 78
Erkrankung, rheumatische 137
Erregung, kortikale 27
Erschöpfungssyndrom 141, 163, 256
Essstörung 89, 275
Evidenzbasierung 270
Evidenzstufe 113, 122

F
Fallbeispiel 256
Feedback s. Biofeedback, EEG, EMG, Hauttemperatur, HRV
Fibromyalgie 141, 275
fight and flight 31
Filter 39
Fingertemperatur 227
Flexion-Relaxations-Reaktion 125
Flugphobie 69
Flugsimulation, virtuelle 69
fMRI-Feedback 48
Frontalis-Muskel 117
Funktionsniveau, sexuelles 85
Funktionsstörung, sexuelle 101, 274
Funktionsstörung, somatoforme autonome 81

G
Gefäßkonstriktion 24
Gefühlsstörung 244
Gesichtsschmerz 148

Glaubwürdigkeit 86
Gleichgewichtsstörung 247, 273

H
Handerwärmungstraining 24, 138
Handkühlungstraining 139
Handtemperatur-Feedback s. Hauttemperatur-Feedback
Harninkontinenz 190, 272
Hausarzt 257
Hausaufgabe 20, 114
Haut
– leitfähigkeit 3, 30
– leitwert 237
– temperatur 24, 164
– temperatur-Feedback 24, 74, 82, 108
– widerstand 69, 240
Herzfrequenz 25
Herzfrequenzvariabilität 25
Herzkrankheit, koronare 163
Herzrate 25, 179
Herzratenvariabilität 57, 164
– Biofeedback/-Feedback 25, 142, 184
Hirnaktivität, elektrophysiologische 219
Hirnhautentzündung 231
Homöostase 31, 44
HRV s. Herzratenvariabilität
Hypertonie, essenzielle 163, 272
Hyperventilation 70, 79
Hypothalamus 34

I
Imagination 122
Indikationsgebiet 255
Inkontinenz 202, 210
– episode 191
Insomnie 91
Insult, zerebraler 244
Intelligenzminderung 231, 276

K
Kapnographie 26, 70
Kaumuskel 148
Kieferbeschwerden 147

Kinder 178
Kognition 47
Komorbidität 55
Konditionierung, klassische 44
Konfrontationstherapie 69
Kontinenz 191
Kontrolle 18
Kontrollüberzeugung 18, 79
Koordinationstraining 206
Kopfschmerz vom Spannungstyp 112, 271
– episode 123
– frequenz 120
– index 112
– intensität 121
– klassifikationssystem 116
Körperakzeptanz 79
Körperposition 133
Korrelat, psychophysiologisches 29
Kortex, sensomotorischer 236
Kraftmessplattform 247
Krankheitskonzept 79

L
Lähmung 244, 274
Lebensqualität 197
Lebensstiländerung 164
Leistung, kognitive 232
Lernen 20
Lungenfunktion 174, 179
Lungenfunktionstest 173
Lungenkrankheit, chronisch obstruktive 173, 184, 276

M
M. frontalis 156
M. masseter 148, 149, 156
M. sternocleidomastoideus 156
M. trapezius 120, 156
Major Depression 56
Manometrie 205
– Biofeedback/Feedback 207, 208
– Katheter 191
Manual 158
Mediationshypothese 45

Medikation 114
Mehrkanal-Biofeedbackableitung 256
Meta-Analyse 112, 120, 132, 151, 166
Migräne 107, 271
– Anfallsfrequenz 110
Miktionstraining 200
Modell, psychobiologisches 125
Morgensteifigkeit 137
Muskel 26
– aktivität 26
– anspannung 79, 126, 156
– atrophie 137
– entspannung 159
– kontraktionsstärke 196
– koordinationstraining 208
– schmerz 141
– spannung 117
– stärkungstraining 208
Muskel, parazervikaler 120
Muskulatur, paraspinale 125
Myalgie 144
myofacial pain dysfunction syndrome 147

N
Neglect 249
Nervensystem, vegetatives 31
Neurofeedback 27, 67, 92, 96, 214, 217, 226, 228, 240
Normwert 267
Nozizeption 116

O
Oberflächenelektrode 125
Oberflächen-EMG s. EMG
Ohrgeräusche 155
Orientierungsreaktion 33

P
Panikstörung 70
Parese 245
pCO2-Biofeedbackgerät 70
Peak Expiratory Flow 173
Persönlichkeitsstörung 213, 276
Persönlichkeitszug 213

Phobien 69
Photoplethysmographie 24
Physiotherapeut 197
Physiotherapie 246
Polyarthritis, chronische 137
Potenziale, langsame kortikale 237
Präventionsmaßnahme 132
Progressive Muskelentspannung 80, 111
Prostatektomie 190, 201
Prozessqualität 262
Pseudo-Feedback 118
Pseudotherapie 119
Pulsrate 30

Q
Qualitätssicherung 262

R
Reagibilität 37
Reaktion, individualspezifische 31
Reaktionskontrolle, physiologische 46
Regelkreis 44
Rehabilitation, neurologische 247
Reizdarmsyndrom 81, 273
Reizmagen 81
Rhythmus, sensomotorischer 236
RSA-Biofeedback 57, 174, 179
Rückbildungsphase 38
Rückenschmerz 57, 125
– chronischer 271
Rückfallrate 220
Rückmeldesignal 17, 45
Rückmeldung 20
Ruheaktivität, psychophysiologische 35
Ruheblutdruck 163

S
Schädel-Hirn-Trauma 244
Schizophrenie 225, 276
Schlafhygiene 97
Schlafstörung 91, 271
Schlaganfall 244
Schließmuskel 205
– defekt 207

Schmerz 56, 150
– abnahme 85
– bewertung 144
– hemmsystem 116
– intensität 130, 144
– matrix, neuronale 145
– ort 125
– störung 77
– tagebuch 113, 122, 131
– therapie, kognitiv-behaviorale 127
Selbsteffizienz 46
Selbstinstruktion 122
Selbstkontrolle 17, 36, 43, 46, 160
Selbst-Regulations-Fähigkeit 19
Selbstwirksamkeit 55
– Erwartung 46, 133
– Überzeugung 117
Signal, peripherphysiologisches 79
Sinusarrhythmie, respiratorische 25, 83
SMR-Aktivität 236
Somatisierungssyndrom 86
Standasymmetrie 247, 249
Stimulation, photische 142
Stimuluskontrolle 96
Störung, somatoforme 77, 273
Störung, temporomandibuläre 56, 147, 272
Stress 33
– phase 37
– reagibilität 126
– reaktion 34
– reaktivität 147
– situation 133
Stressbewältigungsstrategie 81
– Technik 151
– Verfahren 164
Stressinkontinenz 190
Stresskonzept 33
Stressor 33
Strukturqualität 261
Stuhlinkontinenz 205, 274
Sturzhäufigkeit 248
Substanzabhängigkeit 273
Substanzmittelmissbrauch 217
Suchterkrankung 217

Sympathikus 33
Symptomwahrnehmung 174

T
Tagebuch 113, 122, 131, 158, 192
Technik, kognitive 150
Temperatur-Biofeedback/Feedback
    s. Hauttemperatur-Feedback
Temporalarterie 108
Temporomandibulargelenksyndrom 147
Tender points 141
Therapeut 20, 264
Therapie, behavioral-kognitive 139, 149
Therapiedokumentation 266
Therapiestudie 269
Thermistor 24
Tinnitus 155, 272
– Belastung 158, 160
–, dekompensierter 155
– Fragebogen 155, 158
– Tagebuch 158
Training, sensorisches 205
Trainingsintensität 21
Trainingsprogramm, operantes 145
Trainingsprotokoll 266
Trapezius-Rückmeldung 120
Trauma 73

U
Üben, häusliches 20, 114
Übungsbedingung 20

V
Vaginaldruck 197
Vaginalsonde 192
Vaginismus 101, 103
Vagotonus 83
Vasodilatation 108, 138
Vasokonstriktion 108
Verhaltensmedizin 263
Verhaltenstraining 198
Versorgungsrealität 278
Versorgungsstudie 110
Verstärker, positive 46

Vitalkapazität, forcierte 173
Vulvavestibulitis 83
Vulvodynie 83

W
Wahrnehmung 18
Weichteilrheumatismus 141
Weisskittel-Hypertonie 165
Willküraktivität 245
Wirkfaktor 161
Wirkmechanismus 43, 153, 277
Wirksamkeit 269

Y
Yerkes-Dodson-Gesetz 32

Z
Zielableitung 38
Zusammenhang, psychophysiologischer 160